高级卫生专业技术资格考试用书

急诊医学

高级医师进阶

（副主任医师/主任医师）

主　编：唐学杰

编　者（以姓氏笔画为序）：

马文杰　马可佳　尹　翔　王　乔
王丽娟　王远飞　石　琳　刘秀民
吕克顺　齐丽娜　吴　宁　张　彤
张　敏　张　新　李世友　李冬云
李程林　杨晓云　周　扬　林　毅
罗　娜　范志强　姜　媛　赵　慧
赵春娟　聂　琴　谢荣秀

中国协和医科大学出版社

图书在版编目（CIP）数据

急诊医学·高级医师进阶／唐学杰主编. —北京：中国协和医科大学出版社，2016.1
（高级卫生专业技术资格考试用书）
ISBN 978-7-5679-0288-6

Ⅰ.①急… Ⅱ.①唐… Ⅲ.①急诊-临床医学-医药卫生人员-资格考试-自学参考资料 Ⅳ.①R459.7

中国版本图书馆 CIP 数据核字（2015）第 057723 号

高级卫生专业技术资格考试用书
急诊医学·高级医师进阶

主　　编：唐学杰
责任编辑：吴桂梅

出版发行：**中国协和医科大学出版社**
（北京东单三条九号　邮编 100730　电话 65260431）
网　　址：www.pumcp.com
经　　销：新华书店总店北京发行所
印　　刷：中煤（北京）印务有限公司

开　　本：787×1092　　1/16 开
印　　张：27.5
字　　数：484 千字
版　　次：2016 年 1 月第 1 版
印　　次：2018 年 7 月第 3 次印刷
定　　价：96.00 元

ISBN 978-7-5679-0288-6

前　言

急诊医学是一门涉及救治临床各个专业急性病的学科，在我国已经历30多年的发展，急诊医学本身在医疗服务模式、诊断的认识规律和治疗原则等方面有其自身的特殊性。近年来，随着社会需要和医学进步，人们对疾病的救治要求也要及时、有效、快捷，因此急诊医学的重要性逐渐受到社会各界广泛的关注，急诊医学高级职称的晋级考试也日益受到广大急诊医师的重视。为此我们根据全国卫生高级专业技术资格考试对急诊医学的要求，编写了此书。

全书共分7篇94章，具体内容包括急诊医学临床思维与决策，院前急救和灾难医学紧急医疗救援，急救医学管理，急诊常用急救技术、治疗技术，急救常用药物，常见急诊症状的诊断、评估、鉴别诊断及治疗，危重综合征和非创伤急诊的急诊诊断、抢救、治疗，以及临床应用的经典方法和学科发展新进展和新理论。

本书内容紧扣《高级卫生专业技术资格考试大纲》要求，根据大纲对专业知识“了解”“熟悉”“掌握”“熟练掌握”的不同层次要求，详略得当，重点突出，是拟晋升副高级和正高级职称考试人员的复习指导用书。同时可供高年资医务人员参考，以提高主治医师以上职称医务人员临床诊治、临床会诊、综合分析疑难病例以及开展医疗先进技术的能力。

由于编者经验和水平有限，书中难免存在错误与疏漏之处，敬请读者批评指正。

编　者

2016年1月

目 录

第一篇

急诊医学概论

第一章　急诊医学临床思维与决策

第一节　急诊医学及急诊医疗体系的特点

知识点1：急性病症的概念

急性病症简称急症，就是具备“急”这一特征的疾病，包括起病急骤、发展急速、必须紧急诊断和治疗的病症。

知识点2：急诊的概念

由医务人员对各种急性病症患者给予紧急的或便捷的、及时的医学检查、诊断、鉴别诊断、治疗和挽救生命措施，这一医疗过程被称为紧急诊治，简称“急诊”。

知识点3：急救的概念

通常将抢救患者生命、改善危重病况和预防严重后果时所采取的紧急医疗救护措施称为紧急救治，简称“急救”。

知识点4：急诊医学的概念

急诊医学是研究急性病症、急性创伤和慢性病急性发作的专门学科，包括研究与处理急、危、重患者及伤员救护、安全转运、转运途中监护治疗，急性病症在医院急诊部门紧急诊治、危及生命情况急救，及其相关组织和管理等问题。急诊医学是以“时间维度”为标准的一种医学体系，只是强调“急”的特性。只要是具备“急”特征的医学现象都是急诊医学的范畴。

知识点5：急性病症“绿色通道”

建立通畅的紧急医疗服务体系是实施紧急医疗救助工作的最佳形式，这个体系包括院前救护系统、医院急诊部门、医院其他技术支撑部门，这就是通常说的急性病症“绿色通道”。

知识点6：院前救护医疗系统的概念

院前救护医疗系统（emergency medical service system，EMSS）是负责实施有效的现场救助的机构，是一个集接受患者呼救、协调、指挥和完成院前救护工作的单位。

知识点7：院前救护医疗系统的组成

院前救护医疗系统配备有完善的通讯联络设备、救护车及急救员，将若干合格的急救站组结成急救网。

知识点8：院前救护医疗系统的主要职责

主要职责是从急性病症患者或伤员发病、受伤之初就开始有组织地指挥、协调现场抢救，合理分流，转运和途中监护治疗，以及根据具体情况将患者转送到相关医院的急诊科。

知识点9：院前救护的任务

院前救护有三方面的任务。

第一，对患者需求的紧急回应和行动，接收到患者呼救后立即根据需要派出救护车、救护员等前往现场。

第二，现场急救和救助。

第三，转送途中监护及抢救。

知识点10：急诊部门的设置

一般急诊科分设诊室、治疗室、抢救室、紧急手术室及留观察病室等，有条件者可以设立重症监护室、药房、检验室、影像检查室等。

知识点11：急诊部门的设备

较好医院的急诊科至少须配备抢救车、心电图机、心脏除颤起搏器、供氧设备（中心供氧接口或氧气筒）、吸引器、推床、各种急用药品及间接喉镜、气管插管用具、球囊面罩、人工呼吸机、多功能监护仪、洗胃机、手术床、手术灯等，其他专用的及标准医疗设备（如器械柜、读片灯等）也应力求便于进行多种医疗操作。按照目前的规定，急诊应该具备提供及时的检验、放射和超声等影像学检查的条件。

知识点12：现代急诊医学的核心精髓

现代急诊医学的核心精髓是分拣和紧急快速的诊治。

知识点13：普通急性病症的急诊科诊疗流程

普通急性病症原则上首先是挂号、病情评估及分诊，随后是医生的诊治，最后是决定患者归属（住院或回家、短暂留观、转专科门诊等），核心是体现便捷和快速。

知识点14：情况危急患者的急诊科诊疗流程

情况危急的患者应先抢救再挂号、先急救再检查、先救命再确诊，这也是优先分拣原则的体现之一。

知识点15：急诊部门对危急患者的通用规则

紧急评估有无危及生命的情况→如有，迅速去除危及生命的情况→快速二次评估，了解患者有无危重和次紧急情况→快速处理危重和次紧急情况→仔细评估和检查患者的其他异常情况→处理一般情况、完成医疗文件、检查、决定患者去向并完成医疗过程。

知识点16：急诊的专业化工作范围

急诊医学是对医学以时间维度为标准划分的产物，急诊科医生要分拣、接诊所有急性病症患者。急诊人群的疾病谱非常广泛，流行率低是其特点。急诊医生要求知识比较全面，尤其是对于常见急性病症急诊处理要非常熟练，不仅要掌握传统内、外、妇、儿、传染科的诊疗技能，具备判读B超、X线片、CT、心电图检查的技能；急诊科医师还承担着急诊危重患者的院内外转运，必须有使用除颤器、监护仪、呼吸机、抢救包、供氧设备的能力；一旦患者发生危及生命的紧急情况，能够就地立即开展有效抢救。急诊是面向急性病症，以分拣和优先处理为基本理念，立足于提供便捷快速医疗服务为患者解除生命危机和痛苦，并充分依赖急诊的医院内工作伙伴提供技术支撑。急诊医师的工作范围是“各种急性病症”，专业就是急性病症的救治。

知识点 17：急诊医学专业化的含义

急诊医学专业化包括两个方面含义：一是急诊医学相对于其他学科的专业化，此方面已成共识；二是急诊医学本身的专业化，使急诊医师的知识结构合理化，做到博中有专，争取在某些方面较传统专科医师有一定的优势。

第二节 急诊的思维方法和策略

知识点 1：急诊医学的关键

急诊医学的关键是快速解除患者的危险和痛苦。医院急诊常常是患者到达医院后接触医务人员的第一窗口，患者体验的既有医疗技术、服务水平，也有就诊流程是否合理、救治是否便捷快速。

知识点 2：急诊科的特点

急诊科具有接受任务的随机性、突发性及执行任务时的应急性、机动性、协作性和社会性等特点，要求医师在有限时间内迅速评估、采取措施。

知识点 3：急诊思维模式的特点

时间紧迫、资料不完整的情况下，急诊思维模式具有以下特点。

（1）治疗思维和诊断思维同步进行。

（2）“救命”为先的治疗思维模式。

（3）简明快捷的诊断思维模式。

（4）急诊医师应具备更高的思维品质。

知识点 4：二进逻辑法诊断思维的方法

二进逻辑法又称二分法，其方法是以对象有无某一属性为标志，把对象分成处于矛盾关系的两部分。

知识点 5：急诊医疗的基本思维特点

以解决患者急性病症、伤痛和稳定患者生命体征为中心的诊治方法，形成和推行急性病症的特色思维方法；对于危急和危重患者，要优先治疗、及时诊断，病情较轻患者可采用普通门诊的思维决策方法；科学的方法是采用优先分拣方法，救命是基础，其次是解除严重情况，最后解决普通问题。

第三节 急诊决策方法新探索

知识点1：急诊医学临床决策的概念

急诊医学临床决策是指针对面临的急诊临床问题和处理患者的病情时，利用有限的资料，在尽可能短的时间内做出诊断、治疗、抢救的决策意见，为达到同一目标在众多可以采取的方案中选择最佳方案。

知识点2：实施临床决策的内在机制

对医学信息的获取、评价和利用是实施临床决策的内在机制。

知识点3：影响急诊医学临床决策的因素

急诊医学的特点、医师的个人能力与性格、医疗条件、患者的经济因素是急诊医学临床决策的主要影响因素。但是医务人员对急诊医学的理解、对优先分拣理念的认识是影响急诊医学临床决策模式的最关键因素。

知识点4：急诊医师采用的决策方法

（1）诊断和处理决策：①分诊策略：哪些患者应该优先诊治？②稳定策略：为稳定患者需要什么样的干预？③诊断策略：做出诊断需要哪些临床资料？④治疗策略：将需要何种治疗手段？⑤安置策略：患者需要住院吗？住哪儿？

（2）其他决策：①管理决策：维护安全的工作环境（对患者和工作人员）需要做什么样的调整（如患者的转移，通过救护车运送或出院等）？②教学决策：该告知患者多少关于他（她）病情的信息？当患者病症有重要发现时，该怎样安排医学生、住院医师及其他工作人员的临床教学，决定什么时候安排他们来看患者？在急诊很忙时，急诊主治医师应该挤出时间来参与教学吗？③人际关系：当与护士、会诊人员、患者、患者家属发生矛盾时该怎么做？④福利决策：什么时候和什么场合可以去冲澡、午间（夜间）休息、洗手，以及来点幽默调剂一下情绪？⑤反馈决策：今天给患者做出的临床决定是否准确？下次是否需要改进？如果需要，如何改进？⑥做的诊断性试验是否有助于临床决策？

知识点5：急性病症患者的通用决策规则

急性病症患者的通用决策规则：①紧急评估有无危及生命的情况，迅速去除危及生命的情况；②二次评估患者有无严重或者其他紧急的情况，合理处理这些危重和次紧急情况；③仔细评估患者的其他异常情况，处理这些情况并完成医疗文件、检查、决定患者去向和完成医疗过程。

知识点 6：对急性病症患者进行紧急评估、紧急处理的方法

首先是识别有生命危险的患者；去除和稳定危及生命的紧急情况。

知识点 7：急诊科判断患者是否有生命危险的方法

（1）患者的主诉。

（2）一组完整和准确的生命体征：通常包括意识状态、呼吸频率、脉搏频率、肢体血压。

（3）对患者进行扼要的体格检查：主要通过望诊、听诊、触诊的方法，试图从中发觉重要器官受损的征象。

知识点 8：ABBCS 方法

A（气道） 检查气道是否通畅，口腔有无异物及大量分泌物，有无舌后坠。

B（呼吸） 检查有无呼吸，估计呼吸频率和深度，检查胸壁有无伤口及挤压痛。

B（出血） 检查所有体表能控制的主要出血部位。

C（循环） 检查脉搏是否存在，频率、节律及强弱情况。

S（感知觉） 检查患者的反应状态、意识、瞳孔等。

熟练使用“ABBCS 方法”，可以在 5～20s 内，不使用任何特殊器材和设备的情况下，快速判断患者有无危及生命的最紧急情况。

知识点 9：对急性病症患者进行次级评估与救治的方法

（1）进一步检查、评估、判断。

（2）优先处理患者当前最为严重的或者其他紧急问题。

知识点 10：对急性病症患者进行优先处理的内容

（1）固定重要部位的骨折、闭合胸部伤口。

（2）抗休克治疗。

（3）纠正呼吸、循环、代谢、内分泌紊乱。

（4）尽量恢复和保持正常体温。

（5）处理广泛的软组织损伤。

（6）如果为感染性疾病，使用抗生素治疗严重的感染。

（7）治疗其他的特殊急诊问题。

知识点11：生命体征的理想状态

血压为90~140mmHg/60~100mmHg，心率为60~100次/分，呼吸频率为16~20次/分。

第二章 院前急救

第一节 院前急救医疗的历史与现状

知识点 1：我国院前急救医疗的发展模式

（1）独立型：“大而全”的模式，具有院前、院内急救的全面服务功能，但急救中心的建设投资较大，需要大量的专业技术人才，同时与其他医院急救工作的协调也存在一定困难。

（2）指挥型：急救中心只是院前急救医疗的总调度，急救中心不配备司机、急救专业人员和车辆，急救中心与各医院无行政隶属关系，各个医院分片负责，统一指挥。

（3）院前型：急救中心配备司机、急救专业人员和车辆。为独立医疗卫生机构，既有指挥调度权，又有人、财、物等资源的调配权，按急救半径设立分站，并与急救网络医院配合，形成完整的急救链。

（4）依托型：院前急救医疗指挥相对独立，但又附属于一家综合医院，既有院前急救医疗，又有院内急救，形成“一套班子，两块牌子”的机构框架。

知识点 2：我国院前急救医疗的现状

我国院前急救医疗方面的法律尚空白，部分地区有法规。政府投入不足。急救人员为医学院校毕业生，培训欠规范、待遇偏低、专业技术职称晋升困难、队伍不稳定。城市报警电话号码不统一，分医疗、警务和消防，报警信息未联网，调度指挥为计算机平台和电话 2 种。车载医疗装备参差不齐。无专用的医用直升机。很多大型城市出诊反应时间超过 10 分钟。各行政区的院前急救医疗一般发展很不平衡。

知识点 3：我国院前急救医疗的发展趋势

大力提倡“第一目击者”仍是今后很长一段时间内应该做的工作。“生命掌握在第一目击者手中”，这一说法一点也不过分。中国的公众心肺复苏普及率在 3% 以内，发达国家为 25%～50%，如此大的差距提醒我们，心肺复苏术普及工作任重而道远，需要我们做的还有很多很多。在发达国家，随着“第一目击者”概念的提出以及急救知识和技能的社会普及率不断提高，全民急救知识的培训已经渗透到社会每个角落，如应急电话的使用基本上是未成年人人生的第一课；几乎每个社区都拥有经过培训的、具备一定急救技能的志愿者；心脏自动除颤仪遍布各个公共场所和飞机上以便第一目击者使用。

第二节 院前急救医疗服务体系

知识点1：院前急救医疗的概念

院前急救医疗有广义与狭义之分。

（1）广义的院前急救医疗：是指伤员在发病或受伤时，由医务人员或目击者对其进行必要的急救，以维持基本生命体征和减轻痛苦的医疗活动和行为的总称。它既可以是医疗单位闻讯后赶赴现场的救治活动和行为，也可以是受到心肺复苏等普及教育的红十字卫生员、司机、交通警察、营业员以及其他人的救治活动。

（2）狭义的院前急救医疗：专指有通讯、运输和医疗基本要素所构成的专业医疗急救机构，在患者到达医院前实施的现场救治和途中监护的医疗活动。

广义和狭义概念的主要区别在于是否有公众参与。

知识点2：院前急救医疗的任务

（1）院前急救医疗及医院间医疗转运。

（2）参与大型意外灾害事故的指挥、组织和救援。

（3）承担大型集会活动的医疗保障工作。

（4）负责或协助组织医疗人员及医疗辅助人员进行急诊、急救方面的业务培训。

（5）参与公众健康教育、疾病预防的宣传及相关研究。

知识点3：院前急救医疗的工作特点

院前急救医疗的工作特点包括：社会性、时间性、独立性、艰苦性、风险性、随机性。

知识点4：院前急救医疗的科研

（1）院前急救医疗科研的选题：目前应重点放在应用研究上。院前急救医疗的科研与学科进步在很大程度上要借助于其他临床学科现有的科研成果与专业技术。所以，在急救医疗科研的选题上引进、扩展、延伸其他学科的新技术、新理论显得尤为重要，尤其是在学科发展初期。

（2）院前急救医疗科研选题的来源：包括指令性课题、指导性课题、委托课题和自选课题，后三类应成为院前急救医疗界科研选题的主要来源。院前急救医疗的科研力量薄弱，科研条件普遍不如其他临床学科，获得指令性课题非常困难。而院前急救医疗的医务人员在日常临床工作中，能遇到大量尚未解决而工作中又迫切需要解决的问题，这些可以作为自选课题的来源。

（3）院前急救医疗的科研选题方法：从交叉的边缘区选择课题和从临床工作中选择课

题应放在选题方法的首位。

知识点 5：院前急救医疗管理的具体内容

院前急救医疗管理的具体内容包括：①院前急救医疗的组织与结构管理；②院前急救医疗的行政管理；③院前急救医疗的质量管理；④院前急救医疗的计算机信息管理；⑤院前急救医疗的人力资源管理；⑥院前急救医疗的经济管理；⑦院前急救医疗中纠纷、差错和事故的防范；⑧院前急救医疗中暴力事件的防范和对策；⑨灾难事件的反应预案。

第三节　灾难医疗救援

知识点 1：灾难医学的概念

灾难医学是研究在各种自然灾难和人为事故所造成的灾害性损伤条件下实施紧急医学救治、疾病预防和卫生保障的一门学科，它包括自然灾难和人为灾难。

知识点 2：灾难医疗救援人员的任务

（1）协助救援人员（武警、军人等）尽快使伤员脱离致伤环境。

（2）评估伤亡人数。

（3）评估伤员损伤的性质和严重程度。

（4）评估伤员伤情以及病情分类。

（5）对伤员进行初步的抢救和处理。

（6）确定现场医疗救援所需的人力物力、伤员转运工具和随后进一步处理所需要的医院条件。

（7）确定亟待解决的卫生问题。

知识点 3：灾难现场的检伤方法

（1）行动检查：①指引能行动的伤者到指定区域（绿区）；②此类伤员均属第三优先；③到不能自如行动的伤员处继续检查。

（2）呼吸检查：①为所有不能行走的伤员进行呼吸检查；②如有需要先保持气道畅通（须同时小心保护颈椎），可用提颏法等。

（3）血液循环检查：不能感觉到桡动脉波动，贴红标签，如有脉搏>120 次/分，贴红标签。此外，还要查看全身是否有严重出血。①大出血：四肢血管大出血者应直接用指压法或敷料加压包扎；②测定脉搏和血压：血压测定困难时可进行血压估计，如触摸桡动脉、股动脉、颈动脉搏动。

（4）清醒程度检查：①检查脑部是否有受伤；②询问伤员简单问题或给予简单指令；

③区分能回答或按照指令行事（绿区），回答不确切（黄区），不能回答（红区）。

知识点4：灾难现场的检伤分类标准

在灾害现场附近设置4个区域，即红区、黄区、绿区、黑区。红区是需要立即处理的伤员；黄区、绿区是可以相对延期处理的伤员；黑区为已经死亡的伤员。

知识点5：灾难事故现场救治的主要内容

（1）维持患者呼吸道通畅，及时清除异物，解决呼吸道梗阻，对有呼吸障碍或呼吸停止者进行人工呼吸（包括气管插管）。

（2）对发生心脏骤停者实施心肺复苏术。

（3）对意识丧失者采取稳定侧卧位，防止窒息。

（4）对休克的患者应及时采用止血、镇痛、镇静、液体复苏的救治方法；对未控制出血的休克患者，应采用限制性液体复苏。

（5）变开放性气胸为封闭性气胸。

（6）固定骨折患肢。

知识点6：灾难医疗救援的护送医疗分队的主要任务

（1）对途中伤员进行观察，及时发现伤员有无异常情况。

（2）对伤员进行必要的急救和治疗。

（3）向接收单位介绍伤员的伤情，移交医护文书。

知识点7：灾难医疗救援的现场医护人员的个体防护物品

灾难医疗救援的现场医护人员的个体防护物品包括：①工作帽；②口罩；③防护手套；④护目镜和防护眼、面罩；⑤呼吸防护面具；⑥隔离衣；⑦防护衣；⑧防护鞋、靴；⑨污物袋。

知识点8：生物恐怖的概念

生物恐怖是由特殊组织秘密进行的，基于其政治、经济、宗教、民族等目的且经过预谋，针对平民或民用目标使用致病性微生物或毒素等作为恐怖袭击手段，造成烈性传染病的暴发、流行，导致人群失能和死亡，造成社会公众极大恐慌，引发社会动荡，从而破坏国家和谐安定与妨碍社会经济发展的事件。

知识点9：生物恐怖的特点

生物恐怖具有突发性、易行性、散发性、隐蔽性、欺骗性等特点。

知识点10：可能用作生物恐怖的生物剂

（1）攻击人的生物战剂：①细菌；②病毒；③立克次体；④衣原体；⑤毒素；⑥真菌。

（2）攻击动物的生物战剂：①非洲猪瘟疫病毒；②禽流感病毒；③口蹄疫病毒；④牛瘟病毒；⑤新城鸡瘟病毒等。

（3）攻击植物的生物战剂：①玉蜀黑粉菌；②柑橘溃疡病单胞菌；③水稻枯黄单胞菌；④核盘菌等。

知识点11：应对生物恐怖的措施

应对生物恐怖的措施有：①监测；②判定；③防护措施，包括个人防护、集体防护、预防接种，以及粮食、食物、水源的防护；④采集标本送检；⑤做好检疫工作，及时处理污染区及疫区；⑥消毒。

知识点12：核事故和放射事故的概念

核事故和放射事故是指由于放射性物质或其他放射源造成或可能造成公众健康严重影响及损害的突发事件。

知识点13：核辐射事故的类型

（1）核设施发生的核事故。

（2）放射源意外照射或丢失造成的放射事件，包括人员受到的超剂量照射事件、放射性污染事件和放射源丢失事件。

（3）放射恐怖事件。

知识点14：核辐射事故发生的可能原因

（1）放射源、放射性材料、放射性污染严重物件的丢失、被盗或遗弃。

（2）放射源安全装置和辐射装置故障或操作失误。

（3）密封放射源或包容放射性物质的设备或容器泄漏。

（4）放射性物质从放射源与辐射技术应用设施异常释放。

（5）核恐怖。

知识点15：核辐射事故现场救援的原则

现场救援行动应遵循快速有序、边发现边抢救、先重后轻、对危重伤员先抢救后去除污染、尽快将伤员撤离事件现场以及保护抢救者的原则。

知识点 16：核辐射事故现场救援的基本任务

首先将伤员撤离现场，同时进行医学处理。

（1）初步估计伤员受照射的剂量，设立临时分类站，进行初步诊断和处理，必要时及早使用抗放射药物。

（2）对伤员进行放射性体表污染检查和初步去污染处理，注意防止污染扩散，对开放性伤口去污染后可酌情进行包扎。

（3）初步判断伤员有无放射性核素体内污染，必要时及早采取阻断吸收和促进排除措施。

（4）尽可能收集可估计伤员受照射剂量的物品和生物样品。

（5）填写伤员登记表。

（6）根据初步分类诊断处置伤员。

（7）对突发事件的医学和公共卫生后果进行初步评估，以及放射防护和公共卫生建议。

知识点 17：核辐射及放射事故的应急防护措施

应急防护措施分为紧急防护措施和长期防护措施。紧急防护措施包括隐蔽、撤离、服用稳定性碘、控制进出口通道、个人防护。长期防护措施包括临时性避迁、永久性重新定居、控制食品和饮水以及建筑物和土地消除污染等。

知识点 18：核辐射及放射事故的应急救援人员的防护措施

首先应当让救援人员了解减少受照剂量的三原则：在放射环境中停留的时间要减至最短，必要时轮换作业；保持与放射源最大距离；只要有可能，就应充分利用屏蔽防护。其次，为救援人员配备能进行报警的辐射探测仪和个人剂量计，配备必要的个人防护用具，减轻或防止放射性污染。另外，要熟悉并遵守应急工作人员通用防护守则。

知识点 19：核辐射及放射事故的应急救援人员的穿脱衣顺序

（1）穿衣顺序：鞋套→裤子→防护服→用带子绑住防护服开口→在防护服外加标签→防护帽和口罩→内层手套→密闭的手套和有带子的防护服袖→剂量计→外层手套。

（2）脱衣顺序：从防护服去除带子→外层手套→解除内层手套的带子→剂量计→防护服→脱裤至膝盖下→坐在放在边界线清洁侧处的椅子上→脱下裤子→防溅物→口罩→鞋的遮盖物→内层手套。

知识点 20：化学中毒的救治原则

急性化学物中毒常为突发的意外事故，现场救治必须快速、及时、准确、先重后轻。

知识点 21：化学中毒的具体救助措施

（1）立即将患者撤离现场，转移至上风向或侧风向空气新鲜处（温区），解开领口，保持呼吸道通畅。

（2）医务人员经特别指定的路径进入“温区”来对伤员进行去污处理，包括立即脱去被污染的衣物（注意保暖），彻底清洗污染的皮肤、黏膜、毛发等，防止毒物继续侵入。

（3）保护重要脏器心、肺、脑的功能，注意呼吸、脉率、血压、意识、瞳孔等生命体征的变化。

（4）对循环衰竭、呼吸表浅，或心搏、呼吸骤停者应立即采取现场心肺复苏术。

（5）对休克和虚脱者，静脉输液，使用升压药，维持正常血压。

（6）对症治疗，如吸氧、解痉、镇痛、镇静等。

（7）重症转运者携带周知卡，随时应急救援，保证治疗措施延续，并事先通知医院做好接诊准备。

知识点 22：传染病的概念

传染病是由病原微生物和寄生虫感染人体后产生的有传染性的疾病。根据《中华人民共和国传染病防治法》及其实施细则，将法定传染病分为 3 类：甲类、乙类、丙类。

知识点 23：转运传染患者的流程

工作人员穿戴二级防护物品→出车至现场接患者→将患者安置在医疗舱→将患者转运至传染病指定接收医疗机构→在指定消毒区进行车辆、设备及污物消毒→人员消毒、卫生处理→返回。

知识点 24：转运传染患者时工作人员穿戴及脱防护物品流程

（1）穿戴防护物品流程为戴帽子→穿连体防护服（先不将连体帽子戴上）→戴口罩→戴防护镜→穿鞋套或胶鞋→戴手套，将手套套在防护服袖口外。

（2）脱防护物品流程为摘下防护镜，放入消毒液中→解防护服→摘手套，手套里面朝外放入黄色塑料袋中→脱掉防护服，将里面朝外，放入黄色塑料袋中→手指反掏进帽子，将帽子摘下，里面朝外，放入黄色塑料袋中→摘口罩，一手按住口罩、另一手将口罩带摘下，放入黄色塑料袋中，注意双手不要接触面部→脱下鞋套或胶鞋，将鞋套里面朝外，放入黄色塑料袋中（胶鞋放入消毒液中）→洗手、消毒。洗手方法一律采用六步法。

第四节 突发公共卫生事件的应急管理

知识点1：突发公共卫生事件的概念

突发公共卫生事件，简称突发事件，是指突然发生，造成或者可能造成社会公众健康严重损害的重大传染病疫情、群体性不明原因疾病、重大食物和职业中毒以及其他严重影响公众健康的事件。

知识点2：全国突发事件应急预案的主要内容

（1）突发事件应急处理指挥部的组成和相关部门的职责。

（2）突发事件的监测与预警。

（3）突发事件信息的收集、分析、报告、通报制度。

（4）突发事件应急处理技术和监测机构及其任务。

（5）突发事件的分级和应急处理工作方案。

（6）突发事件预防、现场控制，应急设施、设备、救治药品和医疗器械以及其他物资和技术的储备与调度。

（7）突发事件应急处理专业队伍的建设和培训。

知识点3：国家建立突发事件应急报告制度

有下列情形之一的，省、自治区、直辖市人民政府应当在接到报告1小时内，向国务院卫生行政主管部门报告；突发事件监测机构、医疗卫生机构和有关单位，应当在2小时内向所在地县级人民政府卫生行政主管部门报告；接到报告的卫生行政主管部门应当在2小时内向本级人民政府报告，并同时向上级人民政府卫生行政主管部门和国务院卫生行政主管部门报告。

（1）发生或者可能发生传染病暴发、流行的。

（2）发生或者发现不明原因的群体性疾病的。

（3）发生传染病菌种、毒种丢失的。

（4）发生或者可能发生重大食物和职业中毒事件的。

知识点4：《突发公共卫生事件应急条例》的法律责任

医疗卫生机构有下列行为之一的，由卫生行政主管部门责令改正、通报批评、给予警告；情节严重的，吊销《医疗机构执业许可证》；对主要负责人、负有责任的主管人员和其他直接责任人员依法给予降级或者撤职的纪律处分；造成传染病传播、流行或者对社会公众健康造成其他严重危害后果，构成犯罪的，依法追究刑事责任。

（1）未依照本条例的规定履行报告职责，隐瞒、缓报或者谎报的。

（2）未依照本条例的规定及时采取控制措施的。

（3）未依照本条例的规定履行突发事件监测职责的。

（4）拒绝接诊患者的。

（5）拒不服从突发事件应急处理指挥部调度的。

第五节 院前急救的主要技术

知识点1：心肺复苏的概念

心肺复苏（cardiopulmonary resuscitation，CPR）是指当发生心搏、呼吸骤停和意识丧失时，以迅速有效的人工呼吸与心脏按压使呼吸循环重建的一系列抢救过程。

知识点2：初级心肺复苏的诊断依据

（1）意识突然丧失。

（2）呼吸停止或抽搐样呼吸。

（3）大动脉搏动消失。

（4）心电图表现为心室颤动、无脉搏的电活动（电-机械分离）或无电活动的平直线。

知识点3：初级心肺复苏的操作方法

（1）判断患者有无意识。

（2）判断患者有无呼吸，判断时间<10s。

（3）如无意识和呼吸，先呼救并将患者以仰卧位平放在硬质平面上，立即进行心脏按压。

（4）开放气道：用仰头抬颌法，一手置于前额使头部后仰，另一手的示指与中指置于下颏下方处，抬起下颏（颌）。如怀疑颈部损伤可用托颈法。注意：仅在昏迷患者口中见到固体异物堵塞时用手指清除。

（5）进行口对口人工呼吸，向患者口内吹气2次，每次吹气时间1s，能够看到患者胸廓起伏（建议潮气量500~600ml）。

（6）每做30次按压需要做2次人工呼吸，即按压与吹气的比例为成年人30∶2（单人、双人），婴儿和儿童单人为30∶2，双人为15∶2。

（7）按压、通气5个循环（约2分钟）后，检查脉搏、呼吸，检查时间不超过10s。

（8）如转运患者，应持续进行心肺复苏，中断时间不得超过10s，除非气管插管、电除颤。

知识点4：心肺复苏的有效指标

（1）扩大的瞳孔由大变小。

（2）面色（口唇）由发绀转为红润。

（3）大动脉扪到搏动。

（4）可测到血压，收缩压>60Hg。

知识点5：喉罩的特点

喉罩适合于院前急救中心肺复苏早期的气道建立，其优点有操作快捷、简单、易掌握、效果可靠，为进一步抢救赢得时间，且不影响心脏按压。尤其在患者出现深昏迷，舌咽反射和喉反射消失时操作更为方便，且能提高气道管理质量，与面罩通气相比可提高血氧饱和度，气道维持更容易，经验不足的医师也容易放置。

知识点6：经胸壁直流电电击复律术的概念

经胸壁直流电电击复律术，简称心脏电复律术，亦称为电击除颤术，是抢救致命性快速心律失常最有效的方法，由于心室颤动后患者的血液循环停止，任何药物都无法迅速到达靶器官，因此电击是治疗心室颤动的唯一有效的手段，除此之外目前没有任何一种方法能够与之相比。

知识点7：气道内异物阻塞清除术的操作方法

（1）Heimlich手法：喉部被阻塞的人坐着或站着，实施者即应站在患者的后面，将双手交叉握紧放在患者剑突下，然后向上向内快速冲击上腹部，反复重复这一动作，从而使膈肌升高，将阻塞异物排出气道。

（2）出事故的人躺在地上不醒，就让其仰卧，将其一只手的下端放在剑突下，另一只手放在这只手的上面，迅速地向上推，重复这一过程直至阻塞物排出。

知识点8：胸腔穿刺术的适用情况

院前急救中主要用于胸外伤或自发性气胸、血胸、血气胸及其他原因引起的胸腔积液对呼吸循环压迫的减压。

知识点9：环甲膜穿刺术的适用情况

主要用于现场急救，尤其适于院前急救，当上呼吸道阻塞，尚有自主呼吸，但又无法进行气管插管的情况下，为争取时间可行环甲膜穿刺或环甲膜切开通气，为进一步的救治赢得时间。

第六节 创伤急救的主要技术

知识点1：出血的种类

出血可分为外出血和内出血。开放性损伤血管破裂，血液流出体外称为外出血；闭合性损伤血管或脏器破裂，血液流入组织间、脏器或体腔内称为内出血。

知识点2：动脉出血的特点

从心脏搏出流至机体组织的血为动脉血。动脉血管破裂出血称动脉出血，其色鲜红呈喷射状，出血快且量多，危险性大。

知识点3：静脉出血的特点

从机体组织回流至心脏的血为静脉血。静脉血管破裂出血称为静脉出血，其血色暗红、血流较缓慢，呈持续性，可自行凝固而止血。

知识点4：毛细血管出血的特点

机体组织的动脉与静脉交接处的血管破裂出血称毛细血管出血，也称渗血。其血色鲜红，血从伤口渗出，常可自行凝固而止血。

知识点5：创伤急救的止血方法

创伤急救的止血方法有：①指压止血法；②直接压迫止血法；③加压包扎止血法；④填塞止血法；⑤止血带止血法；⑥加垫屈肢止血法；⑦止血钳钳夹结扎止血法。

知识点6：使用止血带止血时的注意事项

（1）上止血带前，皮肤与止血带之间应加一层布垫或将止血带上在衣裤外面，保护皮肤以免损伤。

（2）上止血带要松紧适宜，以能止住出血为度，扎得松不能止血，扎得过紧则损伤皮肤或神经。

（3）上止血带常用部位，上臂为上1/3处（中1/3处容易损伤神经），下肢为大腿部的中上1/3交界处。

（4）上止血带过久，容易因血液阻断过久而引起肢体坏死，因此每隔1小时应松放1

次，每次 2~3 分钟。但又必须注意在放松止血带时在伤口内要加压压迫，减少因松止血带而引起大量失血。

（5）运送伤员时，在上止血带部位要有明显标志，并注明上止血带与放松止血带时间。

知识点 7：创伤包扎的注意事项

（1）首先暴露伤口，将伤口周围的衣裤撕开，如伤口大出血时应先止血后包扎。

（2）接触伤口的敷料，尽量保持干净，减少污染。

（3）伤口除了要止血外，不敷任何药粉。

（4）敷料应完全遮盖伤口。

（5）伤口深部活动出血，可先用干净的敷料填塞压迫止血后包扎。

（6）有金属棒或木签类深刺入伤口内，不要立即拔出，以免引起大出血，应和异物一同包扎。

（7）有骨关节损伤时，包扎后要同时进行外固定；开放性骨折无需复位。

（8）从伤口内膨出的人体内脏器官等，不进行回纳，应加以保护后包扎。

（9）包扎动作必须轻快，以免加重损伤，包扎松紧适中，达到止血，又防止搬运时脱落。

知识点 8：创伤包扎材料的选择

包扎材料包括急救包、绷带（是用长条纱布制成，长度和宽度有多种规格，常用的有宽 5cm、长 600cm 和宽 8cm、长 600cm 两种）、三角巾、单头带、双头带、回头带等。也可用伤员或急救者的毛巾、手帕、衣、帽等。总之，包扎材料应利用一切可以利用的消毒或干净的软性材料，以达到及时包扎的目的。

知识点 9：绷带包扎的方法

绷带包扎的方法有：①环形包扎法；②蛇形包扎法；③螺旋包扎法；④扇形包扎法；⑤螺旋反折包扎法。

知识点 10：帽式三角巾包扎的方法

帽式三角巾包扎适用于头顶部外伤，先在伤口上覆盖无菌纱布，把三角巾底边的正中放在伤员眉间上部，顶角经头顶拉到枕部，将底边经耳上向后拉紧压住顶角，然后抓住 2 个底角在枕部交叉返回到额部中央打结。

知识点 11：面部三角巾包扎的方法

整个面部烧伤或烫伤，可将消毒过的三角巾的顶角打一结，然后把结放在头顶，包住头面，在眼睛和嘴的地方剪个小洞，将2个底角拉到颈后，再转到颈前打结，或者把结放在下颌部，包住头面，在眼和嘴的地方剪个小洞，将2个底角拉到头后部，再转到前额打结。

知识点12：双眼三角巾包扎的方法

双眼三角巾包扎适用于双眼外伤，将三角巾折叠成3指宽带状，中段放在头后枕骨上，两旁分别从耳上拉向眼前，在双眼之间交叉，再持两端分别从耳下拉向头后枕下部打结固定。

知识点13：头部三角巾十字包扎的方法

头部三角巾十字包扎适用于下颌、耳部、前额、颞部小范围伤口，将三角巾折叠成3指宽带状放于下颌敷料处，两手持带巾2个底角分别经耳部向上提，长的一端绕头顶与短的一端在颞部交叉成十字，然后两端水平环绕头部经额、颞、耳上、枕部，与另一端打结固定。

知识点14：胸部三角巾包扎的方法

胸部三角巾包扎适用于一侧胸部外伤，将三角巾的顶角放于伤侧的肩上，使三角巾的底边正中位于伤部下侧，将底边两端绕下胸部至背后打结，然后将三角巾顶角的系带穿过三角底边与其固定打结。

知识点15：侧胸部三角巾包扎的方法

侧胸部三角巾包扎适用于单侧侧胸外伤，将燕尾式三角巾的夹角正对伤侧腋窝，双手持燕尾式底边的两端，紧压在伤口的敷料上，利用顶角系带环绕下胸部与另一端打结，再将两个燕尾角斜向上拉到对侧肩部打结。

知识点16：肩部三角巾包扎的方法

肩部三角巾包扎适用于一侧肩部外伤，将燕尾三角巾的夹角对着伤侧颈部，巾体紧压伤口的敷料上，燕尾底部包绕上臂根部打结，然后2个燕尾角分别经胸、背拉到对侧腋下打结固定。

知识点17：腋下三角巾包扎的方法

腋下三角巾包扎适用于一侧腋下外伤，将带状三角巾中段紧压腋下伤口敷料上，再将巾的两端向上提起，于同侧肩部交叉，最后分别经胸、背斜向对侧腋下打结固定。

知识点18：腹部三角巾包扎的方法

腹部三角巾包扎适用于腹部外伤，双手持三角巾两底角，将三角巾底边拉直放于胸腹部交界处，顶角置于会阴部，然后两底角绕至伤员腰部打结，最后顶角系带穿过会阴与底边打结固定。

知识点19：上肢、下肢绷带螺旋形包扎的方法

上肢、下肢绷带螺旋形包扎适用于上、下肢除关节部位以外的外伤，先在伤口敷料上用绷带环绕2圈，然后从肢体远端绕向近端，每缠1圈盖住前圈的1/3～1/2成螺旋状，最后剪掉多余的绷带，然后胶布固定。

知识点20："8"字形肘、膝关节绷带包扎的方法

"8"字形肘、膝关节绷带包扎适用于肘、膝关节及附近部位的外伤，先用绷带的一端在伤口的敷料上环绕2圈，然后斜向经过关节，绕肢体1/2圈再斜向经过关节，绕向原开始点相对应处，再绕1/2圈回到原处。这样反复缠绕，每缠绕1圈覆盖前圈的1/3～1/2，直到完全覆盖伤口。

知识点21：手部三角巾包扎的方法

手部三角巾包扎适用于手外伤，将带状三角巾的中段紧贴手掌，将三角巾在手背交叉，三角巾的两端绕至手腕交叉，最后在手腕绕1周打结固定。

知识点22：固定术固定材料的选用

固定材料有木制夹板、钢丝夹板、充气夹板、负压气垫、塑料夹板，及其他材料如特制的颈部固定器、股骨骨折的托马固定架和紧急时就地取材的竹棒、木棍、树枝等。

知识点23：锁骨骨折的固定方法

将2条4指宽的带状三角巾分别环绕两侧肩关节，在背部打结；再分别将三角巾的底角拉紧，在两肩过度后张的情况下，在背部将底角拉紧打结。

知识点24：肱骨骨折固定的方法

用2条三角巾和1块夹板先将伤肢固定，然后用1块燕尾式三角巾中间悬吊前臂，使两底角向上绕颈部后打结，最后用1条带状三角巾分别经胸背于健侧腋下打结。

知识点25：肘关节骨折固定的方法

当肘关节弯曲时，用两条带状三角巾和1块夹板把关节固定。当肘关节伸直时，可用1卷绷带和1块三角巾把肘关节固定。

知识点26：手指骨骨折固定的方法

利用冰棒棍或短筷子作小夹板，另用两片胶布做粘合固定。若无固定棒棍，可以把伤肢粘合固定在健肢上。

知识点27：股骨骨折固定的方法

用1块长夹板（长度为伤员的腋下至足跟）放在伤肢外侧，另用1块短夹板（长度为会阴至足跟）放在伤肢内侧，至少用4条带状三角巾，分别在腋下、腰部、股根部及膝部分别环绕伤肢包扎固定，注意在关节突出部位要放软垫。若无夹板时，可以用带状三角巾或绷带把伤肢固定在健侧肢体上。

知识点28：一般伤员的搬运方法

（1）徒手搬运：是指在搬运伤员过程中仅凭人力和技巧，不使用任何器具的一种搬运方法。该法常用于狭窄的阁楼和通道等担架或其他简易搬运工具无法通过的地方。

（2）器械搬运：是指用担架（包括软担架）、移动床（轮式担架）等现代搬运器械或者因条件简陋就地利用床单、被褥、竹木椅、木板等作为搬运器械（工具）的一种搬运方法。

知识点29：脊柱、脊髓损伤患者的搬运方法

遇有脊柱、脊髓损伤或疑似损伤的伤员，不可任意搬运或扭曲其脊柱部。在确定性诊断治疗前，按脊柱损伤原则处理。搬运时，原则上应由2~4人同时进行，且用力均匀，动作一致。顺应伤员脊柱或躯干轴线，滚身移至硬担架上。切忌一人抱胸，另一人搬腿双人拉车式的搬运法，因为会造成脊柱的前屈，使脊椎骨进一步压缩而加重损伤。

知识点30：颈椎损伤患者的搬运方法

遇有颈椎受伤的伤员，首先应注意不轻易改变其原有体位，如不能坐位，马上让其躺

下，应用颈托固定其颈部，如无颈托，则头部的左右两侧可用软枕或衣服等物固定，然后1人托住其头部，其余人协调一致用力将伤员平直地抬到担架上。搬运时注意用力一致，以防止因头部扭动和前屈而加重伤情。

知识点31：颅脑损伤患者的搬运方法

颅脑损伤者常有脑组织暴露和呼吸道不畅等表现。搬运时应使伤员取半仰卧位或侧卧位，易于保持呼吸道通畅；脑组织暴露者，应保护好其脑组织，并用衣物、枕头等将伤员头部垫好，以减轻震动，注意颅脑损伤常合并颈椎损伤。

知识点32：胸部损伤患者的搬运方法

胸部受伤者常伴有开放性血气胸，需包扎。搬运已封闭的气胸伤员时，以坐椅式搬运为宜，伤员取坐位或半卧位。有条件时最好使用坐式担架、折叠椅或担架调整至靠背状。

知识点33：腹部损伤患者的搬运方法

腹部损伤的伤员取仰卧位，屈曲下肢，防止腹腔脏器受压而膨出。注意膨出的肠段要包扎，不要回纳，此类伤员宜用担架或木板搬运。

知识点34：休克患者的搬运方法

休克患者取平卧位，不用枕头，或足高头低位，搬运时用普通担架即可。

知识点35：呼吸困难患者的搬运方法

呼吸困难患者取坐位，不能背驮。用软担架（床单、被褥）搬运时注意不能使患者躯干屈曲。如有条件，最好用折叠担架（或椅）搬运。

知识点36：昏迷患者的搬运方法

昏迷患者咽喉部肌松弛，仰卧位易引起呼吸道阻塞。此类患者宜采用平卧头转向一侧或侧卧位，搬运时用普通担架或活动床。

知识点37：搬运者的搬运原则

（1）了解伤员的体重和搬运器械（工具）的大致重量，了解自己的体力限制，若估计2人能抬起，即可提抬；若不能则应召唤别人帮助。一般来说，抬担架总是2人，2人成对地工作，以保持平衡。

（2）开始抬担架时，首先应摆好腰背部前凸位姿势，再使担架和伤员靠近自己的身体，然后腿、腰及背肌一起用力。

（3）救护人员在搬运时，应清楚地、经常地交谈，以保持协调一致。

知识点38：伤员用移动床运送时推拉的要点

（1）按时对轮子及轮轴进行维修保养，可减少开始起动移动床时的用力。

（2）移动床的高度尽可能调节在腰和肩之间的位置。

（3）推时屈双膝，行走和用力的线路应在身体的中间，拉时身体稍向前倾，腿和腰背同时用力。

第三章 灾难医学

第一节 灾难与灾难医学

知识点1：灾难形成的要素

一是造成客观的生态、环境破坏；二是破坏强度和损失超出发生地区自身承受能力。

知识点2：世界卫生组织对灾难的定义

任何能引起设施破坏、经济严重受损、人员伤亡、健康状况及卫生服务条件恶化的事件，如其规模已超出事件发生社区的承受能力而不得不向社区外部寻求专门援助时，就可称其为灾难。

知识点3：我国的灾难等级划分

我国的灾难等级划分见表3-1。

表3-1 我国的灾难分级

分类	死亡人数	经济损失（人民币）
巨灾（A级）	万人以上	亿元以上
大灾（B级）	千人至万人	千万元至亿元
中灾（C级）	百人至千人	百万元至千万元
小灾（D级）	十人至百人	十万元至百万元
微灾（E级）	十人以下	十万元以下

知识点4：灾难医学

灾难医学研究各种灾难发生发展过程中对人类生命和健康造成损害的特点和规律，根据不同原因、性质及灾难的特点，探索其对人身伤害的预防对策和灾难发生发展过程中实施医疗救护、疫情控制、人群心理干预的有效措施，以及灾难医学管理等。

知识点5：灾难医学相关的学科

灾难医学受急诊医学、预防医学、传染病学、心理学、医学管理学等学科支撑，与天文、地质、气象、生物、社会、政治、经济、管理、建筑等多种学科密切相关。

知识点 6：突发性灾难的特点

（1）突发性：突然暴发，发展迅速，猝不及防，并给社会造成震动或激变。

（2）偶然性：人们难以预料，不期而遇。

（3）破坏性：人员伤亡、财产损失，后果严重、难以承受、不可逆转，甚至造成社会整体瓦解和暂时失控。

（4）复杂性：成因复杂，有时一因多灾，有时一灾多因。

知识点 7：灾难医学的总体特点

灾难医学的总体特点有：①涉及面广；②现场指挥；③心理疏导；④专业抢救；⑤沟通协调；⑥灾难防疫。

知识点 8：突发性灾难的现场特点

突发性灾难的现场急救，表现为：①突发性；②复杂性；③危险性；④拣选性；⑤紧迫性。

第二节 自然灾害

一、气象性灾难

知识点 1：寒流与热浪的概念

寒流与热浪是气温过低和过高两种极端的气象现象，这种极端变化的气温远远超出人类生活适宜的温度范围。

知识点 2：寒流与热浪的气象特征

寒流与热浪是由大尺度天气系统活动引起的，其影响范围广，可达上千甚至上万千米；持续时间长，由发生地顺气流向外扩展，可延续数天至数十天；寒流常伴随冻雨、风雪，热浪常伴随干旱等气象。

知识点 3：人体散热的途径

人体散热的途径有对流、传导、辐射、蒸发。气温在低于25℃时，以对流、传导、辐射为主要途径，其中辐射占60%。周围物体的温度大于人体皮肤温度时，辐射源从四周向人体辐射，称为正辐射；反之，称为负辐射。当气温高于25℃时，随气温的升高，蒸发散热所占比例逐渐增大。

知识点4：影响人体散热的因素

影响人体散热的因素有气温、气流、气湿、辐射4种，几种因素可同时存在，相互作用，产生综合作用。其中气温为主要因素，气温在15~25℃，相对湿度在55%~70%对人体最为适宜。相对湿度过高（高于80%），高温时阻碍人体蒸发散热，导致热蓄积；低温时促使人体热量向外传导，产生负辐射，使热能大量丧失；相对湿度过低（低于30%），可导致人体皮肤、黏膜干燥，诱发相关疾病。气流对人体散热有重要影响，特别在低气温状态下，随着气流速度的增加，通过对流方式可使人体热量大量散失。

知识点5：寒流与热浪对人体危害的防治对策

寒流与热浪是恶劣的自然现象，首先要制定相关灾难应急预案，重视当地气象部门的相关气象预报，并依此为据做好有关生活、工作、物资、医疗救护设备等防病抗灾准备，一旦灾情发生，即迅速、有序、高效实施救灾工作。

知识点6：台风概念

台风是发生于热带和亚热带海洋，可移动并可侵袭周围大陆地区的一种最强的热带气旋。可导致风灾、潮灾、水灾等综合性自然灾害，给人类、自然、社会造成巨大的灾难和损失。

知识点7：台风的气象特征

台风是由于水汽凝结时释放出的热能而形成和发展起来的空气大漩涡，气流围绕中心急速旋转，形似“漏斗”，直径最小100km，最大2000km，一般在600~1000km。“漏斗”中央区域称为“台风眼”，直径一般数十千米，风平浪静；“漏斗”壁称为“台风眼壁”，宽数十千米，高达10km以上，该区域积雨云厚，雷电雨交加，气流对流极强，风速极大，是台风造成灾害的主要区域。

知识点8：我国对热气旋的分类

我国对热气旋由弱向强依次分为：①热带低压：大风力在7级以下；②热带风暴：最大风力为8~9级；③强热带风暴：最大风力为10~11级；④台风：最大风力在12级或

以上。

知识点9：美国对热带气旋的分类

美国将热带气旋分为：①热带低压：最大风力在7级以下；②热带风暴：最大风力为8~11级；③飓风：最大风力在12级或以上。

知识点10：风速的分级

风速的分级采用蒲福氏风级，见表3-2所示。

表3-2 蒲福氏风级表

风级	风名	呈现情况	风速（m/s）
0	无风	垂直上	0~0.2
1	软风	烟微偏斜，但风向标不动	0.3~1.5
2	轻风	人面感觉有风，树叶有微响，风向标能转动	1.6~3.3
3	微风	树叶和微树枝摇动，旌旗展开	3.4~5.4
4	和风	小树枝摇动，吹起地面灰尘	5.5~7.9
5	清风	有叶小树枝摇动，水面起小波	8.0~10.7
6	强风	大树枝摇动，电线呼呼作响	10.8~13.8
7	疾风	全树摇动，迎风步行不便	13.9~17.1
8	大风	微树枝折断，迎风步行阻力很大	17.2~20.7
9	烈风	小建筑物可被毁坏	20.8~24.4
10	狂风	可拔起树根，毁坏建筑物	24.5~28.4
11	暴风	陆地少见，有则必有重大损毁	28.5~32.6
12	飓风	陆地极少见，破坏力极大	>32.6

知识点11：台风对人体的危害

（1）台风对人体的直接伤害：来源于其导致自然灾害的不同类型。风灾主要毁坏建筑物、各类设施或直接作用于人体，导致多种类型的机械性和理化性损伤，如软组织挤压伤、骨折、出血、脏器破裂、窒息、电击伤等。水灾、潮灾主要导致溺水、冻伤，也可同时导致机械性损伤。

（2）台风对人体的继发性伤害：①因突发且严重的人身和财产受损而引起的恐惧、压抑、焦虑等精神损害；②因躯体、精神损伤以及物质生活条件的恶劣导致机体免疫功能下降；③正常生活环境的破坏，大量病原微生物滋生引起多种传染病的流行。

知识点12：台风的救治对策

灾害可能发生的地区，人们应了解台风的有关知识，建立科学的防灾抗灾观念；工作、生活环境建设中，纳入针对台风灾害特点的物质、设计等防灾抗灾措施；台风多发季节，高度重视台风监测工作，及时、推确地提供有关气象预报；建立装备优良、反应迅速、技术先进、可靠高效的医疗急救和疾病控制体系，一旦灾情发生，立即启动医疗救护和疫情控制预案，科学有序地实施对伤病员的医疗救护和疫情防控工作。

知识点13：暴雨的概念

暴雨是指降水量很大的雨，泛指大暴雨和特大暴雨。

知识点14：我国气象对暴雨的规定

暴雨的降水量为1小时降水量≥16mm或12小时降水量≥30mm或24小时降水量≥50mm；大暴雨降水量：24小时降水量100～199.9mm；特大暴雨降水量：24小时降水量≥200mm。

知识点15：洪涝的概念

洪涝指洪水淹没一定范围土地所造成的灾难，其成因多由暴雨或江、河、湖水泛滥造成。

知识点16：导致暴雨的天气系统

短时暴雨（30分钟至1小时）是从几块发展旺盛的积雨云或巨大积雨云中降下；几小时的暴雨由包含几个积雨云尺度的小尺度天气系统产生；几小时到一天的暴雨一般由中尺度或大尺度天气系统产生。

知识点17：我国暴雨洪涝灾难的表现特点

我国暴雨洪涝灾难的表现特点有：①强度大；②分布区域明显；③暴雨天数在台湾及两广沿海地区可达十几日，自东南向西北及青藏高原逐渐减少；④暴雨的初、终期和季节性有一定规律。

知识点18：洪涝的地理分布特征

洪涝的地理分布特征为：东部多，西部少；沿海多，内陆少；平原多，高原少。

知识点 19：洪涝的种类

根据洪涝发生多少的地域分布情况，可分为 4 种类型：①多涝区：主要位于华南地区、江南北部、淮河流域、海河中下游流域地区；②次多涝区：主要在江南南部、汉水流域、山东及其附近地区、辽河流域等；③少涝区：在云贵高原、黄河中游、东北平原；④最少涝区：主要在西北大部、青藏高原、内蒙古大部及东北大、小兴安岭地区。

知识点 20：暴雨、洪涝对人体的危害

暴雨、洪涝来势凶猛，常导致大片土地被淹、房屋倒塌，设施毁损，生态环境破坏，人们无家可归、流离失所。对人体直接以及次生灾害如泥石流、塌方等造成的损害主要包括溺水、机械性损伤、电击伤、毒蛇咬伤以及饥饿等，继发危害主要有因水源污染、病原微生物滋生导致传染病的流行。

知识点 21：暴雨、洪涝的救治对策

做好应对各种人身伤害的医疗救护措施；疾病控制机构，应及时进行水源消毒、杀灭蚊蝇、消毒掩埋人畜尸体、疫情监测等工作。

二、地质性灾难

知识点 22：地震的类型

地震是地球表面的震动，可分为天然地震、人工地震、脉动等类型。

知识点 23：天然地震的类型

天然地震是导致地震灾难的主要类型，它又分为构造地震、火山地震、塌陷地震及人工诱发地震等类型，其中构造地震是由于地球构造运动的变化，造成地下岩层断裂或错动引起地震，占全球天然地震的 90% 以上。

知识点 24：震源的概念

震源是指地球内部发生结构等变化引起地震的始动区域。

知识点 25：震中的概念

震中是指震源在地面上的投影区域，用经纬度表示。

知识点 26：震源深度的概念

震源深度是指震源到地面的垂直距离。

知识点 27：震中距的概念

震中距是指地面上任何一点到震中的直线距离。

知识点 28：震级的概念

震级是指用地震仪测得的地震波振幅，表示地震释放能量大小的一种量度。

知识点 29：烈度的概念

烈度表示地震对不同地区的地面影响和破坏程度的量度。

知识点 30：地震灾难的种类

按照地震灾难形成的顺序和机制，可分为 4 种类型。

（1）原生灾难：指地震源处地层断裂、地面倾斜、升降、变形等原生现象造成的灾难，破坏力强大，出现于震中区域。

（2）直接灾难：指地震波引起地面震动造成的灾难，如建筑物的破坏、山崩、坍塌以及水震荡导致的海啸等。

（3）次生灾难：指建筑物、工程设施被破坏后引起的火灾、水灾、毒气污染等继发灾难。

（4）诱发灾难：指由地震引起的各种社会性灾难，如瘟疫、饥荒、社会秩序混乱等问题。

知识点 31：地震灾难的特点

地震灾难具有突发性、难以预知、成灾广泛、破坏严重等特点。

知识点 32：地震对人体的伤害

（1）直接伤害：发生于地震初期，主要是建筑物破坏造成的人体机械性损伤。

（2）继发伤害：主要包括水灾、海啸——淹溺，火灾——烧伤，毒物泄漏——中毒，放射物泄漏——辐射伤，山崩、滑坡——机械性损伤，恐怖景象——心理精神疾患，生活环境破坏——脱水、饥饿、瘟疫等。

知识点 33：地震灾难的医疗救护和防疫工作的组成

（1）依据当地自然环境、人口密度、建筑设施、医疗资源等综合条件建立科学、切合实际的《抗震救灾应急医疗救护预案》和《抗震救灾应急疫情监控预案》。

（2）医疗救护和疫情监控的应急预备。

（3）医疗救护和疫情监控的开展。

（4）医疗救护和疫情监控工作的善后和总结。

知识点 34：火山爆发的概念

火山爆发是地球内部灼热岩浆在强大压力的作用下，沿着地壳的薄弱地带冲出地面的地质变化现象。火山爆发时释放出的巨大能量和物理、化学物质，对自然环境和人类可造成巨大的危害。

知识点 35：火山的种类

（1）死火山：是指喷发以后完全静止的火山。

（2）休眠火山：是指处于相对静止状态、尚难预测其活动的火山。

（3）活火山：是指经常处于活动状态的火山。

知识点 36：火山爆发的地质和理化特征

火山爆发喷出的熔化物质称为岩浆或熔岩，是含硅和其他不溶气体物质的混合物；喷出的不含液体的圆形碎屑物叫火山砾；喷出的岩浆泡沫呈不规则碎屑物叫火山灰，小于 0.04mm 者为火山尘。火山爆发排出的气体有水蒸气、一氧化碳、二氧化碳、二氧化硫、氢、氢氰酸、盐酸、氢氟酸及甲烷等。

知识点 37：火山爆发对人体伤害的主要途径

火山爆发对人体的伤害主要通过熔岩流、火山碎屑流、火山灰、泥石流、火山气体、海啸等造成。

知识点 38：火山爆发的防护对策

避免火山爆发对人类的危害，最重要、最有效的对策是给生活在火山周围一定范围的居民制定、宣传专门应对火山爆发的应急预案，包括确定火山爆发的危险区域、需要疏散居民的范围、疏散道路和集中地区、地方政府发出有关预报和指令的途径、救援机构和伤员、自我防护知识、返回和重建家园的时机与条件等内容。

知识点39：火山爆发的医疗救护

对吸入火山灰发生急性呼吸衰竭的伤员，应即刻给予人工或机械通气、吸氧，糖皮质激素等药物缓解气道炎症反应。吸入一氧化碳、氢氟酸、二氧化碳、二氧化硫等混合有毒气体，可导致喉头水肿、气道炎症、低氧血症、全身中毒反应，应给予人工或机械通气、高浓度吸氧、糖皮质激素等药物缓解气道炎症反应以及保护重要服器功能、加速毒物排泄等对症处理。吸入高热气体可导致呼吸道烧伤，对局限于上呼吸道的烧伤，处理局部烧伤同时，应行气管切开术，保持气道通畅；如烧伤累及下呼吸道和肺部，气管切开后保障通气和供氧，必要时进行机械通气辅助呼吸，同时治理气道内分泌物、预防感染等并发症。对可疑被火山灰尘及气体污染的水、食物，必须经有关毒物检测、处理后方可使用。

知识点40：泥石流的概念

泥石流是由暴雨、冰雪融水、江河泄洪等激水流冲，带大量泥沙石块等固体物质的洪流，多产生于山区，是一种对生态环境、人类生活造成严重破坏的地质灾难。

知识点41：形成泥石流的必备条件

（1）山高沟深，便于集水积物的地形地貌。

（2）具有丰富的沙、石等松散固体物质。

（3）突发的暴雨、冰雪融水、江河泄洪等激流水源。

知识点42：泥石流灾害的特征

（1）随激流水源的发生和停止具有突发性和一过性。

（2）因其成分由水、黏土、沙粒、大小不等的石块等组成，各种成分的比例不同，造成灾害的破坏具有多相性和不均质性。

（3）由于泥石流的激流水源多由暴雨和冰雪融化产生，泥石流具有与暴雨、冰川消融相伴随的季节性和周期性，大多发生于每年的6~9月份。

知识点43：泥石流对人体的危害及救治对策

泥石流造成的人身伤害主要是呼吸道梗阻窒息、挤压伤、骨折等创伤。患者口腔、鼻腔及呼吸道内被含有大量泥沙的杂物阻塞，救治的首要措施是迅速清除口、鼻腔及大气道内的阻塞物，保持气道通畅；创伤患者中的开放性损伤，要注意清洗伤口，避免继发感染。

知识点44：雪崩的概念

雪崩是指寒冷地区高山坡上的大量积雪，在一定条件下滑落，冲带沿途冰雪、岩石形成逐渐增大的雪崩体向下崩塌的自然现象，可掩埋破坏山下环境设施，危害一定范围内人类的生命安全。

知识点45：雪崩的形成条件

（1）雪层的性质：主要与雪层的厚度和重量、雪晶间的黏着力、雪层间的附着力、雪层与地面间的附着力相关。

（2）山坡状况：山坡坡度在25°~60°易发生雪崩，其中在30°~45°之间易发生大雪崩；光滑、突起、向阳的山坡易发生雪崩，起伏不平、洼陷、阴面山坡相对稳定，不易发生雪崩。

（3）雪崩的激发因素：雪层的负载过重、雪层受到垂直方向的剪切力、多种因素产生的震动、气温的变冷或变热，都可激发雪崩的发生。

知识点46：雪崩的分类

（1）按性质分为松雪雪崩和雪板雪崩。

（2）按滑动面位置分为层内雪崩和全层雪崩。

（3）按含水量分为干雪崩和湿雪崩。

（4）按运动特点分为腾空雪崩和地面雪崩。

（5）按其径路切面分为未受限制的坡面雪崩和集中于沟槽下泻的沟槽雪崩。

知识点47：雪崩的救治对策

对心跳、呼吸停止的遇难者，应立即进行心肺复苏、气管插管、吸氧、保暖、伤肢包扎、固定等现场急救。雪崩伤病员的转运主要依靠直升机救援。

知识点48：海啸的概念

海啸是指海底地震或火山爆发引起的海水振动，形成较长波长（几百千米）和周期（几十分钟至几小时）的巨大波浪，对环境和人类造成极大危害的地质灾难。

知识点49：海啸的形成条件和征兆

海啸形成的先决条件是地震或火山爆发产生的海底地壳运动。强烈的地震，海面的显著下降或巨大的波浪是海啸的先兆。

知识点50：海啸对人体的危害和救治对策

海啸造成人身伤害最多的是海水溺水，还有海啸破坏建筑物导致的挤压伤和多种创伤。预防海啸对人的伤害，主要对策是根据海啸预报或海啸有关征兆，及早撤离到离海岸较远和地势较高的安全地区。

三、生物性灾难

知识点 51：烈性传染病灾难的概念

烈性传染病灾难是指鼠疫、霍乱、SARS 等烈性传染病病原体由于自然或人为原因，在较短时期内大范围传播流行，导致人群大量患病和死亡的灾难。

知识点 52：传染病流行的原因

（1）自然因素：主要因病原体污染水源、餐具经消化道传播，污染空气经呼吸道传播，蚊虫动物叮咬经血液传播等方式大面积播散。

（2）人为因素：主要指战争或恐怖事件中人为释放病原体，直接或间接在大范围人群中播散。

知识点 53：自然灾难引起的传染病灾难的特点

自然因素引起的传染病灾难常发生于自然灾难如水灾、地震、饥荒等之后，由于正常的自然环境被破坏，生活环境恶劣，人群抵抗力下降，病原微生物大量滋生，预防、医疗设施、药物短缺，消化道、呼吸道以及蚊虫传播的传染病极易暴发流行，有传播快、流行范围广、病死率高等特点。

知识点 54：自然灾难引起的传染病灾难的防治对策

自然灾难引起的传染病防治对策主要包括疫情的监测和及时报告，对灾区饮用水和生活环境彻底消毒灭菌，高危人群尽早注射或服用相关药品，患者群的早期、有效隔离和治疗，及时处理人和动物尸体，消灭蚊虫等病原传播媒体、切断传播途径，改善生活条件，做好传染病防治知识的普及宣传工作，保护易感人群等。

知识点 55：人为因素引起的传染病灾难的特点

战争或恐怖事件人为直接使用生物战剂或释放带有致病病原体的蚊虫、小动物，可引起特定病种传染病流行，导致一定范围人群致残或死亡。病死率>10%的生物战剂称为致死性战剂，病死率<10%的生物战剂称为失能性战剂。病原体包括细菌、病毒、真菌、衣原体、立克次体等，可通过呼吸道、消化道、皮肤黏膜或伤口侵入人体，有潜伏期短、发病迅速、病情重、病死率高等特点。

知识点56：人为因素引起的传染病灾难的防治对策

人为因素引起的传染病防治对策主要包括对生物战剂的监测和灾情的及时报告，对病原体污染环境的消杀处置和封锁，撤出污染区人群，消灭蚊虫等病原传播媒体、切断传播途径，高危人群针对不同生物战剂佩戴相应防护器械、注射或服用相关药品，患病人群早期隔离、治疗，及时处置人和动物尸体等。

第三节 人为灾害

一、道路交通事故

知识点1：道路交通事故的概念

道路交通事故是指在陆地道路交通系统中，由多种过失原因引起的交通协调关系破坏，造成直接损害后果的事件。

知识点2：道路交通事故的常见原因

（1）驾驶员因素：占70%～80%，包括技术不佳、无证驾驶、判断失误、疲劳驾车、酒后驾车、超速、超载行驶、注意力不集中、占道行驶、争道抢行及驾驶员心理和生理方面的原因等。

（2）行人因素：占20%～30%。

（3）车辆本身的安全性能、道路不良状况也是导致道路交通事故的重要因素。

知识点3：道路交通事故的伤情特征

道路交通事故致死、致伤者包括行人、驾驶员、乘客等，不同类型的人员受伤特征有所差异。行人损伤部位以头部、下肢较多，其次为上肢、骨盆、胸、腹、颈部、脊柱。驾、乘人员损伤部位仍以头部、胸、腹部及其联合多发伤为多，轴向损伤中驾驶员颈部、胸部、骨盆、四肢多见，乘客面部、颈部、骨盆、四肢多见。系安全带者安全带本身可造成脊柱、锁骨、肋骨、胸骨骨折和胸、腹腔脏器损伤。各类人员致死性损伤主要为颅脑损伤，胸、腹腔脏器破裂、出血，多发伤，复合伤，严重的挤压综合征等。

知识点4：道路交通事故的医疗救护

发生群死群伤道路交通事故时，现场情况紧急、复杂，医疗救护工作应从以下几方面迅速展开。

（1）根据呼救信息初步判断伤员数量和伤情，调派相应急救人员、急救车和急救器材尽快到达事故现场。

（2）和交通警察等有关人员配合，科学布置急救人员、车辆，迅速、有序实施伤员的抢伤分类、现场抢救、搬运、监护后送等工作。

（3）根据现场情况变化，现场指挥及时向调度指挥中心反馈情况，请示急救资源的合理调配和整体救护方案适时调整。

（4）遵照调度指挥中心指令，有序撤回出诊人员、车辆，清理器材等物品，完成有关病案等资料的书写、登记、统计、总结工作。

（5）遵守各种损伤的急救原则和具体措施。

二、火灾

知识点5：火灾的概念

火灾指人为或自然因素失火，导致人员伤亡和财产损失的灾难，是最常见的灾难之一。有森林火灾、工厂火灾、油库火灾、烟花爆竹引起的火灾、民用建筑物火灾、地铁火灾、铁路火灾、核电站火灾等。

知识点6：火灾的常见原因

（1）日常生活用火不慎。

（2）各种电器使用或管理不当，雷电击所致等。

（3）燃放烟花爆竹或生产烟花爆竹过程违章操作等。

（4）燃油和易燃气体生产、使用中违章操作或管理不善。

（5）汽车、轮船、飞机等发生交通事故引发。

（6）地震等灾害继发引起。

（7）森林火灾。

（8）人为纵火。

知识点7：火灾的发生、发展过程

燃烧的基本条件是燃料、氧和温度。各种物质都有其自燃点，当温度达到其自燃点时即可发生燃烧。燃烧的开始阶段温度相对较低、火势发展较慢；温度达到500℃时，燃烧加快，室内可发生轰燃，所有可燃物都会燃烧，温度可达700℃甚至更高；随着可燃物燃尽，氧气被消耗，火势逐渐减弱。室外如氧气充分，燃烧发展阶段不明显。

知识点8：影响火灾程度的相关因素

（1）可燃物的数量。

（2）空气流量。

（3）蒸发潜热，即可燃物蒸发气体热量。

（4）气象条件，如气温、湿度、风力、风向等。

（5）有无爆炸。

（6）火势蔓延扩散情况。

知识点9：火灾初起的灭火措施

（1）冷却：即用水浇灭火苗或浇湿周围物体、降低温度。

（2）窒息：即用湿棉被、盖板、沙土、灭火泡沫等覆盖燃烧区，隔绝空气以熄火。

（3）扑打：即用衣物、树枝、扫帚等对固体、草木等燃烧物火苗直接扑打灭火；对油料等易流动和易漂浮燃烧物不能用扑打法灭火。

（4）阻断可燃物：即将燃烧物分隔、移走或阻断其来源。

（5）阻止火势蔓延：即封闭燃烧区门窗，减少空气流通，淋湿周围物体等办法以控制火势。

（6）切断电源：电器引发的火灾或火焰威胁电线时，应立刻切断电源。

（7）防止爆炸：对有爆炸危险的物品，要迅速冷却降温、减压或移开现场。

知识点10：已处火灾环境的自救措施

保持镇静，除去染火衣物或扑灭身体染火；用湿毛巾或织物捂住口鼻，低姿势体位撤离现场或在靠近透空气的门窗处等待救援等。

知识点11：火灾对人体的伤害

火灾对人体的伤害有：①燃烧产生的一氧化碳、二氧化碳、甲烷等有毒气体中毒；②呼吸道和体表烧伤；③逃离火灾现场过程中发生的其他外伤。

知识点12：火灾造成伤员的现场急救和转送措施

（1）迅速脱离火源，扑灭身体染火，切忌呼喊，避免吸入火焰烧伤呼吸道。

（2）有条件时用清洁冷水冲洗烧伤部位，迅速降温，减轻烧伤深度，同时清洁创面和止痛。

（3）清除呼吸道内异物，保持呼吸道通畅。

（4）烧伤创面用清洁纱布或布单包裹保护，不做其他处理。

（5）合并外伤者酌情予以包扎、止血、固定等处理。

（6）给予吸氧，呼吸困难者酌情进行气管插管或切开进行辅助机械通气；建立静脉通道补液。

（7）上述处理后迅速、平稳转送医院。

三、空难

知识点13：空难的概念及特征

空难是指飞机在空运过程中发生事故，造成乘机人员人身伤亡的灾难。空难具有难以预测的突发性、爆炸性、伤员群体性、伤情重且死亡率高等特征。

知识点14：空难的伤情特征

（1）空难引起的人体伤害：主要由于减速度、机舱内起火、碰撞、被飞来物击中、窒息所致。致伤类型主要以头颅、躯干、四肢以及内脏创伤，多发伤、复合伤多见。

（2）烧伤。

（3）一氧化氮、二氧化氮、三氧化氮吸入性灼伤，甚至窒息。

知识点15：空难的现场医疗救援

根据空难的特点，空难的现场医疗救援要建立一所四区。“一所”即现场医疗救护指挥所，设在飞机残骸附近，运用有线、无线通讯设备指挥现场医疗救援活动以及和伤员后送医院、上级有关部门、其他相关部门的联系、协调。四区包括集中区：设在指挥所附近，通过该区医护人员接收其他救援人员从第一现场救出的伤员并迅速转移到分类区，死亡者直接搬到指定地点由有关部门处理；分类区：紧邻集中区，设在离飞机残骸90米的上风处，按照国际通用的红（危重）、黄（重）、绿（轻）、黑（死亡）伤情标志对伤员进行检伤分类，然后分别就近转移到救护区或后送区；救护区：毗邻分类区，对危重伤员和重伤员进行现场急救处理后监护搬上送区救护车迅速转送；后送区：毗邻分类区和救护区，停放各类救护车转送伤员。

四、矿难

知识点16：矿难的概念

矿难是指矿产开采过程中发生各种事故，导致群体人员伤亡的灾难。在我国矿难多以煤矿事故导致为主。常见类型有瓦斯爆炸、冒顶塌方、透水事故等。

知识点17：瓦斯的概念

瓦斯是井下采矿过程中产生的各种有害气体的总称，主要成分是甲烷（CH_4），还有一氧化碳（CO）、硫化氢（H_2S）、二氧化氮（NO_2）等。

知识点18：瓦斯的成因

矿井下采煤过程中，由于煤的完整性被破坏，透气性增加，甲烷（CH_4）从煤体中释放出来，需要通风设施排出矿井。当通风不良，矿井中的甲烷（CH_4）浓度达到5%～14%时，在有氧情况下，遇火花就可发生爆炸。

知识点19：瓦斯爆炸造成的危害

（1）高温：爆炸瞬间温度可达1650～1850℃，对人身和设施造成严重伤害和破坏。

（2）高压：爆炸后空气压力平均为爆炸前的9倍，冲击波可直接伤害人体、破坏井道和设备并间接伤害人体。

（3）产生大量CO毒气，导致人员中毒。

瓦斯爆炸时，处于爆炸源附近者，主要被高温和高压冲击波所伤；远离爆炸源者，主要因CO为主的有毒气体中毒和缺氧窒息所害。

知识点20：瓦斯爆炸的现场医疗救援措施

（1）扑灭矿井火源，建立有效通风，排出有毒气体。

（2）对矿井毒气等指标严密监控，佩戴防毒等安全防护器材，将伤病员搬出矿井。

（3）在地面空气新鲜处，根据不同伤情迅速给予伤员现场急救处理，监护转送医院。

知识点21：冒顶塌方的概念

冒顶塌方是指采矿过程中，矿井岩石稳定性差或安全支护措施不当等原因，致使矿井顶部垮落下塌造成的灾难性人身伤害事故。

知识点22：冒顶塌方的成因和危害

冒顶塌方的成因包括：①采矿方法不合理和顶板管理不当；②支护不当；③安全检查不周；④处理浮石操作不当；⑤地质条件不好；⑥矿区地压不平衡。对人身伤害主要有各类外伤和填埋窒息。

知识点23：冒顶塌方的现场医疗救援的措施

（1）对矿井安全严密监控并采取有效支护措施后，佩戴安全防护器材将伤员搬出矿井，搬运过程应避免继发损伤。

（2）在地面空气新鲜处，根据不同伤情迅速给予伤员现场急救处理，监护转送医院。

知识点 24：矿井水灾的概念

矿井水灾是指采矿过程中，因自然或人为原因，使地面水和地下水大量涌入矿井，造成井下群体人员伤亡的灾难。

知识点 25：矿井水灾的成因

导致矿井水灾须具备两个基本条件，即存在灾难性水源和造成涌水的通道，在此条件下，有以下促发成因：①对开采环境的水文地质情况不明，盲目开采；②开采工作中防、排水设施不完善；③麻痹大意，安全措施不健全；④违章指挥施工，违章操作；⑤工作人员缺乏相关专业知识。

知识点 26：矿井水灾的分类及危害

我国矿山水灾按其水源来源分为 3 类，地面洪水、含水层水和井下老窖水（包括旧井巷积水）。前两种水灾主要导致人身淹溺、窒息性伤害；后者除前类伤害外，因含有大量硫化氢（H_2S）、二氧化氮（NO_2）、二氧化硫（SO_2）、甲烷（CH_4），二氧化碳（CO_2）等有毒气体，可引起毒气中毒；被积水围困在封闭井巷中的人员遭受缺氧、饥饿的损害；还存在透水冲击以及继发塌方导致的各类创伤威胁。水灾的程度取决于水量的大小、水压的高低、井巷的布局等因素。

知识点 27：矿井水灾的现场医疗救援的措施

（1）发生透水时井下人员应及时报告地面管理部门，有组织地按照规定逃避路线迅速撤离矿井，来不及撤离者应在独头山或位置较高的井巷躲避。

（2）根据矿井的具体情况，迅速封堵水源和疏引、抽出矿井积水。

（3）救护人员佩戴安全防护器材将伤员搬出矿井，搬运过程应避免继发损伤。

（4）在地面空气新鲜处，根据不同伤情迅速给予伤员现场急救处理，监护转送医院。

五、毒气泄漏灾难

知识点 28：毒气泄漏灾难的概念

毒气泄漏灾难是指某种或几种有毒气体泄漏于环境中，导致群体性人身中毒伤害的灾难性事件。

知识点 29：常见毒气的种类

常见毒气主要有氯气、氨气、光气、硫化氢、沼气、二氧化硫、一氧化碳、二氧化碳、氰化氢、氯化氢、氟化氢、氮氧化合物等。

知识点30：影响毒气危害作用的因素

（1）毒气作用的时间受气温、湿度、风力等自然条件的影响。温度越高、风速越大、空气中水分越多，空气流通越快，毒害时间越短；反之则越长。

（2）毒气的效力与其在空气中浓度及作用时间成正比，与雨、雪程度成反比。如空气流动快，毒气在空气中的浓度易迅速减低，雨、雪均可减低其毒性。

（3）毒气的危害还受地形和地理环境的影响，如山区、森林等都可阻碍毒气的扩散。

知识点31：毒气泄漏灾难的医疗急救原则

（1）迅速撤离毒气污染区，应选择毒气源上风位置或有遮挡屏障以外地区，切忌大声呼喊和乱跑。

（2）现场人员应急用多层湿毛巾、纱布等掩捂口鼻，减少毒气吸入穿戴长袖衣服和手套、眼镜减少皮肤接触面积；急救人员应戴防毒面具、穿防化服方可进入染毒现场。

（3）撤出现场人员应迅速脱去染毒衣物，人体、衣物在专门场所分别进行洗涤消毒。

（4）洗涤消毒后的中毒人员给予吸氧、监护转送医院，根据不同中毒类别进行相应的进一步救治。

六、核辐射灾难

知识点32：核辐射灾难的概念

核辐射灾难是指放射性核素人为或意外向环境释放，造成自然环境和群体人身伤害的灾难性事件。主要见于核武器袭击、核试验事故、放射源管理失控等情况。

知识点33：核辐射灾难事故的类型

核辐射灾难事故包括战时核武器袭击、核武器意外和试验事故、大型核设施事故、放射源丢失事故和辐射装置事故。

知识点34：核爆炸产生的杀伤因素

（1）瞬时杀伤因素：光辐射、冲击波、早期核辐射。

（2）延迟杀伤因素：放射性沾染。

知识点35：瞬时杀伤因素对人体的损伤

光辐射作用于人体皮肤可造成直接烧伤；冲击波动压和超压直接作用于人体可造成直接冲击伤；动压直接撞击人体或将人体抛掷撞击到硬物可造成骨折等创伤；超压的挤压作用可导致人体内脏破裂、出血等损伤。早期核辐射可导致人体不同程度的急性放射病，临床分为骨髓型、肠型和脑型，骨髓型表现为骨髓造血功能障碍、出血等；肠型表现为呕吐、腹泻等；脑型表现为共济失调、肢体震颤、抽搐等。

知识点36：早期落下灰导致的延迟杀伤作用于人体，造成相应损害的途径

（1）γ射线全身外照射，对人体损害和早期核辐射引起的放射病相似。

（2）皮肤沾染后受到的β粒子照射，造成皮肤β照射烧伤，有一定潜伏期，可损伤皮肤全层组织，暴露部位多见，表现有脱毛、红斑水疱、溃疡、坏死等。

（3）食入污染食物、饮水及吸入污染空气引起的体内照射，造成迟发甲状腺等损害。

知识点37：核爆炸对人杀伤效应的特点

突然瞬间大量伤亡；杀伤破坏地域大；伤类、伤情复杂。

知识点38：核武器化学爆炸损伤

核武器化学爆炸引起的放射性危害来自3种核原料——钚（Pu）、铀（U）、氚（^{3}H）。其中钚危害最大，主要通过吸入或食入后在体内放射；铀食入后会引起类似重金属化学毒性；氚在雨、雪、水或封闭空间经皮肤吸收入人体造成危害。

知识点39：大型核设施事故损伤

主要累及核设施工作人员及事故应急救援人员，设施区域外公众也会受一定影响。损伤类型包括烧伤、急性放射病为主的各种核武器损伤。

知识点40：丢失的放射源对人体辐射的方式

丢失的放射源对人体辐射有3种方式：全身或局部外照射、体表照射、体内照射，前两种较多见。

知识点41：放射源丢失事故所致的核辐射损伤的特点

（1）由于放射源放置在受害者衣服或周围环境位置不同，全身照射剂量分布不均匀。

（2）随放射源丢失被发现的时间迟早不同，对人体照射持续时间长短不一；持续照射所致的损伤效应，小于同一剂量一次照射所致的损伤效应。

（3）由于放射源位置不同，对全身照射剂量分布不均匀，离放射源最近局部病变可能成为全身病变中最突出的表现。

（4）体内摄入一定剂量放射源需尽快采取医疗措施，缩短核素半衰期，可减小对人体的损害。

知识点42：辐射装置事故所致的损伤

误入大型辐照室接受过量核素照射多为一次性照射，全身受照剂量分布不均匀，多为辐射烧伤和急性放射病。医源性意外照射因照射剂量大大超过治疗量，导致照射局部放射损伤；如组织水肿、溃疡、坏死、纤维化以及功能障碍等表现。

知识点43：核辐射灾难对人群的心理损害

各种类型的核辐射，依其不同特点，都会对受害人以及周围人群造成恐惧、绝望、压抑、不满等多种不同的心理伤害。

知识点44：核武器袭击时的防护措施

（1）对瞬间杀伤因素和早期落下灰的防护：核爆炸时不要直视强烈的闪光，应迅速隐蔽到有一定厚度的遮挡物后面，以减少光辐射、早期核辐射和冲击波的损伤。光辐射、早期核辐射的时间在爆炸后数秒至数十秒，冲击波损伤发生在稍后数秒至数十秒。使早期核辐射强度减弱一半所需的物体厚度称为半减弱层。钢铁为3.5cm，砖和土为10～15cm，水为30cm。见到爆炸闪光后，选择背面坡或有一定厚度的遮挡物后面，迅速脚朝爆心方位卧倒，可减小冲击波损伤。

（2）早期落下灰在爆炸后数分钟开始落到地面。在此期间，应佩戴口罩，穿戴衣帽并扎紧袖口和裤口，关好门窗，遮盖好水、食物等防止被污染。

知识点45：大型核设施事故时的防护

首先应采取有效措施控制事故源。救援人员必须穿戴防护服，预防性服用可减轻放射损伤的药物，并监测接受核辐射剂量，必要时更换人员。隐蔽、撤离被污染区人员，封锁和处理污染区。被污染区人员服用碘片，每日服0.1g，总量1.0g，可使甲状腺被稳定碘饱和，阻止放射性碘沉积。

知识点46：对核武器伤员的医疗救治的分级

对核武器伤员的医疗救治分为杀伤区抢救、早期救治和后续治疗三级。

知识点47：紧急医疗救护对杀伤区一级治疗的方法

（1）紧急医疗救援人员服用碘化钾和抗放射病预防药，穿戴防护服和急救器材，在统一指挥下配合其他抢险救援人员进入杀伤区实施医疗救援。

（2）有序地进行检伤分类。

（3）采取先重后轻、先里后外的原则，对烧伤、冲击伤、急性放射病等不同类型伤员采取现场急救处理。

（4）在避开核沾染区，选择地形隐蔽、靠近水源、送方便的地方，配合有关医疗机构，设立早期救治机构，包括洗消、抢救、手术、医疗保障、生活保障等分组，对伤员进行早期医疗处置。

（5）适时监护、送伤员到后方医院。

第四节　急性放射性损伤急救

知识点1：急性放射性损伤的概念

急性放射性损伤又称急性放射病，是由于核放射物泄漏、核爆炸时电离辐射作用造成人体组织和功能的损伤。

知识点2：急性放射性损伤的特点

急性放射性损伤根据受照射剂量（指均匀全身照射剂量）、临床特点和受损器官病变的不同分为骨髓型、肠型、脑型3型。典型病程呈阶段性发展，可分为初期、假愈期、极期和恢复期。

（1）骨髓型：以骨髓造血组织损伤为基本病变，以白细胞数减少、感染、出血等为主要临床表现。可有典型阶段性的病程。

（2）肠型：以胃肠道损伤为基本病变，以频繁呕吐、严重腹泻以及水电解质代谢紊乱为主要临床表现，造血系统损伤较骨髓型急性放射病更为严重。发病急、病程短、病情重。

（3）脑型：以脑组织损伤为基本病变，以意识障碍、定向力丧失、共济失调、肌张力增强、抽搐、震颤等中枢神经系统症状为特殊临床表现。照射剂量在5000Gy以上。脑型急性放射病发生于罕见的特大核事故及核战争条件下瞬时受到特大剂量核辐射的人员。病情发展快，病程短。

（4）其他：照射剂量在2000~5000Gy，以心血管损伤为基本病变，以急性循环衰竭症状为主要表现时，亦称为心血管型或毒血症型急性放射病，多死于心源性休克。大剂量电离辐射照射后，受照皮肤可发生急性皮肤放射性损伤。

知识点3：急性放射性损伤的生命指征评估

（1）评估放射损伤的途径。

（2）根据骨髓造血、胃肠道、神经功能损伤表现以及受照射剂量，评估临床分型、病情严重程度。

（3）及时评估治疗效果。

知识点4：急性放射性损伤的诊断与鉴别诊断

对接受放射治疗或在事故中受射线照射后出现症状者，即应怀疑有放射性损伤。遵照国家《外照射急性放射病诊断标准》（GBZ 104—2002）的诊断原则，必须依据受照史、现场受照个人剂量调查及放射剂量的结果（个人剂量档案）、临床表现和实验室检查所见，并结合健康档案加以综合分析，确定是否为急性放射性损伤，估算或测定放射剂量，正确判断伤情的严重程度。

确定病情分型和分度是合理实施救治的前提。估算受照放射剂量和受照后临床表现特点是临床上确定病情分型和分度的主要依据。受照剂量的确定主要依据物理方法和生物学方法测定和估算的结果。其中，除初期症状、外周血象（白细胞总数和淋巴细胞绝对值）外，淋巴细胞染色体畸变率、淋巴细胞微核率分析是目前常用的估算指标。需请相关的专业人员协助估算放射剂量。

知识点5：骨髓型急性放射病的治疗

对轻度患者可采取对症处理，加强营养、休息、严密观察。骨髓型中、重度和极重度急性放射病是急性放射病的主要治疗对象，应采取严格的防感染隔离措施，并入住层流洁净病房。

中度和重度患者，以保护和促进造血功能恢复、预防感染和出血为主，应针对不同阶段临床特点，予以综合治疗，包括镇静、止吐，静脉输液，纠正水、电解质紊乱，应用肾上腺糖皮质激素、维生素、细胞保护剂氨磷汀、细胞因子（G-CSF、GM-CSF）、抗生素等，如需输注血小板或红细胞，理想的血液用品应先去除白细胞和经过 γ 线 1500 ~ 2500Gy 照射。

对极重度患者，应加强防治感染、出血，注意防治真菌和病毒感染，及早使用细胞因子，积极缓解胃肠和神经系统症状。一般对受照剂量为 900Gy 以上的患者，应考虑同种造血干细胞移植。

受照剂量在 1000 ~ 5000Gy 时，为超致死辐射剂量。经积极的支持治疗幸免于死亡者，可主要表现为骨髓型放射病的造血障碍症状。

知识点6：肠型急性放射病的治疗

对轻度患者须无菌隔离，积极纠正水、电解质、酸碱失衡，改善微循环障碍，调节自主神经系统功能，抗感染，减少出血，及时实施造血干细胞移植。对重度患者给予对症治疗以减轻患者痛苦，延长生命。

知识点7：脑型急性放射病

以综合对症治疗为主。可积极采用镇静剂控制惊厥，快速给予脱水剂保护大脑，抗休克，使用肾上腺糖皮质激素等。

第五节 突发公共卫生事件

知识点1：突发公共卫生事件的概念

突发公共卫生事件是指突然发生，造成或可能造成社会公众健康严重损害的重大传染病疫情、群体性不明原因疾病、重大食物和职业中毒以及其他严重影响公众健康的事件。

一、特征及分类

知识点2：突发公共卫生事件的特征

突发公共卫生事件的特征：①突发性；②公共属性；③危害的严重性；④处理的综合性和系统性。

知识点3：突发公共卫生事件对公众健康的影响表现

（1）直接危害：一般为事件直接导致的即时性损害。

（2）间接危害：一般为事件的继发性损害或危害。

知识点4：突发公共卫生事件的分类

（1）按事件的表现形式分类：①在一定时间、一定范围、一定人群中，当病例数累计达到规定预警值时所形成的事件。②在一定时间、一定范围，当环境危害因素达到规定预警值时形成的事件，病例为事后发生，也可能无病例。

（2）按事件的成因和性质分类

①重大传染病疫情：指传染病在集中的时间、地点发生，导致大量的传染病患者出现，其发病率远远超过平常的发病水平。

②群体性不明原因的疾病：指在一定时间内，某个相对集中的区域内同时或相继出现多个有共同临床表现的患者，又暂时不能明确诊断的疾病。

③重大食物和职业中毒：指由于食物和职业的原因而发生的人数众多或伤亡较重的中毒事件。

④新发传染性疾病：狭义是指全球首次发现的传染病。广义是指一个国家或地区新发

生的、新变异的或新传入的传染病。

⑤群体性预防接种反应和群体性药物反应：指在实施疾病预防控制时，出现疫苗接种人群或预防性服药人群的异常反应。

⑥重大环境污染事故：指在化学品的生产、运输、储存、使用和废弃处置过程中，由于各种原因引起化学品从其包装容器、运送管道、生产和使用环节中泄漏，造成空气、水源和土壤等周围环境的污染，严重危害或影响公众健康的事件。

⑦核事故和放射事故：指由于放射性物质或其他放射源造成或可能造成严重影响公众健康或严重损害的突发事件。

⑧生物、化学、核辐射恐怖事件：指恐怖组织或恐怖分子为了达到其政治、经济、宗教、民族等目的，通过实际使用或威胁使用放射性物质、化学毒剂或生物战剂，或通过袭击或威胁袭击化工（核）设施（包括化工厂、核设施、化学品仓库、实验室、运输槽车等）引起有毒有害物质或致病性生物释放，导致人员伤亡，或造成公众心理恐慌，从而破坏国家和谐安定，妨碍经济发展的事件。

⑨自然灾害：指自然力引起的设施破坏、经济严重损失、人员伤亡、人的健康状况及社会卫生服务条件恶化超过了所发生地区的所能承受能力的状况。主要有水灾、旱灾、地震、火灾等。

⑩其他严重影响公众健康的事件：指针对不特定的社会群体，造成或可能造成社会公众健康严重损害，影响正常社会秩序的重大事件。

二、突发公共卫生事件分级

知识点5：突发公共卫生事件的分级

根据突发公共卫生事件的性质、危害程度、涉及范围，可划分为特别重大（Ⅰ级）、重大（Ⅱ级）、较大（Ⅲ级）和一般（Ⅳ级）4级，依次用红色、橙色、黄色、蓝色进行预警标识。

知识点6：特别重大突发公共卫生事件（Ⅰ级）的内容

（1）肺鼠疫、肺炭疽在大、中城市发生并有扩散趋势，或肺鼠疫、肺炭疽疫情波及两个以上省份，并有进一步扩散趋势。

（2）发生传染性非典型肺炎、人感染高致病性禽流感病例，并有扩散趋势。

（3）涉及多个省份的群体性不明原因疾病，并有扩散趋势。

（4）发生新传染病或我国尚未发现的传染病发生或传人，并有扩散趋势，或发现我国已消灭的传染病重新流行。

（5）发生烈性病菌株、毒株、致病因子等丢失事件。

（6）周边以及与我国通航的国家和地区发生特大传染病疫情、并出现输入性病例，严重危及我国公共卫生安全的事件。

（7）国务院卫生行政部门认定的其他特别重大突发公共卫生事件。

知识点7：重大突发公共卫生事件（Ⅱ级）的内容

（1）在一个县（市）行政区域内，一个平均潜伏期内（6天）发生5例以上肺鼠疫、肺炭疽病例，或者相关联的疫情波及2个以上县（市）。

（2）发生传染性非典型肺炎、人感染高致病性禽流感疑似病例。

（3）腺鼠疫发生流行，在一个市（地）行政区域内，一个平均潜伏期内多点连续发病20例以上，或流行范围波及2个以上市（地）。

（4）霍乱在一个市（地）行政区域内流行，1周内发病30例以上，或波及2个以上市（地），有扩散趋势。

（5）乙类、丙类传染病波及2个以上县（市），1周内发病水平超过前5年同期平均发病水平2倍以上。

（6）我国尚未发现的传染病发生或传入，尚未造成扩散。

（7）发生群体性不明原因疾病，扩散到县（市）以外的地区。

（8）发生重大医源性感染事件。

（9）预防接种或群体预防性服药出现人员死亡。

（10）一次食物中毒人数超过100人并出现死亡病例，或出现10例以上死亡病例。

（11）一次性发生急性职业中毒50人以上，或死亡5人以上。

（12）境内外隐匿运输、邮寄烈性生物病原体、生物毒素造成我国境内人员感染或死亡的。

（13）省级以上人民政府卫生行政部门认定的其他重大突发公共卫生事件。

知识点8：较大突发公共卫生事件（Ⅲ级）的内容

（1）发生肺鼠疫、肺炭疽病例，一个平均潜伏期内病例数未超过5例，流行范围在一个县（市）行政区域内。

（2）腺鼠疫发生流行，在一个县（市）行政区域内，一个平均潜伏期内连续发病10例以上，或波及2个以上县（市）。

（3）霍乱在一个县（市）行政区域内1周内发病10~29例。或波及2个以上县（市），或市（地）级以上城市的市区首次发生。

（4）一周内在一个县（市）行政区域内，乙、丙类传染病发病水平超过前5年同期平均发病水平2倍以上。

（5）一个县（市）行政区域内发现群体性不明原因疾病。

（6）一次性食物中毒100人，或出现死亡病例。

（7）预防接种或群体预防性服药出现群体心因性反应或不良反应。

（8）一次发生急性职业中毒10~49人，或死亡4人以下。

（9）市（地）级以上人民政府卫生行政部门认定的其他较大突发公共卫生事件。

知识点 9：一般突发公共卫生事件（Ⅳ级）的内容

（1）肺鼠疫在一个县（市）行政区域内发生，一个平均潜伏期内病例数未超过 10 例。

（2）霍乱在一个县（市）行政区域内，1 周内发病 9 例以下。

（3）一次食物中毒人数 30~99 人，未出现死亡病例。

（4）一次性发生急性职业中毒 9 人以下，未出现死亡病例。

（5）县级以上人民政府卫生行政部门认定的其他一般突发公共卫生事件。

三、突发公共卫生事件处理原则

知识点 10：突发公共卫生事件的处理原则

（1）预防为主，常备不懈。

（2）统一领导，分级负责。

（3）反应及时，措施果断。

（4）依靠科学，加强合作。

四、突发公共卫生事件的监测、预警与报告

知识点 11：突发公共卫生事件监测的概念

突发公共卫生事件监测是指持续地、系统地收集、汇总、分析和解释资料，并将结果反馈给需要的人，进而指导公共卫生实践活动。

知识点 12：突发公共卫生事件的预警

预防和控制突发公共卫生事件的关键是及时发现突发事件发生的先兆，迅速采取相应措施，将突发事件控制在萌芽状态。建立突发公共卫生事件的预警机制就是以监测为基础，以数据库为条件，采取综合评估手段，建立信息交换和发布机制，及时发现事件的苗头，发布预警，快速做出反应，达到控制事件蔓延的目的。

知识点 13：突发公共卫生事件的报告

突发公共卫生事件信息报告，是保障突发公共卫生事件监测系统有效运行的主要手段，也是各级政府和卫生行政部门及时掌握突发公共卫生事件信息、提高处置速度和效能的保证。

知识点 14：突发公共卫生事件的责任报告单位和责任报告人

（1）责任报告单位：县级以上各级人民政府卫生行政部门指定的突发公共卫生事件监测机构；各级、各类医疗卫生机构；卫生行政部门；县级以上地方人民政府；其他有关单位，主要包括发生突发公共卫生事件的单位、与群众健康和卫生保健工作密切相关的机构，如检验、检疫机构、食品、药品监督管理机构、环境保护、监测机构、教育机构等。

（2）责任报告人：执行职务的各级、各类医疗卫生机构的工作人员、个体开业医生。

知识点 15：突发公共卫生事件的报告时限和程序

突发公共卫生事件监测机构、医疗卫生机构及有关单位发现突发公共卫生事件，应在 2 小时内向所在地区县（区）级人民政府的卫生行政部门报告。卫生行政部门在接到突发公共卫生事件报告后，应在 2 小时内向同级人民政府报告；同时，向上级人民政府卫生行政部门报告，并应立即组织进行现场调查，确认事件的性质，及时采取措施，随时报告事件的进展态势。

各级人民政府应在接到事件报告后的 2 小时内向上一级人民政府报告。对可能造成重大社会影响的突发公共卫生事件，省级以下地方人民政府卫生行政部门可直接上报国务院卫生行政部门。省级人民政府在接到报告的 1 小时内，应向国务院卫生行政部门报告。国务院卫生行政部门接到报告后应当立即向国务院报告。发生突发公共卫生事件的省、地、市、县级卫生行政部门，应视事件性质、波及范围等情况，及时与邻近省、地、市、县之间互通信息。

知识点 16：突发公共卫生事件的报告内容

突发公共卫生事件报告分为首次报告、进程报告和结案报告。应根据事件的严重程度、事态发展、控制情况，及时报告事件的进程，内容包括事件基本信息和事件分类信息两部分。不同类别的突发公共卫生事件应分别填写基本信息报表和相应类别的事件分类信息报表。

首次报告尚未调查确认的突发公共卫生事件或可能存在隐患的事件相关信息，应说明信息来源、波及范围、事件性质的初步判定及拟采取的措施。经调查确认的突发公共卫生事件报告应包括事件性质、波及范围（分布）、危害程度、势态评估、控制措施等内容。

知识点 17：突发公共卫生事件的网络直报

各级、各类医疗卫生机构可通过《中国突发公共卫生事件信息报告管理系统》网上直接报告突发公共卫生事件，以提高报告的及时性。县及以上各级疾病预防控制机构接到事件报告后，应逐级及时审核信息、确保信息的准确性，并汇总、统计、分析，按照有关规定向同级人民政府卫生行政部门报告。

知识点 18：突发公共卫生事件的信息监控、分析与反馈

（1）各级信息归口部门对突发事件的分析结果应以定期简报或专题报告等形式，向上级信息归口部门及同级卫生行政部门报告。较大级以上的突发公共卫生事件应随时进行专题分析，并上报同级卫生行政部门及上一级信息归口部门，同时反馈到下一级卫生行政部门和信息归口部门，必要时，应通报周边地区的相关部门和机构。

（2）各级卫生行政部门应加强与各级突发公共卫生事件监测机构的信息反馈与交流，充分利用信息资源为突发公共卫生事件的处置服务。

（3）发生突发公共卫生事件的相邻地区卫生行政部门应定期交换相关事件信息，较大级以上的突发公共卫生事件应随时互相进行通报。

五、突发公共卫生事件的分级响应

知识点 19：特别重大突发公共卫生事件的应急响应

国务院卫生行政部门接到特别重大突发公共卫生事件报告后，应立即组织专家调查确认，并对疫情进行综合评估，必要时，向国务院提出成立全国突发公共卫生事件应急指挥部的建议。同时，负责组织和协调专业技术机构开展现场调查和处理；指导和协调落实医疗救治和预防控制等措施；做好突发公共卫生事件信息的发布和通报等工作。地方各级人民政府卫生行政部门在本级人民政府的统一领导下，按照上级卫生行政部门的统一部署做好本行政区域内的应急处理工作。

知识点 20：重大突发公共卫生事件的应急响应

省级人民政府卫生行政部门接到重大突发公共卫生事件报告后，应立即组织专家调查确认，并对疫情进行综合评估，必要时，向省级人民政府提出成立应急指挥部的建议。同时，迅速组织应急卫生救治队伍和有关人员到达突发公共卫生事件现场，进行采样与检测、流行病学调查与分析，组织开展医疗救治、患者隔离、人员疏散等疫情控制措施，同时分析突发公共卫生事件的发展趋势，提出应急处理工作建议，按照规定报告有关情况；及时向其他有关部门、毗邻和可能波及的省、自治区、直辖市人民政府卫生行政部门通报有关情况；向社会发布本行政区域内突发公共卫生事件的信息。国务院卫生行政部门应加强对省级人民政府卫生行政部门突发公共卫生事件应急处理工作的督导，并根据需要组织国家应急卫生救治队伍和有关专家迅速赶赴现场，协助疫情控制并开展救治工作；及时向有关省份通报情况。

知识点 21：较大突发公共卫生事件的应急响应

市（地）级人民政府卫生行政部门接到较大突发公共卫生事件报告后，应立即组织专家调查确认，并对疫情进行综合评估。同时，迅速与事件发生地县级卫生行政部门共同组

织开展现场流行病学调查、致病致残人员的隔离救治、密切接触者的隔离、环境生物样品采集和消毒处理等紧急控制措施，并按照规定向当地人民政府、省级人民政府卫生行政部门和国务院卫生行政部门报告调查处理情况。省级人民政府卫生行政部门接到较大突发公共卫生事件报告后，要加强对事件发生地区突发公共卫生事件应急处理的督导，及时组织专家对地方卫生行政部门突发公共卫生事件应急处理工作提供技术指导和支持，并适时向本省有关地区发出通报，及时采取预防控制措施，防止事件进一步发展。国务院卫生行政部门根据工作需要及时提供技术支持和指导。

知识点 22：一般突发公共卫生事件的应急响应

一般突发公共卫生事件发生后，县级人民政府卫生行政部门应立即组织专家进行调查确认，并对疫情进行综合评估。同时，迅速组织医疗、疾病预防控制和卫生监督机构开展突发公共卫生事件的现场处理工作，并按照规定向当地人民政府和上一级人民政府卫生行政部门报告。市（地）级人民政府卫生行政部门应当快速组织专家对突发公共卫生事件应急处理进行技术指导。省级人民政府卫生行政部门应根据工作需要提供技术支持。

六、现场应急处理

知识点 23：现场应急处理的标识

（1）警示线：是界定和分隔危险区域的标识线，分为以下 3 种：①红色警示线设在紧邻事件危害源的周边，将危害源与其以外的区域分隔开来，只限佩戴相应防护用具的专业人员可以进入该区域；②黄色警示线设在危害区域的周边，其内和外分别是危害区和洁净区，该区域内的人员应佩戴适当的防护用具，出入该区域的人员必须进行洗消处理；③绿色警示线设在救援区域的周边，将救援人员与公众分隔开来，患者的抢救治疗、指挥机构均设在该区内。

（2）警示标识：分为图形标识和警示语句，主要包括以下 4 类：①禁止标识为禁止不安全行为的图形，如“禁止入内”标识；②警告标识为提醒人们对周围环境引起注意、以避免可能发生危险的图形，如“当心中毒”标识；③指令标识为强制作出某种动作或采用防范措施的图形，如“戴防毒面具”标识；④提示标识为提供相关安全信息的图形，如“救援电话”标识。

知识点 24：现场应急处理的分区

根据引起突发事件的危害源性质、现场周边环境、气象条件及人口分布等因素，事件现场危险区域一般可分为以下 3 类。

（1）热区：是紧邻事件现场危害源的地域，一般用红色警示线将其与外界区域分隔开来，在该区域内从事救援工作的人员必须配备防护装置以免受污染或物理伤害。

（2）温区：是紧邻热区外的地域。在该区域工作的人员应穿戴适宜的个体防护装置避免二次污染。一般以黄色警示线将其与外面的地域分隔开来，该警示线也称洗消线，所有离开此区域的人必须在该线处进行洗消处理。

（3）冷区：是洗消线以外的地域。患者的抢救治疗、应急支持、指挥机构设在此区。

知识点25：现场专业医疗救援的任务

（1）迅速对伤病员进行检伤分类，找出生命受到威胁的危重伤病员并紧急处置其致命伤。

（2）保持危重伤病员的气道通畅、供氧、维持其血液循环，满足基本生命需要。

（3）迅速安全地将所有伤病员疏散、转运到具有救治能力的医院。

七、现场调查和处理方法

知识点26：现场调查的概念

现场调查是指针对疾病暴发或流行等突发公共卫生事件所开展的流行病学或卫生学调查。

知识点27：现场调查的根本目的

现场调查的根本目的是为了尽快明确病因（包括传染源或危害源、传播途径或危害途径、高危人群及主要危险因素），以便及时采取针对性的措施、控制事件危害的进一步发展。

知识点28：现场调查的目的

（1）查明病因或寻找病因线索及危险（危害）因素，为进一步调查研究提供依据。

（2）控制疾病及危害的进一步发展，终止疾病暴发或流行。

（3）预测疾病暴发或流行的发展趋势。

（4）评价控制措施的效果。

（5）进一步加强已有监测系统或为建立新的监测系统提供依据。

知识点29：现场调查和处理方法的步骤

现场调查和处理方法主要包括组织准备、建立病例定义、核实病例诊断、核实病例数、确定暴发或流行的存在、描述性“三间分布”、建立假设并验证假设、采取控制措施、完善现场调查和书面报告等10个步骤来完成。

第四章 急救医学管理

第一节 概 述

知识点1：急救医疗服务体系的主要目标

建立一个组织结构严密、行动迅速并能实施有效救治的急救医疗体系，提供快速的、有效的急救医疗服务，已经成为急救医疗服务体系的主要目标。

知识点2：急救医学的概念

急救医学属于急诊医学的范畴，是研究、处理各种急危症及伤员的病因、病理、发病机制、抢救治疗及其急救组织管理的一门专业学科。

知识点3：急救的概念

急救是指对急危重病伤病员所采取的紧急医疗措施，其目的是及时、快速、有效地为伤病员提供紧急医疗救治服务，防止伤病恶化，挽救生命，减轻痛苦，从而降低伤残率和死亡率。

知识点4：急救的构成

急救包括院前急救（现场救治）、医院内急救（急诊科救治）、急危重症急救（急诊ICU监护救治）。

知识点5：急救医疗的概念

《中华人民共和国急救医疗法（草案）》明确指出：急救医疗是指对灾害、事故所致的创伤、中毒以及突发急症，并危及生命者的抢救治疗。

知识点6：急救医学学科特点

急救医学学科特点包括：①急救工作的紧迫性；②紧急救治的连续性；③危重伤病的突发性；④急救学科的复杂性；⑤急救工作的社会性；⑥急救知识的全面性。

知识点7：急救医务人员的素质要求

急救医务人员的素质要求有：①责任心和同情心；②知识渊博与技术精湛；③身体素质和心理素质。

第二节 急救医学的范畴

知识点1：院前急救的概念

院前急救也称院外急救，是指急危重症患者进入医院以前的医疗急救，是急救医学的一个分支，主要研究在院前条件下如何开展医疗救援工作，包括对疾病发生地点和创伤现场伤病患者的现场急救和向医疗机构转送过程中的途中监护急救。

知识点2：院前急救的宗旨

院前急救的宗旨是把医疗急救服务送到急需救治的患者身边，正确的现场初步急救可以为进一步院内确定性的救治争取宝贵的抢救时间。

知识点3：急诊科急救的概念

急诊科急救是医院抢救伤病员的前哨，是衔接院前急救、重症监护救治、专科确定性救治的重要环节。

知识点4：急诊科急救的主要工作

急诊科急救主要从事抢救、诊断和治疗已接收的急危重症患者等工作。

知识点5：急危重症监护急救的概念

急危重症监护急救是在配备各种先进的监护和救治设备器材的急重症监护病房（ICU）或急诊抢救监护室里，对急、危、重症患者进行全面地监护、救治。

知识点6：急危重症监护急救的范围

监护救治范围包括各种原因导致的心搏骤停、多发伤、复合伤等严重创伤、急性中毒、各种原因导致的休克、各系统急危重症及多器官功能障碍综合征（MODS）等。

知识点7：灾难医学紧急医疗救援应做好的工作

（1）灾难现场的自救、互救和搜救，尽可能寻找和救治伤员。
（2）现场按轻、中、重、死亡进行检伤分类，按伤病员伤情分别给予救治处理。
（3）及时转送和疏散伤病员，使其能够得到进一步有效治疗。
（4）各级医疗机构重症监护救治和专科确定性救治。

知识点 8：创伤急救的病症

创伤急救主要包括多发伤、复合伤及各专科严重创伤的院前现场急救和急诊科内的初期救治，是提高创伤患者抢救成功率的重要环节。

知识点 9：急诊医疗服务体系的概念

急诊医疗服务体系（EMSS）也称“急救一体化”体系——急救医学“三环理论”。就是将 EMSS 中的 3 个重要环节——院前急救体系、院内急诊科急救体系和急危重症监护（ICU）急救体系，三位一体地有机结合，组建起来的一种急救医学模式。

知识点 10：急诊医疗服务体系的构成

急诊医疗服务体系（EMSS）包括完善的指挥系统（急救指挥调度平台、无线或有线通讯、音频或视频传输、卫星定位）、现代化的院前急救配置（各种先进的监护和急救装备、急救转运工具、专用通讯设备）、高水平的院内急诊医疗服务（先进的通讯设施、齐全的抢救及监护设备器材、高素质的急诊专业医护人员、通畅的急救生命绿色通道）、专业化的急危重症监护病房（急诊 ICU）。

知识点 11：急诊医疗服务体系的基本任务

基本任务就是及时地将医疗措施送到急危重症患者的身边进行现场初步急救，然后安全地将其转送到就近医院的急诊科、ICU 进一步救治，为抢救伤病员生命、改善预后争取时间。

知识点 12：我国急诊医疗服务体系建设的依据

我国急诊医疗服务体系（EMSS）建设要以“三环理论”为指导，建立完善的“急救一体化”救治模式，健全务实、高效的急诊急救医疗制度体系，构建通畅的急救绿色生命通道，以提高救治成功率、降低伤残率和减少死亡率。

第三节　院前急救管理

知识点1：院前急救医疗的体制

县（市）以上地区要建立急救医疗指挥中心，负责统一指挥本地区的急救医疗工作。要实行三级急救医疗体制，按各医疗机构的急救医疗能力划分为三个等级，组成本地区的急救医疗网。

知识点2：急救站的基本标准

（1）科室设置：至少设有急救科、通讯调度室、车管科。

（2）急救车辆：每5万人口配1辆急救车，每5辆中须配备一辆监护型急救车。每辆急救车应备有警灯、警报器、在车身两侧和后门要有医疗急救的标记。应配备车载通讯急救专线。

（3）人员：至少有5名司机、5名以上急救医务人员。

知识点3：急救中心的基本标准

（1）科室设置：至少设有急救科、通讯调度室、车管科。

（2）急救车辆：按每5万人口配1辆急救车，但至少配备20辆急救车，其中至少4辆监护型急救车。每辆急救车应备有警灯、警报器，在车身两侧和后门要有医疗急救的标记。至少有1辆急救指挥车。

（3）通讯：应开通“120”专线电话。急救车及急救指挥车均配备无线电车载台，其中急救指挥车必须配备移动电话。与该市担任急救医疗任务的急救网络医院的急诊科之间建立急救专用电话。

（4）人员：至少配备司机21名、急救医务人员30名。

（5）急救网络：至少设有3个分站，并与分站及承担急救任务的医院形成急救网络。

知识点4：急救中心（站）科室设置

原则上设一室两科，但可以根据需要适当增减科室。具体包括：①急救中心主任（站长）；②办公室；③医务科；④车管科。

知识点5：急救中心（站）人员编制的决定因素

急救中心（站）人员的编制，应根据社会需求、城市人口、急救车辆数、所处地区医疗力量及服务半径来决定。

知识点6：急救中心（站）人员管理

在管理上要重视各级各类人才的培养，要重视“三基”训练（基础理论、基本知识和基本技能）以提高抢救技能；要为急诊医疗体系培训院前急救的专业人才，并在城乡急救医疗第一线指挥中起骨干作用；对高级专业人员要充分发挥其专长，以保证急救中心（站）高质量的正常运转和提高院前急救的技术水平。

知识点7：急救中心（站）组织的医德教育的基本原则

医德教育的基本原则是救死扶伤、实行人道主义、全心全意为人民健康服务。因而要求“以患者为中心”，竭尽全力救治患者，做到举止端重、态度和蔼、语言亲切、文明礼貌、廉洁奉公、不谋私利。在救护中要镇定自若、不焦急惊慌、充满自信心，使患者心理安定，感到温暖和关怀。

知识点8：院前急救网点的急救半径的划定因素

急救半径应根据社区人口密度、区域规划、地理环境、医疗机构分布情况而划定，尽量缩短急救半径，便于及时到达救护现场。

知识点9：建设急救网点的注意事项

（1）地处该区域的中心地带。

（2）交通便利，运送方便。

（3）场地要大，要有停车场，要考虑车辆回转余地。

知识点10：院前急救网点的通讯设备

（1）通讯：①有线通讯；②无线通讯。

（2）视频传输和卫星GPRS定位。

知识点11：三级急救医疗网

（1）一级急救医疗机构：①成员：一级综合性医院、乡卫生院或具有相当能力的医疗机构；②任务：抢救较重的伤病患者；治疗一般伤病患者。

（2）二级急救医疗机构：①成员：二级综合性医院、急救站或具有相当能力的医疗机构；②任务：抢救、治疗急危重伤病员；必要时按救援指令组织紧急救援医疗队伍。

（3）三级急救医疗机构：①成员：三级综合性医院、急救中心或具有相当能力的医疗机构；②任务：接受急救医疗指挥部指派的现场抢救；接受人员众多的危重伤病患者抢救、治疗和监护。

知识点 12：突发公共事件的分级

根据突发公共事件导致人员伤亡和健康危害情况将医疗卫生救援事件分为 4 级：特别重大事件（Ⅰ级）、重大事件（Ⅱ级）、较大事件（Ⅲ级）和一般事件（Ⅳ级）。

知识点 13：突发公共事件的安排

对于一般事件、较大事件由急救中心（站）或卫生行政部门的应急部门指挥；重大事件、特别重大事件由急救医疗指挥部指挥、组织和调度。急救中心（站）、分中心（站）应全力以赴地组织车辆和急救人员；有关急救网络医院应积极组织抢救伤病员。

知识点 14：突发事故指挥通讯系统

指挥通讯系统使用全国统一的“120”专用号码，建立与医院、急救中心（站）、领导部门之间的专设直通电话。在事故现场可采用无线电、对讲机进行指挥。

知识点 15：突发公共事件应急医疗救援指挥系统的组成

突发公共事件应急医疗救援指挥系统的组成包括：应急医疗救援指挥部、急救中心（站）急救医疗领导小组、医院抢救领导小组。

知识点 16：突发公共事件应急医疗救援指挥部的组织成员

（1）总指挥：地方政府主管卫生的领导。

（2）副总指挥：卫生部门的主管领导；公安、交通、公用、电信、民政、运输、部队各部门的领导以及急救中心（站）的主任（站长）。

知识点 17：突发公共事件应急医疗救援指挥部的职责

（1）指挥部负责指挥、组织重大灾害事件抢救工作，特大灾害事件指挥部应临时组建。

（2）接到重大灾害事件报告后，立即通知有关成员迅速赶赴现场，视察灾情，组织抢救。

（3）利用急救中心（站）的指挥通讯系统，组织指挥急救及转运工作。

（4）根据灾情现场和救灾工作的需要，向各有关部门下达救灾指令，任何部门、单位和个人应无条件服从调遣，积极投入紧急医疗救援工作。

知识点18：突发公共事件应急医疗救援的现场人员的标志

（1）指挥人员，每人均应佩带“应急救援指挥员”标志。

（2）指挥部工作人员，每人佩带“应急救援工作人员”标志。

（3）急救医务人员，每人身着急救职业服装，并佩有带姓名的“胸卡”。

（4）现场的伤病员，使用红、黄、蓝、黑四色标志（卡片），将重、中、轻、死的伤病员进行分类，便于按伤情及时救治和转送。

知识点19：突发公共事件应急医疗救援指挥系统中急救中心（站）急救医疗领导小组的组成成员

（1）组长：中心（站）主任（站长）。

（2）成员：由组长指定相关人员参加。

知识点20：突发公共事件应急医疗救援指挥系统中急救中心（站）急救医疗领导小组的职责

（1）在地方政府急救医疗指挥部直接领导下指挥、组织、协调重大意外灾害事件的抢救工作。

（2）组织、调动急救中心（站）、各医疗机构急救车及有关人员到现场抢救及运送伤病员。

（3）将现场伤害情况及时报告政府领导。

（4）必要时在指挥部授意下，向有关新闻单位发出通知。

知识点21：突发公共事件应急医疗救援指挥系统中医院抢救领导小组的组成成员

（1）组长：医院院长或主管业务副院长。

（2）成员：相关职能处室的领导、急诊科主任和有关科室主任组成。

知识点22：突发公共事件应急医疗救援指挥系统中医院抢救领导小组的职责

（1）接到地方急救医疗指挥部的指令后，立即组织医务人员赴现场投入抢救。

（2）调集急救车，配以急救设备、器材及药品到现场。

（3）组织成批伤病员入院救治的院内准备工作。

（4）建立健全的急诊制度，严格执行卫计委、当地卫生行政部门制定的关于加强急诊、急救工作的若干规定和首诊负责制。

（5）及时向指挥部报告抢救人数及伤情。

知识点23：应急急救人员到达急救现场后的工作程序

应急急救人员到达急救现场后的工作程序为：①急救指挥人员到达现场，建立现场伤员临时指挥部，指挥现场各方面前来支援的医疗组织和急救人员；②核实并了解灾害性质、伤员人数以及现场动态，提出具体抢救措施；③视灾情而调动邻近的第二阶梯医疗单位、人员和救护车辆来现场增援抢救；④通知区域范围内医院做好收治伤员的准备工作；⑤对现场不同伤情的伤员及时组织转送和疏散；⑥与公安、武警、交通运输、红十字会等有关部门做好协同抢救工作。

知识点24：现场应急急救人员的来源

（1）城市急救医疗单位，如急救中心（站）、救护大队等单位的医务人员。

（2）以二、三级综合医院为主的各级医务人员。

（3）其他初级卫生人员。

知识点25：紧急救援行动按照灾害创伤救治技术体系的划分

按照灾害创伤救治技术体系可划分为现场急救、紧急救治、早期治疗、专科治疗和康复治疗5个救治基本环节。

知识点26：灾害事故伤员分级救治的原则

（1）一级救治：自救、互救、搜救、现场急救、伤员转运。

（2）二级救治：紧急救治、损伤控制、早期救治、院间转运。

（3）三级救治：专科治疗、集中收治、跨省转移、康复治疗。

知识点27：地震伤员分级救治实施及救治内容

（1）一级救治：是救治的始动环节。一级救治主要内容包括通气、止血、包扎、固定、搬运、基础生命支持和高级生命支持等。

（2）二级救治：是救治的关键环节，也是一级救治的延续。紧急救治是救治成功的关键环节，应在伤后3小时内尽早实施，通常由受灾地区内的医疗机构完成，基本技术范围包括检伤分类、气道控制、胸腔闭式引流、脊柱骨折妥善固定，以及破裂、膨出、脱出脏器的保护性包扎、开放伤口的清创包扎、骨筋膜室综合征的切开减压等。早期救治是针对有生命危险的伤员实施紧急手术，应在伤后6小时内实施，包括毁损肢体截肢、大血管损伤的止血（修补、吻合或结扎）、紧急气管切开、封闭开放性气胸、胸腹脏器损伤探查止血、开颅减压和血肿清除等。

（3）三级救治：是救治的重要环节，也是确定性救治。理想状况应在伤后12小时内展开，地点自然落实在灾区最近的未受破坏的城市三级医院。开展专科确定性手术治疗，实施危重伤员的集中收治。

知识点 28：医学救援行动中，接近受伤者之后的注意事项

（1）维持受伤者的呼吸并使其保持通畅。

（2）清理受伤者的口腔、咽喉，保持呼吸通畅，取出义齿，宽衣松带。

（3）避免受伤者受凉感冒。

知识点 29：医学救援行动中，当搬运伤病患者时，应遵守的规则

（1）对受伤者尽可能减少移动，或平稳协调地移动。

（2）受伤者的头、颈、躯干必须保持在同一水平线上。

（3）抬送伤员必须遵守常规操作原则。

（4）头部置于担架的前方位。

（5）避免颠簸。

（6）抬担架者不要倒着行走。

（7）急救抢救设备必须在担架上扎紧。

（8）伤病员发生心搏呼吸骤停者应立即进行初级心肺复苏。

第四节　医院急诊科建设

知识点 1：医院急诊科急救的影响

医院急诊科的急救工作直接关系到伤病患者的生命安危，也是医院管理、医疗技术、医疗质量和服务水平的集中反映。

知识点 2：医院急诊科的主要任务

（1）接待各类急性病或慢性病急性发作的急危重症患者。

（2）对危重急症患者进行评估并做出初步诊断，给予适当的、有效的抢救处理，并根据病情转送入病房或重症监护室继续救治。

（3）培训急诊医学专业医师及临床各专科医师。

（4）培训急诊专业护士。

（5）开展有关急危重症的发病机制、早期诊断技术和早期有效的救治方法的研究。重点开展复苏学、创伤急救学、中毒急救学、休克、急性器官功能衰竭的科研工作。

（6）结合急诊特点，临床改进或研制有关医疗仪器设备。

知识点3：医院急诊急救的范围

医院急诊急救的范围为：①急性发热性疾病，体温一般在38℃（腋下）以上者，具有明显的全身症状，有一定痛苦，虽然体温不到38℃也应予以处理；②严重喘息、呼吸困难者；③各种心脏疾病；④严重高血压或血压波动剧烈者或高血压脑病、脑血管意外者；⑤各种急性出血；⑥各种急性炎症；⑦昏迷；⑧急性泌尿道疾病、尿闭、血尿、急性肾衰竭；⑨急腹症；⑩休克；⑪癫痫发作；⑫急性外伤、烧伤；⑬急性中毒；⑭意外事故（电击、溺水、自缢、异物等）；⑮临产、流产。

知识点4：急诊科的位置设置

急诊科的位置，要从方便就诊和最大限度地缩短诊前时间为原则来全面考虑，以争取急、危、重患者的抢救时机，因而应设在医院的一侧，形成独立区域，急诊科门前应有宽敞的停车场和通畅的进出道路，便于急救车停靠和输送患者。

知识点5：急诊科的布局设置

急诊科的建筑以一层平面展开为宜，大厅及走廊要明亮宽敞舒适。急诊科内的各室布局，要争取最佳方案，以减少院内感染、交叉穿行和节省时间。急诊急救患者的挂号、检验、心电图、X线片检查、B超、药房、收费等部门，均应在急诊独立区域内或邻近部位，力争缩短急救处置时间。

知识点6：急诊科的组织领导

医院要由业务副院长分工负责领导急诊工作。急诊科应有固定的具有副主任医师职称的科主任，负责急诊医疗、诊治、抢救、护理、技术培训、临床科研以及行政管理等各项工作。

知识点7：急诊科的指挥系统的组成

急诊科的指挥系统由主管院长、急诊科主任及护士长、医务处（科）负责人、与急诊急救工作有关的各临床和医技科室主任组成。

知识点8：急诊科人员编制和要求

急诊科急诊医师必须具有3年以上的临床经验、责任心强、服务态度好，经有关部门审核后才能调入工作，定向培养成为从事急诊医学的专业人才，有利于提高急诊技术水平和急诊医疗质量。各临床科室派出的低年资医师参加急诊急救轮转培训的（或值班的），必须征得急诊科同意，妥善安排，参加急诊工作时间定为 4~6 个月，其工作由急诊科统一安排。急诊进修医师和实习医师不得单独值急诊班。

急诊科护理人员要单独建制，受主管护理的院长、护理部直接领导，在医疗业务方面接受急诊科主任的管理和安排。要配备专业知识扎实、基础技能熟练、有一定临床实践经验、责任心强、业务水平高、身体健康、服务态度好的护士调入急诊科（室）工作。

知识点 9：急诊科急救的工作特点

（1）急诊的特点是急危重症多、突发事故患者多，大多发病急骤、变化迅速。

（2）急诊急救医护人员应具有一定的基础理论、跨科知识、技术水平和实践经验，基础理论知识、基本技能要扎实，要训练有素，基本功过硬，抢救操作熟练，而且要具有应急本领。

（3）急诊科内各部门的诊疗工作应达到标准化、程序化，井井有条，忙而不乱。

（4）急症药品和抢救设备必须齐全、到位、好用，做到“四定”（定品种、定数量、定位置、定专人）管理。物品完好率要达到 100%。

（5）建立行之有效的通讯、呼叫系统，以保障重大抢救时，能及时调集有关部门或人员迅速赶赴急诊科共同协作完成抢救任务。

（6）急诊科医护人员要随时为院前急救、突发公共事件紧急医疗救援做好准备，一旦呼救或接到指令立即赴灾害现场。能正确完成创伤、出血、休克、中毒以及重要脏器衰竭的急救和患者转运，能熟练应用“五大技术”（通气、止血、包扎、固定、搬运）和心肺复苏术。

（7）急诊急救的伤病员常涉及治安、交通等法律事宜，医院应与有关部门建立联系。

（8）急诊科医务人员应具有良好的素质和服务态度，急患者所急，体贴关心伤病员，还应针对性对伤病员进行心理治疗，使其得到安慰、情绪稳定，配合诊治。

（9）由于急诊急救时不分昼夜、争分夺秒，因而工作节奏紧张，劳动强度大，生活不规律，应予以重视和关怀。

（10）完成急诊急救质量指标。

知识点 10：急危重症监护室医护人员的工作职责

急危重症监护室医护人员应坚持和遵守岗位责任制、每日查房制度、交接班制度、设备仪器检查使用保管制度等。根据患者病情，制定抢救和监护方案，严密观察动态变化，做好各项诊疗记录。

知识点 11：急诊急救病历书写的书写质量要求

急诊急救病历书写要重视质量：①要求首页填写齐全；②病史记录规格化；③体检项目要详尽；④诊断及鉴别诊断要有依据、合理；⑤记录要及时，急危重病或病情突变随时记录；⑥要反映上级医师及会诊医师意见，要反映病情变化的分析判断、处理措施和效果等；⑦死亡病历要有时间性记录和抢救经过；⑧各种申请报告单填写完整、粘贴有序。书写急诊急救病历一般不要采用表格式填写。

急诊急救病历书写质量合格率要大于90%。

知识点12：急诊科研工作的重点方面

（1）研究如何在现有条件下提高工作效率、搞好急诊急救工作的科学管理。

（2）研究常见急危重症的抢救措施及实施程序的最佳方案，提高抢救成功率。

（3）对急诊抢救知识、技术方面和管理方面的薄弱环节，研究改进措施。

（4）结合国内外急诊急救进展，对急危重症开展病因、病理、机制方面的深入研究，进一步寻找规律，提高急诊质量。

（5）医院急诊科如何应对突发公共事件的研究。

知识点13：急诊急救专业人员培训的流程

（1）首先要制定和统一急诊急救技术的操作规范和各种急症的急救流程。要了解急诊医护人员的实际理论知识和技术水平，找出差距，明确薄弱环节，注意填补空白，制订培训计划。

（2）针对急诊科应对突发公共事件的紧急医疗救援预案，开展演练和相应培训。

（3）职务教育的基本原则和方法：①基本功训练与专科技术训练相结合；②普遍培养与择优重点培养相结合；③当前需要与长远需要相结合；④结合实际情况可采用灵活的培训方式；⑤开展学术活动，积极吸取国内外急诊急救医学的新知识、新技术和新经验。

第五节　急危重症急救管理

知识点1：急危重症急救医学的研究对象

急危重症急救医学是急诊医疗服务体系的重要组成部分，也是急救医学的重要内容，主要是研究急危重症的发生、发展规律及其诊治方法的临床医学学科。

知识点2：重症加强治疗病房

重症监护病房（intensive care unit，ICU）是将危重患者集中管理的专业学科病室，配备有专业医护人员及各种可能得到的最先进的医疗监测和治疗手段。

知识点3：ICU的分类

从 ICU 的功能可将其分为综合 ICU、专科 ICU 及急诊 ICU，而急危重症急救主要由综合 ICU 和急诊 ICU 实施。

知识点 4：ICU 的特点

ICU 的特点有：①进入 ICU 的急危重症患者的病情涉及多种学科；②急诊 ICU 收治的患者主要是院前急救和急诊科急救的急重症患者；③ICU 可对患者生命功能进行连续的、定量的、动态的监测，可实现早期诊断及早期病情评估；④具有先进的治疗手段；⑤专业医师和专科医师的协同诊治；⑥现代管理所带来的高质量和高效率。

知识点 5：ICU 的基本要求

（1）我国三级和有条件的二级医疗机构均应设立重症监护病房（ICU）。ICU 是急危重症急救、重症医学学科的临床基地。尤其是三级以上医疗机构应建立与急诊科一体化的急诊重症监护病房（EICU）。

（2）ICU 必须配备足够数量、受过专门训练、掌握重症医学基础知识和基本操作技术、具备独立工作能力的专职医护人员。

（3）ICU 必须配置必要的监护和治疗设备，接收多学科的危重症患者，尤其是经院前急救、院内急诊科急救的急危重症患者。

知识点 6：ICU 的运行规模

ICU 的病床数量根据医院等级和实际收治患者的需要，一般 ICU 监护病床数占医院病床总数的 2%~8% 为宜，可根据实际需要适当增减。每个 ICU 管理单元以 8~12 张床位为最佳；监护病床使用率以 75% 为宜。

知识点 7：ICU 的医务人员配备

（1）ICU 专业医师定编人数与监护床位数之比应为（0.8~1）∶1。ICU 医师组成应包括高级、中级和初级医师，每个管理单元必须至少配备 1 名具有高级职称的医师全面负责医疗工作。作为急危重症急救培训基地，日常工作中还有轮转培训的各专业医师、进修医师。

（2）ICU 专业护士的定编人数与监护床位数之比为（2.5~3）∶1 或以上。

（3）ICU 可根据需要配备相应数量的医疗辅助人员，有条件的医院可配备相关的技术与维修人员，如呼吸治疗师等。

知识点 8：ICU 医师掌握的危重症患者重要器官、系统功能监测和支持的相关理论与技能

ICU 医师掌握的危重症患者重要器官、系统功能监测和支持的相关理论与技能有：①复苏；②休克；③呼吸衰竭；④心功能不全、严重心律失常；⑤急性肾功能不全；⑥中枢神经系统功能障碍；⑦严重肝功能障碍；⑧胃肠功能障碍与消化道大出血；⑨急性凝血功能障碍；⑩严重内分泌与代谢紊乱；⑪水、电解质与酸碱平衡紊乱；⑫肠内与肠外营养支持；⑬镇静与镇痛；⑭重症感染；⑮多器官功能障碍综合征（multiple organ dysfunction syndrome，MODS）；⑯免疫功能紊乱；⑰严重创伤的生理功能耗竭；⑱急性中毒。

知识点9：ICU 医师须掌握重症监护和危重症急救治疗的基本技能，应具备独立完成的监测与支持技术的能力

ICU 医师须掌握重症监护和危重症急救治疗的基本技能，应具备独立完成的监测与支持技术的能力有：①心肺复苏术；②人工气道建立与管理；③机械通气技术；④纤维支气管镜技术；⑤深静脉及动脉置管技术；⑥血流动力学监测技术；⑦胸腔穿刺和心包穿刺术及胸腔闭式引流术；⑧电复律与心脏除颤术；⑨床旁临时心脏起搏技术；⑩持续血液净化技术；⑪疾病危重程度评估方法。

知识点10：ICU 收治的患者所具备的特点

（1）急性、可逆、已经危及生命的器官功能不全的患者，经过 ICU 的严密监护和加强治疗短期内可能得到康复。

（2）存在各种高危因素、具有潜在生命危险的患者，经过 ICU 严密的监护和随时有效地治疗可能减少死亡风险。

（3）在慢性器官功能不全的基础上，出现急性加重且危及生命的患者，经过 ICU 的严密监护和治疗可能恢复到原来状态。

（4）慢性消耗性疾病的终末状态、不可逆性疾病和不能从 ICU 的监护治疗中获得益处的患者，一般不是 ICU 的收治范围。

知识点11：ICU 地理位置的设置

ICU 应该有特殊的地理位置，设置在方便转运、检查和治疗患者的区域并考虑以下因素：接近经常转来患者的其他病区、急诊抢救室、急诊手术室、影像学科室、化验室和血库等。

知识点12：ICU 的基本辅助用房的构成

ICU 的基本辅助用房包括：中央工作站、治疗室、配药室、仪器室、更衣室、清洁室、污废物处理室、值班室、盥洗室、医师办公室、主任办公室、工作人员休息室等。有条件的 ICU 可配置其他辅助用房，包括示教室、家属接待室、实验室等。

知识点 13：ICU 病房建筑装饰遵循的原则

ICU 病房建筑装饰必须遵循不产尘、不积尘、耐腐蚀、防潮湿、防霉变、防静电、易清洁、易消毒和符合防火要求等总体原则。

知识点 14：ICU 的监护必备设备配置

（1）每床单元配备完善的功能设备带或功能架，提供电、氧气、压缩空气和负压吸引等功能支持。

（2）应配备适合 ICU 使用的专用病床，配备防压疮床垫。

（3）每床单元配备床旁监护系统，进行心电、血压、脉搏、血氧饱和度、有创压力监测等基本生命体征监护。

（4）ICU 应该每床单元配备 1 台呼吸机，每床配备简易呼吸器（复苏呼吸气囊）。

（5）ICU 每床单元应配备输液泵和微量注射泵，其中微量注射泵每床 2 套以上。

（6）其他设备，包括心电图机、血气分析仪、除颤仪、血液净化仪、连续性血流动力学与氧代谢监测设备、心肺复苏抢救车（车上备有喉镜、气管导管、各种接头、急救药品以及其他抢救用具等）、体外起搏器、纤维支气管镜及电子升、降温设备等。

（7）医院或 ICU 必须有足够的设备，随时为 ICU 提供床旁 B 超、X 线片，生化和细菌学等检查仪器。

知识点 15：ICU 的监护选配设备配置

ICU 视需要可选配以下设备：简易生化仪和乳酸分析仪；闭路电视探视系统，每床 1 个成像探头；脑电双频指数监护仪（BIS）；输液加温设备；胃黏膜二氧化碳张力或 pH 测定仪；呼气末二氧化碳分压或代谢监测设备；体外膜肺（ECMO）、床边脑电图和颅内压监测设备、主动脉内球囊反搏（IABP）和左心辅助循环装置、防止下肢 DVT 发生的反搏处理仪器、胸部震荡排痰装置等。

知识点 16：ICU 急危重症的一般监护内容

体温、呼吸、脉搏、血压与脉压、神志、心电、血氧饱和度。

知识点 17：ICU 急危重症的系统监测内容

（1）心血管系统监测：持续心电图、动脉压、超声心动图、心肌酶学、肌钙蛋白。

（2）呼吸系统监测：呼吸量、氧饱和度、呼气末二氧化碳分压、血气分析、胸部 X 线片、呼吸力学监测、痰微生物学监测、纤维支气管镜检查并取材。

（3）泌尿系统监测：尿量、尿常规、肾功能、尿渗透压、影像学检查。

（4）中枢神经节系统监测：脑电、颅内压、Glasgow 昏迷计分、脑血流、大脑半球氧饱和度、影像学检查。

（5）血液系统监测：血常规、出凝血时间、凝血酶原时间、纤维蛋白原定量、3P 试验、骨髓象。

（6）消化系统监测：症状与体征（呕吐、腹泻、腹胀、腹痛、肠鸣）、胃黏膜 pH、胃内容物隐血试验、肝功能、胰酶、腹部 B 超、X 线片与 CT 检查、内镜检查。

（7）内环境监测：血糖、电解质、微量元素、血气分析、血渗透压。

（8）免疫学监测：免疫球蛋白、抗体、补体、免疫力复合物。

（9）细胞因子与炎性介质监测：TNF、血小板黏附因子、白介素、内皮素、血栓素、组胺、缓激肽、血管舒缓素、血管紧张素等。

（10）内分泌激素与受体监测：皮质醇与皮质醇受体、儿茶酚胺与儿茶酚胺受体。

知识点 18：ICU 急危重症的 A 级监测的病情

重要器官功能衰竭，多器官功能不全，随时有生命危险。

知识点 19：ICU 急危重症的 A 级监测的内容

（1）每 4~6 小时查血气、血电解质、血糖。

（2）每 12 小时查血红蛋白、血细胞比容、血小板、血乳酸、渗透压 1 次。

（3）持续监测动脉压、心电、SpO_2。

（4）持续血流动力学监测，每 4 小时测全套指标，计算氧供和氧耗。

（5）每 24~48 小时查肾功能、ECG、胸部 X 线片。

知识点 20：ICU 急危重症的 A 级监测的救治

（1）呼吸机支持，使用 PEEP。

（2）维持循环，需用大量血管活性药物。

（3）需用抗心律失常药物治疗。

（4）需定期间断使用利尿剂。

（5）需用大量广谱抗生素，预防或控制感染。

（6）肠外营养支持（total parenteral nutrition，TPN）。

知识点 21：ICU 急危重症的 A 级监测的护理

（1）人工气道护理及氧疗管理。

（2）每 15~30 分钟测动脉压，根据血压调整升压药物的速度 1 次。

（3）1 小时记录液体出入量 1 次；每 8 小时总结液体出入量 1 次。

（4）根据指尖血氧饱和度（SpO_2）和血气分析结果，及时调整吸入氧浓度（FiO_2）和呼吸参数并及时做记录。

（5）观察记录意识、瞳孔大小和对光反射。

（6）肠外营养支持（TPN）。

知识点 22：ICU 急危重症的 B 级监测的病情

2 个以上重要器官功能不全，生命体征相对较稳定。

知识点 23：ICU 急危重症的 B 级监测的内容

（1）每 12 小时查血气、血电解质、血糖 1 次。

（2）每 24 小时查血红蛋白、血细胞比容、血小板、血乳酸、渗透压 1 次。

（3）持续监测动脉压、心电、SpO_2。

（4）持续血流动力学监测，每 6 小时测全套指标 1 次，计算氧供和氧耗。

（5）每 72 小时查肾功能、ECG、胸部 X 线片 1 次。

知识点 24：ICU 急危重症的 B 级监测的救治

（1）呼吸机支持，$FiO_2<50\%$。

（2）维持循环，需用少量血管活性药物。

（3）仍需抗心律失常药物维持。

（4）需用广谱抗生素。

（5）肠外营养支持（TPN）。

知识点 25：ICU 急危重症的 B 级监测的护理

（1）人工气道护理及氧疗管理。

（2）每 1 小时测血压 1 次。

（3）每 10 小时记录液体出入量 1 次；每 12 小时总结液体出入量 1 次。

（4）每 8 小时记录呼吸参数 1 次。

知识点 26：ICU 急危重症的 C 级监测的病情

单个重要器官功能不全，生命体征平稳。

知识点 27：ICU 急危重症的 C 级监测的内容

（1）每 24 小时查血气、血电解质、血糖 1 次。

（2）持续监测动脉压、心电、SpO_2。

（3）每 6 小时测 CVP 1 次。

（4）3~5 天查 ECG、胸部 X 线片 1 次。

知识点 28：ICU 急危重症的 C 级监测的治疗

（1）停机前呼吸机支持或鼻导管给氧，$FiO_2<30\%$。

（2）停用血管活性药物。

（3）停用抗心律失常药物。

（4）仍需用抗生素。

知识点 29：ICU 急危重症的 C 级监测的护理

（1）人工气道护理及氧疗管理。

（2）每 12 小时总结液体出入量 1 次。

（3）每 4 小时测血压 1 次。

知识点 30：ICU 医师学习或培训的构成

ICU 专业的学习或培训基本包括两大部分，即基础培训和专业培训。

（1）基础培训：重点在于 ICU 基本理论和基本技能操作的培训。基础培训对象包括和 ICU 相关的专业如麻醉、急诊、内科、外科、肺科、儿科等的所有医师或医学生。

（2）专业培训：主要针对那些将来成为 ICU 医师的医学生或住院医师，以及将来的专业与 ICU 密切相关的如麻醉、急诊和部分内、外科的医学生或住院医师。

知识点 31：ICU 护士教育和培训的构成

ICU 护士的教育和培训分成两部分，即基础培训和专业培训。

（1）基础培训：是普通护士的职业培训。

（2）ICU 专业培训：要有 2 年以上的护士工作经验，护士边工作边学习，培训结束有证书。

第二篇
急诊常用急救技术

第五章　气管插管术

知识点1：气管插管的概念

气管插管是指将一特制的气管内导管经声门置入气管的技术。主要用于危重病伴有呼吸功能不全和心搏、呼吸骤停的患者，以保持气道通畅，便于吸痰，防止胃内容物、口腔分泌物误吸入肺，还能有效地进行辅助和控制呼吸。

知识点2：气管插管术的解剖要点

鼻是呼吸道门户，包括外鼻、鼻腔、鼻窦3部分。咽是上宽下窄、前后稍扁的肌性管道，上起颅底，下端相当于第6颈椎下缘或环状软骨的高度，包括口咽部、鼻咽部、喉咽部3部分。喉是以软骨为基础，借关节、韧带、膜及肌肉互相连接起来而成为复杂的管状装置，插管时主要辨认会厌、声带和声门裂等标志。

知识点3：气管插管的适应证

（1）心搏、呼吸骤停患者，应尽早行气管插管，紧急建立人工气道行机械通气治疗。

（2）慢性呼吸衰竭急性恶化等不能满足机体通气和氧供者。

（3）存在有上呼吸道损伤、狭窄、阻塞等影响正常通气者。

（4）严重胸部外伤、多发肋骨骨折、开放性或闭合性血气胸、肺挫伤等导致缺氧经吸氧等处理无效者。

（5）中枢神经系统及神经肌肉系统疾病：如吗啡、镇静安眠药过量、有机磷农药中毒、重症肌无力、脊髓灰质炎导致缺氧经其他治疗无效者。

（6）随时有误吸可能者。

（7）麻醉手术的患者。

知识点4：气管插管的禁忌证

（1）主动脉瘤压迫气管者。

（2）咽喉部脓肿。

（3）颈椎骨折脱位者。

（4）下呼吸道分泌物潴留所致的呼吸困难，难以从插管内清除者，应做气管切开。

（5）喉头水肿、急性喉炎、喉头黏膜下血肿、插管创伤引起的严重出血等。此类患者在面罩给氧下行气管切开较安全。

知识点5：气管插管术的物品准备

（1）喉镜。

（2）气管导管：多采用一次性的塑料管，根据患者年龄、性别、体型等选择不同长度和粗细的导管。成年男性一般7.5~8.5号，女性6~8号；小儿号数常为：年龄/4+4。

（3）其他：牙垫、导管管芯、吸引装置、给氧装置等。

知识点6：经口气管插管的选用物品及操作步骤

选用适当号码的气管导管，其套囊以大容量低压型较好。8岁以下儿童选用无套囊的导管。选用适合患者的咽喉镜片。对半清醒患者以2%~4%利多卡因溶液对口腔、舌面、舌、咽喉部喷雾局麻3~5次。但抢救急、危、重患者时，可在无麻醉下插管，清醒患者宜做气管切开。具体操作步骤如下。

（1）患者仰卧，头部尽量后仰，检查口腔有无义齿及牙齿松动。如喉头暴露欠佳，可肩背部下垫薄枕。

（2）左手持喉镜柄，右手拇指推开患者下唇，用喉镜片将舌体推向左侧，沿舌背面向咽喉部缓慢进入，先暴露悬雍垂，后暴露会厌。

（3）喉镜片前端置于会厌软骨前，并向上提起，暴露声门。

（4）看到声门后，将气管导管轻轻插入声门，其深度以越过声门3~5cm为宜，过浅易致导管滑出，过深则易插入一侧主支气管。如看不到声门，可在会厌缘的下中方向插入导管，探索声门。

（5）放入牙垫，用胶布将导管固定。

（6）将套囊注入空气（5~8ml），注气量不宜过多，以气囊恰好封闭气管而不漏气为原则。

（7）胸部听诊以确定导管的位置和深度，如一侧呼吸音降低常提示导管插入过深。

知识点7：经鼻气管插管的特点及操作步骤

经鼻气管插管较经口插管困难、损伤大，但患者对导管留置较长时间易于耐受。

（1）经鼻盲探插管术

①插管前用麻黄素滴鼻数次，再滴入少许液体石蜡油，清醒患者应做咽后壁1%地卡因喷雾表面麻醉；

②右手持导管顺鼻腔的方向插入，出后鼻孔后左手托患者枕部并改变头颈部的前俯或后仰角度，右手调整导管口位置，找到导管气流响声最强的部位。

③在患者吸、呼气时将导管插入，进入气管后导管的推进阻力减退，管内呼吸音清晰。插入过程中，禁忌用暴力推进。如头部前屈过度，常误入食管，虽有阻力减退感觉，但管内无呼吸音；如头部太后仰又易使导管抵触到会厌与舌根之间，推进阻力增大。如果一侧鼻孔屡试无效，可换另一鼻孔。

（2）经鼻明视插管术：气管导管插入后鼻孔操作同经鼻腔盲探法，之后步骤同经口插管术。

知识点8：气管插管术的注意事项

（1）对呼吸困难或呼吸停止者，插管前应先行人工呼吸、吸氧等，以免因插管费时而增加患者缺氧时间。

（2）插管前检查各种用具必须完备无缺，导管套囊无漏现象。

（3）根据患者年龄、性别、身体大小选择粗细适当的气管导管进行插管，男性选用7.5~8.5F，女性可用6~8F。

（4）插管动作要轻巧、准确、迅速。

（5）导管插入气管后应检查两肺呼吸音是否对称，防止误入一侧支气管导致对侧肺不张。

（6）插管后随时检查导管是否通畅，有无扭曲。吸痰时尽量注意无菌操作，并且每次吸痰时间不应大于15秒。必要时，先予吸氧片刻后再吸引，以免加重缺氧。

（7）插管时间一般不超过48小时。

（8）向上提拉喉镜手柄，使着力点在镜片前端，切忌以门齿为支点，以免造成门齿脱落损伤。

（9）患者必须恢复自主呼吸，并且咳嗽反射、吞咽反射恢复，方可拔管。并注意观察患者对拔管的反应，保持呼吸道通畅。重症患者拔管后1小时复查动脉血气变化。

第六章 环甲膜穿刺术

知识点1：环甲膜穿刺术的适应证及禁忌证

（1）适应证：上呼吸道梗阻；喉源性呼吸困难；头面部严重外伤；气管插管有禁忌或无法行气管插管术。

（2）禁忌证：有明显出血倾向者及不能合作的患者。

知识点2：环甲膜穿刺术的解剖要点

环甲膜位于颈前正中喉结的下方，位置表浅，上有甲状软骨，下有环状软骨，气管管腔大，穿刺处较薄，在皮肤下方无重要神经、血管，且不随年龄增长而钙化。经此穿刺简便，组织损伤轻，愈合快，不影响美容。

知识点3：环甲膜穿刺术的物品准备

备常规消毒用治疗盘、环甲膜穿刺包，内有细硅胶管（长15~20cm）、血管钳、5ml和10ml注射器、7~9号针头（解除喉梗阻时用粗套针）、16~18号针头（留置导管用）、纱布、棉球、无菌手套、2%普鲁卡因、1%地卡因。

知识点4：环甲膜穿刺术的操作方法

（1）患者取仰卧位，去掉枕头，肩部垫起，头后仰。

（2）操作者用一根粗注射针头（16号）在行局部皮肤消毒后，以示、中指固定环甲膜两侧，右手持注射器从环甲膜垂直刺入。

（3）当针头刺入环甲膜后，即可感到阻力突然消失或落空感，并能抽出气体，患者可出现咳嗽反射。随即上呼吸道阻塞的症状缓解。

（4）有条件时先做一皮肤切口，然后穿刺环甲膜并插入导管。必须选用不至损伤喉部的粗套管，其外径成人为6mm，小儿为3mm。亦可使用12号外套管针，长5~10cm。经环甲膜穿刺进入后，将针芯取出，外套管留于气管内。

（5）当上呼吸道完全阻塞难以呼吸时，必须插入另一大口径的气管导管针为呼吸建立通路。

知识点5：环甲膜穿刺术的注意事项

（1）穿刺时进针不要过深，以免损伤喉后壁黏膜。

（2）必须回抽有空气，确定针尖在喉腔内才可注射药物。

（3）注射药物时嘱患者勿吞咽及咳嗽，注射速度要快，注射完毕后迅速拔出注射器及针头。

（4）用消毒干棉球压迫穿刺点片刻。针头拔出以前应防止喉部上下运动，否则容易损伤喉部的黏膜。

（5）注入药物以等渗盐水配制，pH要适宜，以减少对气管黏膜的刺激。

（6）在初期复苏成功后应改做正规气管切开或立即作消除病因（如异物的摘除等）的处理。

（7）环甲膜穿刺通气用的针头及T形管应作为急救常规装备消毒备用。接口必须紧密不漏气。

（8）个别情况下穿刺部位有较明显的出血时应注意止血，以免血液反流入气管内。

第七章 心脏电复律术

知识点1：心脏电复律的概念

心脏电复律又称心脏电除颤，是指用电复律器瞬间释放较强的脉冲电流通过心脏，使心肌各部分同时除极，以消除异位心律，使窦房结重新控制心搏，从而恢复窦性心律的一种方法。

知识点2：心脏电复律的类型

（1）同步电复律：是指通过同步触发装置，利用患者心电图的R波触发放电，使电流落在R波降支上，从而避开心室的易损期，以免诱发室颤。此法适用于除室扑、室颤、无脉性室速以外的异位快速心律失常。

（2）非同步电复律：是指可在心动周期的任何部位放电，仅适用于室颤、室扑及无脉性室速。

知识点3：非同步电复律的概念

心室颤动时，各心室肌所处激动位相不一致，一部分心肌尚在不应期，而另一部分心肌已经复极，故在任何时候通过高压脉冲电流都足以使心肌纤维同时除极，称为非同步电复律或非同步电除颤。

知识点4：影响电复律成功的因素

影响电复律成功的因素：①电能大小；②异位起搏点兴奋性高低；③窦房结起搏功能。

知识点5：心脏电复律术的适应证

（1）心室颤动，是电复律的绝对指征。

（2）慢性心房颤动（房颤史在1~2年以内），持续心房扑动。

（3）阵发性室上性心动过速，常规治疗无效而伴有明显血流动力学障碍者，或预激综合征并发室上性心动过速而用药困难者。

（4）呈1:1传导的心房扑动。

知识点6：心脏电复律术的禁忌证

（1）缓慢心律失常，包括病态窦房结综合征。

（2）洋地黄过量引起的心律失常（除室颤外）。

（3）伴有高度或完全性传导阻滞的房颤、房扑、房速。

（4）严重的低血钾暂不宜做电复律。

（5）左房巨大，心房颤动持续1年以上，长期心室率不快者。

知识点7：心脏电复律术的术前准备

（1）物品准备：电复律器、心电图机、抢救车、硬板床或木板一块、氧气、盐水纱布、橡皮手套、抢救器械和药品等。

（2）患者准备

①对择期做复律的患者，做好思想工作，消除恐惧心理，取得良好配合。必要时术前给予镇静剂；

②试服奎尼丁的患者，应观察心率、心律、血压、脉搏及有无奎尼丁反应。服用洋地黄患者，术前需停药1~2天；

③房颤、有栓塞史者，需先抗凝治疗2周后再复律；

④电击前禁食，以免胃内容物反流而窒息；

⑤记录心电图以供对照，并选择P波明显的导联测试电复律器的同步功能。

知识点8：心脏电复律术的操作步骤

（1）患者仰卧于在硬板床上或放置心脏按摩板一块。建立静脉通路。

（2）术前做12导联心电图供对照，选R波较大的导联测试复律机的同步功能。

（3）选用地西泮（安定）15~30mg做静脉麻醉至患者呈蒙眬或嗜睡状态，必要时亦可加硫喷妥钠。麻醉过程中严密观察呼吸，有呼吸抑制时，面罩加压吸氧。神志丧失或病情危急者无需麻醉。

（4）两电极板上涂满导电糊或包以生理盐水浸湿的纱布。2个电极板分别紧贴胸骨右缘第二、三肋间和心尖部。按需要量充电，心室颤动为250~300Ws非同步复律。室性心动过速为150~200Ws，心房颤动为150~200Ws，心房扑动为80~100Ws，室上性心动过速100Ws，均为同步复律。

（5）放电后随即听心率和观察心电图改变，如复律未成功，可增加电功率再次复律。二次电击需间隔10~15分钟。复律后有室颤、室性心动过速等心律失常出现时紧接再次复律。

知识点9：心脏电复律术并发症的防治

（1）电击伤：电极板置放局部皮肤可出现红斑、灼痛，3~5 天自行消退，不必治疗。

（2）短暂心律失常：电击后常见有窦性心动过缓伴逸搏。心率低于 50 次/分时，可用阿托品 1~2mg 静注。房性早搏、交界区心律失常持续时间短暂，可自行消失，无需治疗。频发室性早搏呈二联律或短暂室速时，可予利多卡因 50~100mg 静注，继以静滴维持。电复律偶尔出现室颤，即用非同步电除颤；也可偶尔发生心脏停搏，应立即按心脏骤停治疗。发生心脏停搏以服用普萘洛尔（心得安）者多见，故术前 3 天应停用此药。

（3）心肌损伤：多见于高能量电击者，表现为血清酶升高［肌酸磷酸激酶（CPK）、乳酸脱氢酶（LDH）、血清门冬氨酸氨基转移酶（AST）］，ST~T 改变，可历时数小时或数日。操作时应尽量避免选用高能量，两电极板不能距离过近。

（4）血栓栓塞：1%~6%的慢性房颤患者可出现栓塞，故对术前有血栓史者应给予抗凝治疗。

（5）呼吸抑制：多见于镇静药使用过量或静脉给药速度过快所致，应做好面罩给氧、正压通气或气管插管等准备工作。

（6）肺水肿：发生率约为 3%，可能原因包括：①缺氧情况下，心肌损伤明显，此时电击能量过大，电击次数过多，可引起肺水肿。②左、右心房或左、右心室功能恢复不一，左心房或左心室功能较差，以致右心室到肺循环的血液超过左心室搏出量，此外，也可由肺栓塞所致。肺水肿多在电击后 1~3 小时内发生。如发生肺水肿，应按肺水肿常规治疗。

（7）低血压：发生率为 1%~3%。当使用高能电击或硫喷妥钠麻醉时易出现，多在数小时内自行恢复，但需密切观察患者。

（8）起搏器失灵：对安置起搏器的患者，电复律可引起起搏阈值升高，感知灵敏度降低，导致起搏器失灵。这与起搏器质量（抗干扰能力）及复律所用电能有关。对应用体外临时起搏器的患者，电击时宜关闭起搏器电源，电击后再接上。对安装埋藏起搏器的患者，进行电复律时，应尽可能用较小的有效电能，电极板最好采用一前一后位，以减少进入起搏系统的电能。如电击后起搏阈值升高和感知灵敏度降低，可试用泼尼松龙治疗。

知识点 10：心脏电复律术的注意事项

（1）电复律前，应做好患者的思想工作，让患者明白电复律的步骤，以取得合作。

（2）注意安全。所有与患者接触的仪器都应接好地线。严格操作规程，充电、放电要准确。

（3）参加电复律的人员应分工明确，有条不紊，尽量最大可能做到麻醉深浅适宜，电极板放置得当，充电数量准确、复律放电同步，描图动作迅速，整个步骤协调一致。

（4）复律成功后严密监护 4~8 小时，以预防发生恶性心律失常。

第八章 深静脉置管术

知识点1：深静脉置管术的概念

深静脉置管术是指监测中心静脉压及建立有效输液给药途径的方法，已广泛应用在急危重患者的救治中。

知识点2：深静脉置管术的适应证及禁忌证

（1）深静脉置管术的适应证：①严重创伤、休克、急性肾衰竭等危重患者，需监测中心静脉压者；②需长期静脉营养治疗者；③需经静脉输注高渗溶液或强酸强碱类药物者；④体外循环下各种心脏手术；⑤估计手术中可能出现血流动力学变化的大手术；⑥经静脉放置心脏起搏器者。

（2）深静脉置管术的相对禁忌证：①局部破损、感染；②有出血倾向者。

知识点3：深静脉置管术的置管路径及解剖要点

（1）锁骨下静脉：锁骨下静脉是腋静脉的延续，起于第1肋骨的外侧缘，成年人长为3~4cm。前面是锁骨的内侧缘，在锁骨中点稍内，位于锁骨与第1肋骨之间略向上向内呈弓形而稍向内下，向前跨过前斜角肌于胸锁关节处与颈内静脉汇合为无名静脉，再与对侧无名静脉汇合成上腔静脉。

（2）颈内静脉：颈内静脉起源于颅底，颈内静脉全程均被胸锁乳突肌覆盖，上部位于胸锁乳突肌的前缘内侧，中部位于胸锁乳突肌锁骨头前缘的下面和颈总动脉的后外侧，下行至胸锁关节处与锁骨下静脉汇合成无名静脉，继续下行与对侧的无名静脉汇合成上腔静脉进入右心房。一般选用右侧颈内静脉穿刺置管，因为右颈内静脉至无名静脉入上腔静脉几乎为一直线，置管方便，且在右侧没有胸导管，同时右侧胸膜顶部较左侧低，故穿刺相对安全。

（3）股静脉：在腹股沟韧带的下方，髂前上棘和耻骨联合连线的中点即是股动脉，可及动脉搏动，在其内侧为股静脉。

知识点4：深静脉置管术的操作要点

（1）右锁骨下静脉穿刺：穿刺点位于锁骨与第1肋骨相交处，即锁骨中1/3段与外1/3

交界处，锁骨下缘1~2cm处，也可由锁骨中点附近进行穿刺。

（2）颈内静脉穿刺：患者仰卧，头低位，右肩部垫起，头后仰使颈部充分伸展，面部转向对侧。颈内静脉穿刺可分为前、中、后路。①前路穿刺时操作者以左手示指和中指在中线旁开3cm，于胸锁乳突肌的中点前缘相当于甲状软骨上缘水平触及颈总动脉搏动，并向内侧推开颈总动脉，在颈总动脉外缘约0.5cm处进针，针轴与皮肤呈30°~40°，针尖指向同侧乳头或锁骨的中、内1/3交界处。②中路穿刺时穿刺点为锁骨与胸锁乳突肌的锁骨头和胸骨头所形成的三角区的顶点，该点距锁骨上缘3~5cm，进针时针轴与皮肤呈30°，与中线平行直接指向足端，如果穿刺未成功，将针尖退至皮下，再向外倾斜10°，指向胸锁乳突肌锁骨头的内侧后缘，常能成功。③后路穿刺时则以胸锁乳突肌的后外缘中、下1/3的交点或在锁骨上缘3~5cm处作为进针点。

（3）股静脉穿刺：患者取平卧位，以左手示指和中指摸准股动脉的确切位置，在股动脉内侧2~3mm处进针，针尖指向肚脐，针轴与皮肤呈30°。

知识点5：深静脉置管术的过程

（1）穿刺前告知患者或家属有关穿刺的目的、风险及预防措施，取得知情同意。

（2）严格遵循无菌操作原则，有条件的应在手术室进行。局部皮肤常规消毒后，铺手术巾。

（3）局部麻醉后，可用注射器细针经穿刺点以相应的方向做试探性穿刺，边进针边抽动针筒使管内形成负压。

（4）试穿抽到静脉回血确定深静脉的位置后，即可换用导针穿刺置管，导针的穿刺点和穿刺方向与试探性穿刺相同，负压进针一旦进入深静脉的位置后即可抽得大量回血，确定为静脉血后，使导针的整个斜面在静脉腔内，并保持斜面向下，以利导丝推进。

知识点6：深静脉置管术的注意事项

（1）严格无菌操作，严防感染。

（2）应掌握多种进针穿刺技术，不可在同一部位反复多次穿刺，以免造成局部组织的严重创伤和血肿。

（3）对于低血容量的患者，有时穿透静脉也未能抽到回血，这时可缓慢退针，并边退边回抽，往往在退针过程中会抽得回血。

（4）穿刺过程中，若需改变穿刺方向，必须将针尖退至皮下，以免增加血管的损伤。

（5）锁骨下静脉穿刺如操作不当，可发生气胸、血胸、气栓、血肿等并发症，故操作者应熟悉该静脉周围的解剖关系。一般来说，右侧穿刺较左侧易成功。

（6）中心静脉在吸气时可能形成负压，穿刺过程中，更换输液器及导管和接头脱开时，尤其是头高半卧位的患者，容易发生空气栓塞。患者应取头低位穿刺，插管时嘱患者不要大幅度呼吸，可避免空气栓塞的可能。

（7）导管质地不可太硬，插入深度以导管顶端插至上腔静脉与右心房交界处即可，不宜过深，以免发生大血管及心脏损伤。

（8）穿刺成功后应立即缓慢推注生理盐水，以免血液在导管内凝固，阻塞管腔。

（9）硅管固定要牢靠，以防脱出。

第九章 中心静脉压测定术

知识点1：中心静脉压的概念

中心静脉压（central venous pressure，CVP）是指血液流经右心房及上、下腔静脉胸腔段的压力，正常值为5~12cmH$_2$O。

知识点2：中心静脉压测定术的适应证

对严重创伤、休克、急性循环衰竭、急性肾衰竭等危重患者，需定期监测中心静脉压，以评价患者的心功能、液体容量负荷多少以指导输液治疗。帮助心脏压塞的鉴别诊断，判断少尿或无尿的原因是血容量不足还是肾衰竭。

知识点3：中心静脉压测定术的原理

中心静脉测压的解剖依据在于通过中心静脉导管，依据“U”形管测压的物理学原理，测定血液流经右心房及上、下腔静脉胸腔段（即中心静脉导管头的抵达位置）的压力。

知识点4：中心静脉压测定术的操作要点

（1）置入中心静脉导管。

（2）用三通接头连接好测压装置，三通的前端与中心静脉导管相连，侧端连接测压管，并将测压管垂直固定在有刻度的标尺上，或测压管连接压力传感器，通过监护仪测压，同时可以观察到中心静脉的波形变化。三通的尾端与输液器相连，不测压时可作输液用。检查回血良好，液面随呼吸上、下波动以确保管道通畅。

（3）零点调节：将测压管刻度上的“0”调到与右心房相平行（相当于平卧时腋中线第4肋间）水平处。用水平仪标定右心房水平在测压管上的读数，该读数就是零点。用仪器测压，则可直接按调零钮自动调定零点。

知识点5：影响中心静脉压测定的因素

（1）病理因素：导致中心静脉压力偏高的情况包括：张力性气胸、心脏压塞、右心衰竭及全心衰竭、房颤、支气管痉挛、缺氧性肺血管收缩、输血输液过量、肺梗死、纵隔压迫、缩窄性心包炎、腹内高压等；导致中心静脉压力偏低的情况有：低血容量、脱水、周围血管张力下降等。

（2）神经体液因素：主要导致中心静脉压力偏高，包括：交感神经兴奋、儿茶酚胺、抗利尿激素、肾素、醛固酮分泌增多。

（3）药物因素：导致中心静脉压力偏高主要包括测压时或测压前应用血管收缩药；导致中心静脉压力偏低的情况包括：应用血管扩张药或强心药、输注50%的糖水或脂肪乳剂后测压。

（4）其他因素：导致中心静脉压力偏高的情况，包括：体位改变等使零点位置低、床头下降、插管过浅、IPPV（间歇正压通气）和PEEP（呼气末正压通气）时可使CVP升高2~5cmH_2O；导致中心静脉压力偏低的情况，包括：体位改变等使零点位置高、床头抬高、插管过深至右心室。

第十章 三腔二囊管压迫术

知识点1：三腔二囊管压迫术的适应证

三腔二囊管压迫止血适用于肝硬化食管-胃底静脉曲张破裂出血的患者，通过气囊压迫胃底部黏膜下静脉而达到止血目的，是一项及时有效的抢救措施。

知识点2：三腔二囊管的使用方法

三腔二囊管一般经鼻腔插入，也可经口腔插入，应用于抢救药物或内镜治疗无效的食管静脉曲张致上消化道出血的患者。

知识点3：三腔二囊管的原理

三腔二囊管的原理是利用充气的气囊分别压迫胃底和食管下段的曲张静脉，以达到止血的目的。

知识点4：三腔二囊管的组成

三腔二囊由一个多腔的橡胶管以及分别和其中的两个管道连接的两个可收缩的气囊组成。

知识点5：三腔二囊管压迫术的物品准备及注意事项

（1）治疗盘：内盛双气囊三腔管、止血钳 2 把、镊子 2 把、纱布、弯盘、石蜡油、50ml 注射器。

（2）其他用物：血压计、听诊器、宽胶布、生理盐水、床边牵引装置有 500g 的砂袋，滑车牵引固定架、绷带。

用前要先检查双气囊三腔管的气囊是否漏气，管腔是否通畅，并测定充盈双囊（食管、胃）气体的容量和气压，分别标记出 3 个腔的通道。要求囊内压力要足够，膨胀均匀，一般测试食管囊注气量 80～100ml，胃囊注气量 200～300ml，用血压计测压，食管囊压力为 4. 0～5. 3kPa（30～40mmHg），胃囊压力为 6. 6～8. 0kPa（50～60mmHg）。

知识点6：三腔二囊管压迫术的操作方法

（1）检查三腔管气囊有否漏气，分别做好3个管腔的标记。

（2）告诉置管的必要性及配合事项，安定患者的情绪，取得患者的合作。

（3）清洁鼻腔，润滑三腔管前端及气囊，由鼻腔慢慢插入。

（4）三腔管插入50~55cm，明确已达胃腔，暂做固定后向胃气囊充气200~300ml（压力维持在40~50mmHg），提拉三腔管有轻微阻力，则提示胃气囊已压于胃底贲门部，立刻夹紧管口。然后将三腔管轻轻向外牵拉至感到有中等阻力、不能再外拉出为止，此时膨胀的气囊压在胃底部。用宽胶布将三腔管外端固定于患者鼻孔处。

（5）经胃腔管注入冷盐水洗胃，如无继续出血则不必充气食管气囊；若冲洗胃液仍有出血，须再充气食管气囊。可用50ml注射器向食管囊注气100~120ml，囊内压力4.67~6kPa，即可压迫食管下段。用止血钳夹住食管囊管，然后改用管夹。胃管囊和食管囊须分别标记。

（6）利用滑车装置，悬以重量约500g的物品作牵引，以固定压迫位置，避免三腔管滑入胃内。

（7）冲洗胃减压管，然后连接于胃肠减压器，观察胃内是否继续出血。

（8）出血停止24小时后，可放掉食管囊内气体，放松牵引，继续观察有无出血。24小时后无出血者，拔除三腔管，先口服液体石蜡后20~30ml，抽尽食管及胃气囊内气体，缓缓拔管。

知识点7：三腔二囊管压迫术的注意事项

（1）用前应检查管和囊的质量，橡胶老化或气囊充盈后囊壁不均匀者不宜使用。

（2）防止三腔管的被牵拉出来，必须先向胃气囊内充气，再向食管囊充气。其充气量太少达不到止血目的；充气量过多，食管易发生压迫性溃疡。

（3）定时用注射器抽取胃液，以观察出血是否停止。必要时可于胃管内注入冷盐水，加去甲肾上腺素4~8mg，或注入其他止血药物。

第十一章 漂浮导管测定术

知识点1：漂浮导管的概念

漂浮导管是右心导管的一种，通常从颈内静脉置入，经上腔静脉进到右心房、右心室，再进入肺动脉及其分支，又称肺动脉导管或Swan-Ganz导管。

知识点2：评价心肺功能和病变的严重程度的方法

通过肺动脉导管可同时连续监测右心各部位、肺动脉的压力（PAP）和心排血量（CO）、右心室射血分数（EF%）、右心室舒张末期容积（RVEDV）和混合静脉血氧饱和度（SvO_2），以及测定中心静脉压（CVP）和肺动脉楔压（PAWP），判定心内容量，并计算心内分流量、全身血管和肺血管的阻力、氧供和氧耗量，来评价心肺功能和病变的严重程度。

知识点3：漂浮导管测定术的适应证

心肌梗死、严重心力衰竭、休克、肺水肿、肺动脉高压或心胸外科和大血管术后。

知识点4：漂浮导管测定术的相对禁忌证

三尖瓣或肺动脉瓣狭窄、右心房或右心室内赘生物、法洛四联症、严重心律失常、凝血功能障碍或近期置起搏导管。

知识点5：漂浮导管测定术的解剖要点

常用经皮颈内静脉和股静脉穿刺置入。右颈内静脉是置入漂浮导管的最佳途径，导管可直达右心房，从皮肤到右心房的距离最短，操作方法也易掌握，并发症少。也可经股静脉穿刺置管，但达右心房的距离较长，进入肺动脉稍难，而且经导管感染的机会增多。

知识点6：漂浮导管测定术的操作要点

（1）在严格无菌的条件下进行漂浮导管置入的操作。

（2）备好除颤器和必要的急救药物，连续监测患者的心电、血压、脉搏、氧饱和度。

（3）置管前首先准备好换能器、监护仪和各种连接导管，将换能器进行调零和校正，并在导管置入的过程中，依据压力和波形的变化来判断导管所到达的位置。

（4）常规消毒铺巾，皮肤穿刺点局部麻醉后用带有 18G 针头的注射器，穿刺颈内静脉，成功后经针腔内置入导引钢丝，退出穿刺针，皮肤进针处用尖刀切开，扩张器轻轻扩张皮下，并直达浅筋膜。

（5）选择合适的导管，用配备的 1ml 注射器向气囊内充入 1ml 空气，测试气囊的完整性，用肝素生理盐水预冲导管的各个管腔并套上导管保护套，连接测压装置监测压力，经导管鞘置入导管。

（6）经颈内静脉途径进入的漂浮导管，在置入 20cm 时，管端可达右心房，可记录到低平的静脉压波形。

（7）当导管插入肺动脉时，收缩压改变不大，而舒张压显著升高，大于右心室舒张压，呈现肺动脉压力波形。再将导管继续推进，即可嵌入肺小动脉分支，最佳嵌入部位应在左心房水平肺动脉第一分支，并出现 PAWP 波形，表明导管末端已达满意嵌入部位。

知识点 7：漂浮导管测定术的注意事项

（1）导管从腔静脉到肺动脉应在监视器上顺序显示右心房、右心室、肺动脉和肺动脉楔压不同特征的波形和压力。如果由心房的波形和压力直接转入“楔入”的波形和压力，应高度怀疑导管误入颈静脉或下腔静脉属支的可能，这时需要床边 X 线片检查证实。

（2）在解剖上，肺脏可以被理想地划分为上、中、下 3 带。在上带，肺血管静脉端压力（Pv）<肺血管动脉端压力（Pa）<肺内压 PA，因此血管呈闭合状；在中带，Pa>PA>Pv，血流仍不通畅；在下带，Pa>Pv>PA，血管开放。因此如导管插至上、中带肺血管，将明显受肺内压影响。只有插入下带肺血管内，才能真正反映血管内压，在 X 线片下相当于心房水平。

知识点 8：漂浮导管测定术预防心律失常

包括房性期前收缩、室性期前收缩、室上速、室速甚至室颤等。右心室功能不全患者更易发生。如仅出现短暂的室上速和期前收缩，只要把导管往后退出，心律失常通常会转为正常，然后再改变方向和角度置入肺动脉。发生持续性的快速室性心律失常甚至室颤时，应及时电复律。

知识点 9：漂浮导管测定术预防急性肺水肿、心力衰竭

常见于重度二尖瓣狭窄、肺动脉高压及巨大心脏患者。与患者精神过度紧张、心功

能代偿不良、术中推注盐水过多及导管置入过程中发生了各种心律失常有关。在置入导管时，患者一旦发生咳嗽、气短、心率增快和双肺出现哮鸣音时，应及时撤出导管，头高位，给予氧气吸入，同时应给予地塞米松、毛花苷 C 等药物，必要时行气管内插管，辅助呼吸。

留置漂浮导管时可能会造成肺动脉破裂、血栓性静脉炎、附壁血栓、静脉血栓、肺梗死、瓣膜/心内膜炎和导管相关性感染等，留置时间一般为 3~5 天。

第三篇
急诊常用治疗技术

第十二章　急诊人工心脏起搏术

第一节　人工心脏起搏器的原理

知识点1：人工心脏起搏的概念

人工心脏起搏是指通过人工心脏起搏器，简称起搏器，发放一定形式的脉冲电流，通过导线和电极刺激心脏，代替心脏的起搏点引起心脏收缩的诊断和治疗心律失常的方法。

知识点2：人工心脏起搏器的原理

人工心脏起搏的生理基础是心肌对各种微电流刺激可产生收缩反应。心脏起搏就是利用心肌的这一生理学特性，通过起搏器的脉冲发生器定时发放已设定频率的脉冲电流，通过导线和电极传递，刺激电极触及的心房或心室肌，人为地造成异位兴奋灶，取代正常心脏起搏点引起心脏激动，局部心肌细胞受到刺激而兴奋后，通过细胞间缝隙或闰盘连接向周围心肌传导，最终导致整个心房或心室的兴奋和收缩。

知识点3：人工心脏起搏发挥作用的前提

人工心脏起搏发挥作用的前提是心肌必须具有兴奋、传导和收缩功能。同时，起搏器发放的脉冲也必须达到一定的强度，才能兴奋心肌细胞，引起心肌收缩的最低脉冲刺激强度，称为起搏阈值，即能够在心肌不应期以外持续有效地使之除极的最低电流或电压。

知识点 4：影响人工心脏起搏阈值高低的因素

影响人工心脏起搏阈值高低的因素：①心肌的特性；②电极与心肌的距离；③端电极的极性与表面积；④起搏脉冲的宽度；⑤电解质紊乱；⑥药物作用；⑦饮食和睡眠等生理情况也会影响起搏阈值。

知识点 5：端电极的概念

端电极是指与心内膜接触的电极，位于电极导线顶端。

知识点 6：起搏脉冲的宽度的概念

起搏脉冲的宽度简称脉宽，即通电时间，脉宽越窄，起搏阈值越高，脉宽>2ms 时，几乎测不到起搏阈值。

知识点 7：人工心脏起搏的适应证

人工心脏起搏主要用于治疗缓慢性心律失常，也可用于快速性心律失常的治疗。起搏器还可应用于充血性心力衰竭、心肌病、颈动脉窦高敏综合征、血管迷走性晕厥、特发性长 Q-T 间期综合征等。

知识点 8：人工心脏起搏的工作方式

（1）当患者心率减慢，低于起搏频率时，起搏器便开始工作，按设置的频率发放脉冲，夺获心室，维持心率。

（2）当发生心动过速时，则可以设置起搏器发放高频率的脉冲或期前脉冲，通过超速抑制或打断折返环来消除心动过速。

第二节　人工心脏起搏器的组成

知识点 1：人工心脏起搏系统的组成

人工心脏起搏系统包括脉冲发生器、导线和电极。

知识点 2：起搏功能的概念

起搏功能是指发生器发放起搏脉冲，经导线传至电极，刺激心脏产生兴奋和收缩。

知识点3：感知功能的概念

感知功能是指电极将心脏自身电活动回传至脉冲发生器。

知识点4：感知的概念

感知是指电极导线的顶端探查到所在心腔位置的自主心肌除极波的能力，一般用感知灵敏度来表示，心腔内电信号的振幅必须在设置的感知灵敏度以上时，才能被起搏器感知。

知识点5：脉冲发生器的组成

脉冲发生器由外壳、电路和电池组成。

知识点6：电极导线的特征

电极导线是表面绝缘的导电金属线，作用是连接起搏器和心脏，具有将脉冲传至心脏（起搏）和将心脏电活动回传至起搏器（感知）的功能。

知识点7：电极的种类

（1）单极：是指导线远端只有一个负电极，位于导线顶端，与心内膜接触，此负极与起搏器外壳构成回路，单极电极表面积小，起搏阈值低，感知灵敏度高，易发生感知过度。

（2）双极：是指导线顶端为负极，正极位于距负极1~2cm处，电流回路位于心腔内，不受电磁干扰，不易出现感知故障。

第三节　人工心脏起搏的常用模式

知识点1：人工心脏起搏器工作方式的表示

常用起搏器的工作方式可用3个字码表示。

（1）第1个字码表示起搏器刺激哪个心腔，A=心房，V=心室，D=心房和心室双心腔。

（2）第2个字码表示起搏器能感知哪个心腔的自身激动，A=心房，V=心室，D=心房和心室都能感知，O=没有感知功能。

（3）第3个字码表示起搏器感知心脏自身激动后用什么方式反应，T=触发反应；I=抑制反应；D（或T/I）=既有触发反应，又有抑制反应；O=没有反应。

知识点2：AAI表示的含义及适应证

AAI 即心房起搏心房感知抑制型，心房起搏、心房感知，感知自身心房活动后抑制心房脉冲发放。适用于窦房结功能障碍、房室传导正常者。

知识点 3：VVI 表示的含义及适应证

VVI 即心室起搏心室感知抑制型，心室起搏、心室感知，感知自身心室活动后抑制心室脉冲发生。适用于持续性房颤或心房静止而心室率缓慢者。

知识点 4：DDD 表示的含义及适应证

DDD 又称生理性或全能型起搏模式，心房和心室双重感知、触发和抑制双重反应。适用于窦房结功能障碍和（或）房室传导阻滞者，禁用于持续性房颤或心房静止。

知识点 5：VDD 表示的含义及适应证

VDD 心房同步心室抑制型起搏，心室起搏、心房心室双重感知，感知 P 波后心室起搏，感知 QRS 波后心室起搏受抑。适用于窦房结功能正常的房室传导阻滞者。

第四节 临时心脏起搏的适应证

知识点 1：临时心脏起搏概念

临时心脏起搏是一种非永久置入起搏电极导线的临时性或暂时性人工心脏起搏术，起搏电极导线放置一般不超过 2 周，最长不要超过 1 个月。起搏器均置于体外，待达到诊断、治疗和预防的目的后，应尽早拔除起搏电极导线。如仍需起搏，则应置入永久性起搏器。

知识点 2：临时心脏起搏的适应证

临时心脏起搏主要用于急危重症的抢救，如果缓慢性的心律失常引起血流动力学的改变或出现晕厥等临床症状，而应用异丙肾上腺素或阿托品等抢救药物后无效时，应及时行临时心脏起搏术。

知识点 3：临时心脏起搏的治疗性起搏的适应证

（1）缓慢性心律失常：包括严重的窦性心动过缓、窦性停搏、二度Ⅱ型或三度房室传导阻滞、双束支传导阻滞（BBB 或 RBBB 伴 LAHB/LPHB）等，常见于急性心肌梗死、急性心肌炎、抗心律失常药物或洋地黄中毒、高钾血症、心脏外伤、心脏直视手术等。

（2）阿-斯综合征：即心源性脑缺氧综合征，主要由严重的心动过缓或心脏停搏引起，是临时起搏的绝对指征。

（3）快速性心律失常：经药物治疗无效或不宜用药物和电复律的心动过速；反复发作的室性心动过速、室上性心动过速、心房颤动、心房扑动等；严重的心动过缓诱发的尖端扭转型室速。

知识点4：临时心脏起搏的诊断及研究性

（1）电生理检查：测定窦房结或房室结功能，明确预激综合征的类型或心律失常的发生机制。

（2）通过临时心脏起搏观察抗心律失常药物的疗效。

（3）快速性心房起搏诊断缺血性心脏病。

知识点5：临时心脏起搏的预防性或保护性

（1）安装或更换永久起搏器。

（2）冠状动脉造影及心脏血管介入治疗。

（3）对怀疑有窦房结功能障碍的快速心律失常进行电转复。

（4）对已经存在左束支传导阻滞的患者进行右心导管检查。

（5）应用抑制心脏的药物时。

（6）接受全身麻醉及大型手术。

第五节 临时心脏起搏器的置入方法

知识点1：临时心脏起搏器的置入方法的术前准备

（1）向患者家属详细讲解临时起搏的必要性和可能出现的并发症，须取得家属同意并签署知情同意书。

（2）持续心电监护，建立静脉通道，准备好抢救药物及除颤仪。

（3）备好临时起搏设备，包括静脉穿刺插管设备、临时起搏器、起搏导线等。

知识点2：经胸壁安置临时起搏电极的方法

可在床边操作，用于病情危重，患者不能搬动的时候。具有起效快、疗效确切、操作方法简单、不需要X线监护设施等优点。但是，此种起搏方法仅能作为过渡，一旦病情稳定，应尽早改为经静脉起搏。首先需要准备一根心脏穿刺针和一个细软的特殊电极（作为阴性电极），取一个普通针头刺入胸壁皮下作为阳性电极。将阴阳两个电极与起搏器连接好并打开起搏器，连接好心电监护系统。将阴性电极插入心脏穿刺针内，头端伸出穿刺针外并折叠成约30°。用小刀于胸骨左缘第4肋间或剑突下切一小口作为心脏穿刺针的穿刺点，一面插入心脏穿刺针，一面观察心电监护，出现室性期前收缩或心室起搏后再进针 1～2cm。然后仅拔出心脏穿刺针而阴性起搏电极则留在心内膜或心肌以起搏心脏。

对于已开胸做心脏按摩或心脏外科手术者，可直接在心室表面缝上心肌电极，开通起搏器，起搏心脏。

知识点 3：经静脉临时起搏的方法

目前最常用的人工心脏起搏方式。在紧急情况下，可在无 X 线条件下，经颈内静脉穿刺法置入双极起搏导管或带有气囊的漂浮起搏导管电极，在心腔内心电图监测下进行紧急床旁操作，可迅速有效地起搏。择期的心内膜起搏，首选股静脉穿刺的方法进行（或大隐静脉切开进入），其次选用锁骨下静脉、颈内静脉、颈外静脉穿刺的方法。在经股静脉穿刺插管中，股静脉的准确定位很重要。通常以左手的中指和示指触诊股动脉，以股动脉为标志，在腹股沟韧带下 2cm、股动脉内 1cm 处进行穿刺。根据患者皮下脂肪的厚薄，将装有生理盐水的注射器连接的穿刺针与皮肤成 15°～30°角进针，边进针边抽吸。当见有静脉血回吸时即指示进入静脉，退出注射器，将导引钢丝自针孔内插入，退出穿刺针保留导引钢丝。再经导引钢丝插入静脉导引鞘，退出静脉导引鞘的内套管和导引钢丝，经静脉导引鞘的外套管导入双极起搏电极，在 X 线的电视监视器下，将导管电极送达右心房。若导管电极不易进入右心室时，可将导管电极在右心房形成一弧度，或退至下腔静脉，使导管前段进入肝静脉形成弧度后再送至有心房进入有心室心尖部肌小梁处。此时，测定心腔内心电图，显示 QRS 波为 rS 型，S-T 段呈弓背向上抬高；证明电极位置良好后，测定起搏阈值，一般在 1V 以下，连接体外临时起搏器。为了防止近期阈值升高，一般起搏器输出电压应高于起搏阈值的 2～3 倍。右心室心尖部起搏的体表胸导联心电图应呈左束支传导阻滞型。

知识点 4：经食管左心房起搏的方法

应用特制的双极专用电极（电极宽 5mm，间距 3～5cm）或普通的双极起搏电极，经鼻或口腔进食管，置于左心房的部位（距门齿 40cm，食管导联 P 波呈双向，振幅较大），一般起搏脉宽为 1.5～5.0ms，起搏电压在 15～45V。由于起搏电压较大，食管壁刺激和灼痛感使部分患者不易耐受，故多用于诊断窦房结功能及进行超速抑制终止快速心动过速。

知识点 5：经气管心脏起搏的方法

应用特制的起搏导线电极，从气管导管的管腔或气管导管壁层的隧道内在插管的前端引出，根据门齿到胸骨角的长度，参考气管导管心电图形态做心房起搏，起搏阈值约 20V。此法适用于心脏复苏抢救中，既可行人工呼吸，又可行心脏起搏。

植入临时起搏电极导线有 3 种方法：经胸壁穿刺安置紧急起搏电极、开胸直接安置心肌电极和经静脉安置心内膜电极。

永久起搏器的植入需要在心血管造影室 X 线监护下进行，手术由专业的心内科医师主持。

第六节 临时心脏起搏的并发症及处理

知识点1：锁骨下静脉穿刺的并发症及处理

（1）误穿锁骨下动脉：发生率为3%，此时切勿扩张，立即拔除穿刺针，局部加压止血。

（2）气胸、血胸：发生率为1%～5%，穿刺过程中患者突然出现胸痛、呼吸困难，应考虑气胸的可能，行X线片检查，少量气胸无需处理，肺压缩30%以上则需要抽气或闭式引流。

（3）空气栓塞：操作过程中避免患者深呼吸、尽快地封堵鞘管口及迅速地送入导线等可以预防。

知识点2：电极导管移位的表现及处理

电极导管移位是临时起搏常见的并发症，发生率为2%～8%。表现为不能起搏、间歇性起搏、起搏阈值升高、感知障碍等，移位明显时，X线片检查可发现。需要重新放置，调整电极位置。

知识点3：临时心脏起搏引起的心律失常的原因、表现及处理

心律失常主要由电极导线对右心房、右心室的机械性刺激所致，常见的有房（室）性期前收缩或短阵房（室）性心动过速，如出现持续的心律失常，应回撤导线，消除对心肌的刺激，并更换部位，重新放置导线。

知识点4：临时心脏起搏引起的心肌穿孔的原因、表现及处理

心肌穿孔的发生率为0.1%，主要由于导管质硬、操作过于粗暴或导管顶端过分顶压所致，表现为胸痛、低血压、心前区心包摩擦音和不能有效起搏等。一旦发现，小心撤回导线至心腔、改变起搏位置，若有心脏压塞，应及时心包穿刺抽液并引流。

知识点5：临时心脏起搏引起的导管断裂或绝缘层破裂的表现及处理

导管断裂或绝缘层破裂多见于导线屈曲处，如锁骨下，表现为起搏无效、感知不良或局部肌肉刺激，绝缘层破裂时阻抗低，导管折断时阻抗高。需更换新的电极导线。

知识点6：临时心脏起搏引起的膈肌刺激的表现及处理

膈肌刺激表现为顽固性呃逆、腹部跳动感，可能与电极导线放置过深或起搏电压过高有关，适当降低起搏器输出电压或撤回少许导线，症状可消失。

知识点7：临时心脏起搏引起感染的原因及处理

术中污染或临时起搏器放置时间过长，可导致局部甚至全身感染。术中应严格无菌操作，一旦感染，应尽快拔除电极导线，局部消毒，严重者切开排脓、清创，先给予经验性的抗生素治疗，再根据导管培养结果选择敏感的抗生素。如果仍需临时起搏，应选择新的置入途径。临时起搏导线放置最好不要超过2周，如需继续起搏，应考虑置入永久起搏器。

第十三章 血液净化

第一节 血液净化的基本原理

知识点1：弥散的概念

任何溶质总是从高浓度处向低浓度处运动，这种依靠浓度差进行的转运称为弥散。影响弥散的因素主要是溶质分子质量和分子体积、浓度差、半透膜的阻力等。血液透析是以弥散原理为主清除溶质。

知识点2：对流的概念

溶质随溶剂（水）移动的方向通过半透膜，跨膜的动力是膜两侧的水压差，清除溶质速度比弥散快。血液滤过是以对流原理为主清除溶质。

知识点3：超滤的概念

人为加大一侧（透析液侧）负压或增大另一侧（膜内血压）正压来增加跨膜压，使水分从血液向透析液方向移动称为超滤。跨膜压是超滤的动力，由静脉压和渗透压组成，利用增加渗透压（透析液或置换液）产生的超滤作用又称渗透超滤。

知识点4：吸附的概念

使患者血液与固态吸附剂接触，以清除体内某些代谢产物、毒物或过量药物，目前多选用半透膜、活性炭、树脂等作为吸附剂。血液灌流是以吸附的原理清除溶质。

第二节 血管通路的建立

知识点1：血管通路的概念

所谓血管通路是指把血液从体内引出，进行血液净化治疗后再输回到体内的途径。血管通路是血液净化治疗的先决条件，根据临床患者的需要，血管通路可分为临时性血管通路和永久性血管通路两大类。

知识点2：临时性血管通路的概念

临时性血管通路是指在短期内能建立并立即使用的血管通路，一般能维持数小时至数月。

知识点3：临时性血管通路的适应证

临时性血管通路的适应证有：①急性肾衰竭者；②慢性肾衰竭急性恶化或内瘘条件成熟前，需紧急进行血液净化者；③急性药物或毒物中毒、脓毒症、多器官功能衰竭、自身免疫性疾病等需紧急血液净化者。

知识点4：临时性血管通路的途径

（1）直接穿刺法：包括直接静脉穿刺，可选用股静脉、肘正中静脉和大隐静脉；直接动脉穿刺，可选用股动脉、肱动脉和足背动脉。

（2）血管插管法：采用Seldinger技术，插入单针双腔导管，多采用锁骨下静脉、颈内静脉、股静脉。

（3）动-静脉外瘘：对穿刺或插管有困难又急需血液净化的患者可选择桡动脉与邻近的头静脉，结扎动、静脉远心端，在近心端分别插入外瘘管，将外瘘管从皮下引出，用连接头连接动-静脉外瘘管以备用。

知识点5：永久性血管通路的概念

永久性血管通路是指在血液透析中能使用数月至数年的血管通路。

知识点6：永久性血管通路的适应证

慢性肾衰需长期进行血液净化者多采用永久性血管通路。

知识点7：永久性血管通路的途径

（1）动-静脉瘘：四肢任何动脉与静脉接近的部位均可做内瘘，首选桡动脉与头静脉。

（2）血管插管法：采用Seldinger技术，插入长期双腔导管，多在选瘘困难者采用。

第三节 血液透析

知识点1：血液透析的概念

血液透析是指血液与透析液之间进行溶质交换的过程，是由透析机、水处理设备、透析液和透析器组成的系统完成。

知识点 2：血液透析的基本原理

血液透析疗法（hemodialysis，HD）是根据膜平衡原理，利用半透膜两侧的溶质浓度梯度差，将血液通过半透膜与透析液接触，以弥散、对流等方式清除体内溶质和水分的一种净化方式。可以清除体内潴留的水分、电解质及代谢产物，如尿素、肌酐等小分子物质、部分中分子物质如胍类等，并同时补充需要的物质，纠正电解质和酸碱平衡紊乱，维持内环境稳定，但不允许大分子（分子量超过 35000）的物质如蛋白质、致热原、病毒、细菌以及血细胞等通过。血液透析疗法替代了正常肾脏的部分排泄及调节功能，延长了患者的生命，是抢救急、慢性肾衰竭、严重电解质紊乱等疾病的最有效措施之一。

知识点 3：血液透析中的溶质转运方式

（1）弥散：是指溶质分子或颗粒从高浓度处向低浓度处转移。

（2）对流：是指溶质随着溶剂移动而移动，比弥散要快。

（3）渗透：是指水通过半透膜从低渗透压侧向高渗透压侧移动。

（4）超滤：是指人为加大膜一侧（透析液侧）负压或增大另一侧（膜内血液）正压来增加跨膜压，使水分从血液向透析液方向移动。

知识点 4：血液透析的血管通路的组成

（1）暂时性血管通路：直接动静脉置管和经皮中心静脉置管。

（2）永久性血管通路：动静脉内瘘和移植性动静脉内瘘，前者最常用。

知识点 5：血液透析的适应证

（1）急性肾衰竭。

（2）慢性肾衰竭。

（3）急性药物或毒物中毒。

（4）其他：包括难治性充血性心力衰竭、急性肺水肿、肝性脑病、高胆红素血症、肝硬化顽固腹水、肝肾综合征、严重电解质紊乱及酸碱失衡、肾病综合征、高尿酸血症、银屑病（牛皮癣）、精神分裂症等，行血液透析治疗均有一定疗效。

知识点 6：血液透析的相对禁忌证

随着血液净化技术的提高和净化方法的增多，严格意义上血液净化均无绝对的禁忌证，相对禁忌证包括：①休克或收缩压低于 80mmHg；②大手术后 3 天内或有严重出血或出血倾向者；③未控制的严重糖尿病；④严重心律失常、心功能不全不能耐受体外循环者；⑤严重高血压，收缩压>26.7kPa（200mmHg），舒张压>17.3kPa（130mmHg）或脑血管意外者；⑥严重感染如脓毒症；⑦恶性肿瘤晚期；⑧极度衰竭、临终患者；⑨精神病及不合作者，或家属不同意透析者。

知识点7：血液透析的临床实施

（1）透析前的准备：包括透析室的消毒，透析液供给装置和透析器的消毒、冲洗，以及对患者进行全面检查等。

（2）透析开始：包括动-静脉外瘘或内瘘和透析器的动-静脉管道连接，抗凝，开动血泵进行血液透析。

（3）在每次透析过程中，应记录患者的血压、心率、呼吸和体温。监测透析液流量、温度、负压、导管中血液流量、注意有无漏血、溶血及凝血现象，严防透析导管脱出而引起大出血。

（4）终止透析：包括透析器内血液还归患者，结束透析。

（5）透析后处理：透析后须对患者监测生命体征、体重，抽血检查肌酐、尿素氮、钾、钠、氯、血气分析、血常规，必要时查钙、磷，以判定透析效果，有无电解质紊乱，并做相应调整，同时为下一次制订透析方案做准备。透析结束后尚需透析器处理，动-静脉管道处理，透析液供给装置的处理。

知识点8：肝素在血液透析过程中的作用

能阻止凝血酶原变为凝血酶，并抑制Ⅻ、Ⅸ、Ⅱa等凝血因子，可防止血液在透析器等体外管道中凝集。

知识点9：血液透析中常用的抗凝方法

血液透析中常用的抗凝方法有5种：①全身肝素化法；②小剂量肝素化法；③低分子量肝素（LMWH）抗凝法；④枸橼酸盐抗凝法；⑤无肝素透析。

知识点10：血液透析中全身肝素化法的方法

透析前按每公斤体重0.5~1.0mg计算，一次静脉注入。透析开始后每小时于动脉端追加肝素5~10mg，每小时监测1次凝血时间，透析结束前0.5~1小时停用肝素。此法适用于一般无出血倾向、无手术创面的患者，对急性肾衰竭及贫血不严重的患者，用量应略增大。如透析过程中静脉压增高，气泡驱除器中气泡增多，提示肝素用量不足，即将出现凝血的征象，应立即追加肝素10mg；慢性肾衰伴严重贫血的患者，肝素量应适当减少。

知识点 11：血液透析中小剂量肝素化法的方法

对于有出血倾向、曾有过出血病史、出血性心包炎、手术后 3 天内、活动性出血刚获控制的透析患者，是一种安全、有效的肝素化方法。透析前给予肝素首剂 6mg 静推，透析开始后持续给予肝素 5mg/h，透析结束前 30 分钟停用或不停用肝素均可。

知识点 12：血液透析中低分子量肝素（LMWH）抗凝法的方法

低分子量肝素较普通肝素出血概率低，具体使用方法为：血细胞比容<30%时，剂量为 60U/kg，血细胞比容≥30%时，剂量为 80U/kg；血液透析 4 小时以内时，以上剂量于透析前一次性静注不需再追加剂量；透析时间 5 小时以上时，则以上剂量的 2/3 于透析前给药，1/3 于透析 2.5 小时后给药。

知识点 13：血液透析中枸橼酸盐抗凝法的方法

存在活动性出血或高危出血倾向患者，可用 1.6mmol/L 枸橼酸钠于动脉端持续泵入，速度 35～40ml/h。

知识点 14：血液透析中无肝素透析的方法

活动性出血或高危出血倾向患者可采用无肝素透析。目前有两种方法：①预先用含肝素 3000U/L 的生理盐水冲洗动、静脉管路和透析器，并灌满 30 分钟。开始透析时放弃预充液，并以生理盐水冲洗，透析时血流量至少在 250～300ml/min，每 15～30 分钟用 100～250ml 生理盐水快速冲洗透析器一次，选用性能较好的透析膜如聚丙烯腈膜，有凝血倾向时及时更换透析器；②采用纤维素血仿膜，极少激活补体，维持血液透析 4 小时，不用抗凝剂。

知识点 15：血液透析的并发症

（1）急性并发症：①首次使用综合征：A 型、B 型；②透析失衡综合；③心血管并发症：高血压、低血压、严重心律失常、心力衰竭、心包炎、心绞痛及心肌梗死、心脏骤停；④发热；⑤肌肉痉挛疼痛；⑥出血；⑦血液透析过程中技术事故造成的并发症：透析液异常导致的并发症、空气栓塞。

（2）血管通路相关并发症：常见的有局部感染、出血、假性血管瘤、血栓形成等，个别可引发心内膜炎。

（3）远期并发症：①贫血；②透析性骨病；③透析性脑病；④血源性传染病。

知识点 16：血液透析的首次使用综合征 A 型的特点

A 型为严重过敏反应（Ⅰ型反应），发生率约 5/10 万，多发生于透析开始 20~30 分钟，而以前 5 分钟多见，症状包括呼吸困难、内瘘部位灼热感、荨麻疹、流涕、流泪、腹部痉挛性疼痛、腹泻，严重者可有濒死感甚至心脏骤停。发生后应立即停止透析，丢弃透析器内血液，并使用异丙嗪、糖皮质激素、肾上腺素等。预防其发生主要应预冲透析器、避免使用环氧乙烷消毒透析器等。

知识点 17：血液透析的首次使用综合征 B 型的特点

B 型为与透析器有关的非特异性反应（Ⅱ型反应），发生率 3%~5%，多发生于透析开始 60 分钟内，症状包括胸痛或背痛，原因不明，一般不必停止透析，予以吸氧及对症处理后可缓解。

知识点 18：血液透析的透析失衡综合征的特点

透析失衡综合征发生在透析结束前或透析后。系以神经系统症状为主的一组综合征，症状有头痛、烦躁不安、恶心、呕吐、血压升高，严重者可出现视物模糊、震颤，甚至癫痫样大发作，惊厥、昏迷而导致死亡。目前认为其主要发生机制是血透后患者血中代谢产物下降速度快，而肌酐、尿素氮等通过血脑屏障较缓慢，导致脑实质及脑脊液与血浆渗透压差，引起脑水肿，颅压升高。常见于体液潴留、氮质血症及酸中毒较明显，行高效透析患者。充分合理的诱导透析、提高透析液钠浓度、降低初次透析血流量及超滤量可预防其发生。症状较轻的患者可静推高渗葡萄糖和应用镇静剂，症状严重者应中止透析，静推甘露醇、地西泮等，注意呼吸道通畅、生命体征支持等。

知识点 19：血液透析的心血管并发症的表现特点

（1）高血压：因透析中超滤脱水使血容量减少而引起，血浆肾素活性增高有关，对降压药物反应较差。

（2）低血压：透析中发生率为 20%~40%，与透析中有效血容量减少、血浆渗透压下降、透析膜生物相容性差、透析液污染等因素有关，临床表现为恶心、呕吐、出汗、便意频频、面色苍白、呼吸困难、晕厥等。可适当提高透析液钠的浓度，减少超滤量，透析前停用降压药来预防，必要时可改用血液滤过或腹膜透析。

（3）心律失常：可有高度窦房或房室传导阻滞、持续交界性或室性异位节律等表现，常与血钾水平异常、基础心脏病、酸碱失衡、缺氧等因素有关。

（4）心力衰竭：与基础心脏病及透析过程中的寒战、发热、过敏反应等有关，已较少见。

（5）心包炎：常由原有尿毒症性心包炎或透析时肝素化引起，如在透析过程中出现心包填塞征象，应考虑此并发症并中止透析，必要时行心包穿刺引流，改用其他血液净化方式。

（6）心绞痛及心肌梗死：与原有冠心病、严重贫血、高龄及透析时血流动力学改变等有关，出现后应及时处理并中止透析。

（7）心脏骤停：与患者已存在的严重基础疾病、酸碱失衡、电解质紊乱、心力衰竭、超滤致血压突然下降、心包填塞、出血、快速输入含钙液、严重失衡综合征等有关。

知识点20：血液透析后发热的常见原因

血液透析后发热的常见原因包括透析管路细菌感染或毒素残留等感染性因素、透析管路消毒剂残留、输液反应、过敏等非感染因素。除予以对症处理外，应仔细查找原因，严重者须中止透析。

知识点21：血液透析后出现肌肉痉挛疼痛的特点

血液透析后出现肌肉痉挛疼痛常见于足部及下肢，亦见于上肢及背部，与低血压、超滤过多或低钠等有关，应降低超滤速度、静脉点滴生理盐水或高渗盐水、调整透析液钠浓度。

知识点22：血液透析后出血的原因

体内肝素化常是血液透析后出血的直接诱因，应注意监测。

知识点23：血液透析过程中技术事故造成的并发症的特点

（1）透析液异常导致的并发症：透析液配比、温度及透析液成分异常，可能引发急性溶血、严重电解质紊乱等严重后果，甚至发生生命危险。

（2）空气栓塞：常由透析管路损坏及操作不当引起，可栓塞于颅内、肺血管、心房等不同部位，严重者可致死亡。

知识点24：血液透析血管通路相关并发症的表现形式

血管通路相关并发症常见的有局部感染、出血、假性血管瘤、血栓形成等，个别可引发心内膜炎。

知识点25：血液透析远期并发症的表现特点

（1）贫血：尿毒症原已有不易纠正的贫血，加上透析中需反复抽血检查以及透析器中残留血液的丢失，可加重贫血。因此，应减少各种原因的失血，补充铁剂、叶酸及适量输血。

（2）透析性骨病：主要与继发性甲状旁腺功能亢进、透析性骨软化症、淀粉样变及腕管综合征有关。

（3）透析性脑病：即透析痴呆，起病呈亚急性，进行性发展，表现为表达能力减退、言语迟钝、肌阵挛、行为失常、癫痫，甚至痴呆，每于透析后加重。

（4）血源性传染病：与长期多次输血或接触血液污染的医疗器械有关，以病毒性肝炎（乙型、丙型、庚型）多见。

第四节　腹膜透析

知识点1：腹膜透析的概念

腹膜透析（peritoneal dialysis，PD）是利用腹膜作为透析膜，向腹腔内注入透析液，腹膜一侧毛细血管内血浆和另一侧腹腔内透析液借助其溶质浓度梯度和渗透梯度，通过弥散、对流和超滤的原理，以清除机体内潴留的代谢废物和过多的水分，纠正酸中毒和电解质紊乱。

知识点2：腹膜透析的基本原理

PD是利用腹膜作为透析膜，腹膜是具有半透膜性质的生物膜，具有良好的渗透和扩散功能，还有吸收和分泌功能，成人腹膜面积2.0~2.2m^2。向腹腔内注入透析液，由于位于腹膜两侧的毛细血管内血浆和腹膜腔内透析液的溶质和渗透浓度不同，可使小分子溶质从浓度高的一侧向浓度低的一侧移动，而水分则从渗透浓度低的一侧向高的一侧移动，达到动态平衡，大分子物质则不能通过。腹膜透析时，通过向腹腔内反复灌入和放出透析液，可达到清除毒素、脱水、纠正酸中毒和电解质紊乱的目的。腹膜透析过程中溶质通过弥散和超滤进行转运。

知识点3：影响腹膜透析效率的因素

影响腹膜透析效率的因素有：①透析物质的浓度梯度差；②透析液容量和流速；③透析液在腹腔内停留时间；④腹膜与透析液接触面积；⑤透析液温度；⑥透析液葡萄糖浓度和腹膜的血液循环等。

知识点4：腹膜透析的适应证

（1）慢性肾衰竭：内生肌酐清除率（Ccr）<10ml/min，血肌酐$\geq 704\mu$mol/L，并伴尿毒症症状时即可开始腹膜透析治疗。

（2）急性肾衰竭：对急性肾衰竭应提倡早期透析，主要适用于非高分解代谢型，如存在下列临床表现或各项生化指标达下述水平时，应行腹膜透析治疗：①少尿3天或无尿2

天；②存在弥散性血管内凝血；③明显水钠潴留；④严重水肿、脑水肿、急性肺水肿；⑤尿毒症症状明显；⑥严重电解质紊乱、酸碱失衡如高血钾、代谢性酸中毒等；⑦血清肌酐>528μmol/L、血清尿素氮>28.8mmol/L。

（3）其他：急性药物或毒物中毒无血液净化设备时、重症急性胰腺炎、广泛化脓性腹膜炎、肝性脑病、高胆红素血症、顽固心力衰竭、多发性骨髓瘤、银屑病（牛皮癣）等。

知识点5：腹膜透析的相对禁忌证

腹膜透析无绝对禁忌证，相对禁忌证：①广泛腹膜粘连、肠粘连；②腹腔内脏外伤；③腹部大手术3天以内，腹部有外科引流管；④结肠造瘘或粪瘘；⑤疝未修补者；⑥腹部皮肤广泛感染无法置管者；⑦腹腔内弥散性恶性肿瘤、多囊肾等；⑧盆腔内有局限性炎症或脓肿；⑨妊娠、不合作者或有精神病者；⑩肠麻痹、严重肠胀气等。

知识点6：腹膜透析的种类

随着透析液交换周期不同，分为不卧床持续性腹膜透析（CAPD）、全自动腹膜透析（APD）、连续循环腹膜透析（CCPD）、间歇性腹膜透析（IPD），目前以CAPD应用最为广泛。

知识点7：持续性不卧床腹膜透析（CAPD）的原理

CAPD的原理为依靠重力及虹吸作用使腹膜透析液进出腹腔，每次注入透析液2000ml左右，透析液腹腔内保留时间为日间4小时，夜间8小时，废液弃去，每天交换透析液3～5次，24小时连续进行，每周累计透析时间达168小时。故CAPD累计清除率高，对中分子物质清除作用强，患者自我感觉良好，血液各项指标稳定，症状改善较明显。

知识点8：全自动腹膜透析（APD）的原理及主要工作方式

APD是借助于腹膜透析机自动控制透析液进出腹腔的腹膜透析方式。主要工作方式有夜间间歇腹膜透析（NIPD）、潮式腹膜透析（TPD）、持续循环腹膜透析（CCPD）等。

知识点9：腹膜透析的并发症

（1）腹膜炎：是腹膜透析中最常见的并发症，其发生与无菌操作不严格、切口及隧道感染、免疫力低下、透析液污染、高龄等因素有关。感染来源多为透析管路，偶来源于血液、肠壁及女性生殖系统，可分为细菌性、真菌性、化学性腹膜炎等。

（2）代谢性并发症：①水电解质紊乱，可出现肺水肿、脑水肿等水钠潴留症状，也可出现低钾血症等；②高血糖、反应性低血糖；③高张性脱水；④营养缺失综合征，由蛋白质、氨基酸、水溶性维生素丢失引起，表现为虚弱、食欲缺乏、嗜睡，严重时可有昏迷，故腹透患者应注意营养补充。

（3）肺部感染：发生率约25%，与膈肌抬高、卧床等因素有关。

（4）机械性并发症：表现为透析液引流不畅、透析管堵塞、腹痛腹胀、透析液渗漏、出血、内脏损伤等，常与透析液及透析管致局部刺激、位置不当、缝合不严等因素有关。

第五节　血液滤过

知识点1：血液滤过的概念

血液滤过（hemofiltration，HF）是通过模仿正常肾小球的滤过原理，以对流的方式清除血液中的水分和有毒物质的血液净化技术。

知识点2：血液滤过的基本原理

血液滤过技术是通过血泵或患者自身的血压，使血液流经体外回路中的高通透性膜制成的滤器，在滤过压的作用下滤出大量液体和溶质，即超滤液，同时，补充与血浆液体成分相似的电解质溶液，即置换液来防止容量缺失，从而达到血液净化的目的。

知识点3：影响血液滤过溶质清除率的因素

滤器性能及流体力学特征，包括滤器的膜材料、长短、口径等；跨膜压，包括受滤器内静水压、血液侧正压、滤液侧负压、血浆胶体渗透压因素等共同影响，其中滤液侧负压是主要因素，血浆胶体渗透压则是对抗跨膜压的主要力量，受血浆蛋白的影响；血流量、血流速度、血液黏滞度等均与超滤率相关。

知识点4：血液滤过的设备

血液滤过器、血泵、血管通路、置换液。其中血液滤过器基本结构和透析器一样，多是用高分子聚合材料制成的非对称膜，膜上各孔径大小和长度都相等。

知识点5：血液滤过的适应证

（1）高血容量所致心力衰竭、急性肺水肿。

（2）高肾素型顽固性高血压。

（3）严重水、电解质紊乱、酸碱失衡，严重代谢性酸中毒、严重代谢性碱中毒、高钠或低钠血症、严重高血钾或低血钾等。

（4）药物或毒物中毒，尤其适于多种药物或毒物复合中毒。

（5）尿毒症性心包炎、皮肤瘙痒、周围神经病变等中分子毒素所致症状。

（6）急、慢性肾衰竭伴以下症状时：①低血压或血液透析时循环不稳定者；②需实施全静脉营养；③伴多脏器功能衰竭；④病情危重的老年患者；⑤透析时易发生失衡综合征者；⑥伴有明显的高磷血症、严重的继发性甲状旁腺亢进症。

（7）感染性休克、急性呼吸窘迫综合征、多脏器功能衰竭。

（8）昏迷、肝肾综合征。

知识点6：血液滤过的相对禁忌证

严重血容量不足或休克、严重出血倾向、心脏疾病等。

知识点7：血液滤过的临床实施

（1）建立动-静脉血管通道，抗凝。

（2）将患者的动-静脉端分别与血液滤过器动-静脉管道连接，依靠血压及血泵产生的血流动力使血液引入滤过器进行持续滤过，血流量90～150ml/min。

（3）与此同时补充置换液，置换液输入量由液体出入平衡决定，根据患者实际情况及病情需要确定置换液摄入量后，由输液泵匀速泵入。置换液补充量（ml/h）= 同期超滤量-补液量+其他途径液体丢失量（引流液、皮肤蒸发、呼吸等）。

（4）抗凝技术：为确保有效的溶质清除率及滤器的使用寿命，血液滤过过程中应行抗凝，目前有多种抗凝剂可供选择，以肝素最为常用，其他方法包括非肝素抗凝、低分子量肝素抗凝等，具体抗凝方式应根据患者病情决定。

知识点8：提示滤器凝血的征象

为防止滤器及管路中形成血栓，延长滤器使用寿命，应定期使用生理盐水冲洗滤器，其征象有：①滤液尿素值，血尿素值<0.7，表示滤液与血液溶质不平衡；②最大超滤量<100ml/h；③滤器前压力过高，管道搏动。

知识点9：血液滤过的并发症

（1）全身并发症

①超滤过多、过快，置换液补充不足，可致血容量不足、低血压。

②补液不当，可致电解质、酸碱失衡。

③长期血液滤过治疗患者可致氨基酸与蛋白质丢失，每次血滤治疗平均丢失3～6g氨基酸。

④长期血液滤过尚可使部分中分子激素丢失，引起内分泌紊乱。

⑤由于置换液输入量大，污染机会多，故有可能发生血液感染。

（2）抗凝相关并发症：肝素用量过大或敏感体质患者可致全身多部位出血，严重者可危及生命。

（3）滤器及管道相关并发症：滤器及管道血栓堵塞、管道破裂、滤器内漏血、气体栓塞等。

（4）导管相关并发症。

第六节　血液灌流

知识点1：血液灌流的概念

血液灌流（hemoperfusion，HP）是将患者血液引入含固态吸附材料的灌流器内，通过吸附剂的作用清除外源性和内源性毒物，并将处理后血液回输至体内，以净化血液的一种治疗方法。

知识点2：血液灌流吸附剂的类型

（1）药用炭：是一种多孔性，高表面积的颗粒型无机吸附剂。

（2）合成树脂：是另外一类应用较广的医用吸附剂。

（3）免疫吸附剂：近年来出现的一种特殊血液灌流技术，将高度特异性的抗原或抗体或有特定物理化学亲和力的物质与吸附材料制成吸附剂，称为免疫吸附剂。

（4）含有药用炭的透析膜：在常规的透析膜中加入药用炭，制成含药用炭的透析膜，在透析的同时行吸附作用，目前临床应用较少。

知识点3：血液灌流的适应证

（1）急性药物和毒物中毒：是血液灌流在临床上的主要用途。镇静安眠类药物及分子量较大、脂溶性较高、蛋白结合率高的药物和毒物中毒的治疗，首选血液灌流，其他药物和毒物中毒如解热镇痛类药物中毒亦有效。血液灌流清除较差的药物和毒物包括卡那霉素、青霉素C、甲醇、乙醇、硼酸、草酸、樟脑、溴化物等。对于药物或毒物中毒伴以下指征时应行血液灌流治疗：①摄入上述毒物或药物后出现昏迷、低血压、低体温、脏器衰竭等严重临床症状者；②如摄取未知成分和数量的药物或毒物，出现深度昏迷，经一般治疗无效者；③药物或毒物的血浓度已达致死量者，或虽未达到致死量，但估计毒物会继续被吸收者；④药物或毒物摄入量已达致死量者；⑤原有肝肾疾病的毒物或药物中毒者。

（2）急、慢性肾衰竭：血液灌流可以清除许多与尿毒症有关的物质，如肌酐、尿酸等，且对中分子物质的清除优于血液透析，多与血液透析联合应用治疗肾衰竭。

（3）其他：血液灌流对于治疗肝性脑病、甲状腺危象、精神分裂症、银屑病（牛皮癣）等疾病也有一定疗效。

知识点 4：血液灌流的相对禁忌证

除了已知不能由血液灌流清除的药物和毒物外，血液灌流没有绝对适应证。但患者如出现出血倾向，血小板低于 $70\times10^{9}/L$，休克或严重心功能不全时需提高警惕，严密监护。

知识点 5：血液灌流的临床实施

血液灌流的临床实施与血液透析相同，使用血液透析机的体外循环部分或血泵，在装透析器的部分换装血液灌流器。如与血液透析联合治疗，则灌流器装在透析器之前。灌流器应垂直固定在同心脏水平的位置，动脉端在下，静脉端在上。灌流器在连接到动-静脉管道之前，应先用大量生理盐水冲洗，以除去吸附剂可能脱落的微粒，使吸附剂充分湿化并驱除灌流器内空气。血液灌流的血流量从 50ml/min 开始，注意监护，若血压、脉搏和心律稳定，灌流器及管道内预充液已完全为血液代替时，可逐渐提高到 150～250ml/min。灌流结束时把灌流器倒置，用空气回血，不能用生理盐水，以免被吸附的物质重新释放入血。血液灌流时间为 2～3 小时，因为目前大部分灌流器的吸附能力在 2～3 小时内已接近饱和。对于脂溶性高、分布容积大的部分药物及毒物中毒，可多次灌流以预防反跳现象，直至病情好转。

因吸附剂表面较透析膜粗糙，故血液灌流抗凝所需肝素剂量较血液透析时多，肝素首剂 1.5～2.0mg/kg，然后每半小时追加 5～6mg，给肝素后至少 3 分钟才能开始血液灌流系统的体外循环。如患者有出血倾向，灌流结束时须应用鱼精蛋白中和肝素，用量是与肝素之比为 1∶1。

知识点 6：血液灌流的并发症

（1）血小板减少：是血液灌流最典型的并发症，其程度与吸附剂材料有关，血小板下降在灌流开始后半小时至 1 小时最显著，减少可达 40%～50%，此后渐回升，灌流 2～3 小时结束后，血小板的下降一般在 10%～30%，个别患者可出现血小板缺乏。血液灌流对其他血液有形成分、凝血因子也有影响，需注意与此相关的出血倾向。

（2）低血压、心功能不全：由于血容量波动可导致低血压、心功能不全等。

（3）其他：血液灌流能够吸附氨基酸，尤以对芳香族氨基酸吸附量最大，对甲状腺激素 T_3、T_4，生长激素及胰岛素等激素也有吸附作用，如长期使用应提高警惕，及时补充或纠正。由吸附材料引起的其他不良反应因灌流器洗涤不良、残存醛以及气泡过多，可引起溶血、头痛，甚至空气栓塞等。

第七节 血浆置换

知识点 1：血浆置换的概念

血浆置换（plasmaexchange，PE）是将血液引入血浆交换装置，将全部或部分病理血浆分离并弃去，从而清除上述致病因子及与蛋白结合的毒物，同时将分离后的血液有形成分加入正常血浆或其他替代品的置换液中回输至体内的治疗方法。

知识点2：血浆置换装置的种类

血浆置换装置包括非选择性及选择性两类。选择性血浆置换通过双重过滤、冷滤过等方式，保留白蛋白而将含大分子蛋白的病理性血浆分离弃去，较非选择性血浆置换治疗费用及置换液用量均明显减少。

知识点3：血浆置换的适应证

（1）急进性肾小球肾炎、IgA肾病、Wegener肉芽肿及多发性动脉炎所致肾损害等。

（2）多种免疫性疾病：如重症肌无力危象、吉兰-巴雷综合征、类风湿关节炎、系统性红斑狼疮、硬皮病、天疱疮、多发性神经根炎等。

（3）自身免疫性溶血性贫血、妊娠中Rh溶血、血栓性血小板减少性紫癜、溶血性尿毒症。

（4）甲状腺危象（甲亢危象）、肝性脑病等疾病。

（5）肾移植后急、慢性排异性反应、移植肾复发肾小球疾病等。

（6）急性药物或毒物中毒。

（7）其他：恶性黑色素瘤、结肠癌、雷诺综合征、冷巨球蛋白血症、高黏滞综合征、肺出血肾炎综合征等。

知识点4：需尽早进行血浆置换的情况

（1）高黏滞综合征，有症状或症状提示可能并发脑卒中或失明。

（2）多发性骨髓瘤合并高黏滞综合征或急性肾衰竭。

（3）血栓性血小板减少性紫癜累及肾脏及中枢神经系统。

（4）毒蕈及其他与蛋白结合的毒物急性中毒。

（5）凝血因子Ⅷ抑制物浓度高而又需手术者。

（6）暴发性肝衰竭。

知识点5：血浆置换的临床实施

建立血管通道、抗凝，并将管道与血浆分离器连接，确保血流量达50～80ml/min，置换液回输率要同血浆排除率平行，一般不超过30～50ml/min，以避免过快输入置换液引发的不良反应。根据病情需要可使用双重滤过、冷滤过等方法。

常用肝素或枸橼酸钠抗凝。肝素首剂2000～5000U，后以300～1200U/h持续泵入，严重出血倾向及存在出血风险患者肝素应减量，并注意监测 APTT，枸橼酸钠用量与血液量比例为（1∶15）~（1∶30）。

知识点6：血浆置换的并发症

血浆置换严重并发症及不良反应较少。其并发症主要与应用新鲜血浆、抗凝剂、体外循环等因素有关，常见并发症包括过敏反应、低血压、感染、出血、低血钙、发热反应、心功能不全、血栓、心律失常、恶心、呕吐等。

第八节 连续性血液净化

知识点1：连续性血液净化的概念

连续性血液净化（continuous blood purification，CBP），又称连续性肾脏替代治疗（CRRT），是指模拟人体正常肾小球滤过的方式，通过特殊的装置清除体内的代谢产物、毒物，补充相近体积的置换液，达到缓慢、连续清除水和溶质的血液净化治疗方法。

知识点2：连续性血液净化的目的

连续性血液净化的目的是替代受损的肾脏功能，其治疗持续时间较长，每天应用或计划应用 24 小时，以清除毒素、炎症介质、细胞因子及血管活性物质，调节水、电解质及酸碱平衡。

知识点3：连续性血液净化的基本原理

CRRT 机制是模仿肾小球的滤过原理，将动脉血或静脉血引入具有高通透性及良好生物相容性的半透膜滤过器中，通过弥散、对流等方式清除毒素、炎症介质、细胞因子等；通过超滤脱水清除体内多余的水分；通过调节输入置换液中钾、钠、氯、碳酸氢根等离子的浓度，来纠正电解质紊乱和代谢性酸中毒，维持内环境稳定；对高热、中暑患者，可进行物理降温。

知识点4：连续性血液净化的主要类型

（1）连续动-静脉血液滤过（CAVH）：是将导管插入动脉将血引出，经体外循环径路进入血滤过器后由静脉径路流回体内的方法。

（2）连续动-静脉血液滤过透析（CAVHDF）：CAVHDF 的路径同 CAVH，透析液流动方向与血流方向相反，即从血滤过器静脉端出口流入，经动脉端出口流出，可同时补充置换液。

（3）缓慢连续超滤（SCUF）：是在血滤器的输出管道中装入输液泵，调整泵流速使超滤速率接近于静脉输入液速率的方法。

（4）连续静-静脉血液滤过（CVVH）：是将血滤器的两端连接到同一条静脉（用双腔静脉管）或分别连接到两条静脉上，并在静脉管道上连接一血泵驱动血液流动的方法。

（5）连续静-静脉血液滤过透析（CVVHDF）：CVVHDF 的原理同 CAVHDF，血管通路同 CVVH，可避免动-静脉短路引起的分流，使血管通路并发症降至最低，能良好的清除水分及溶质，维持内环境稳定。

（6）高容量血液滤过（HVHF）：如果持续进行 CVVH，超滤量维持在 3～6L/h，持续 24 小时或 24 小时输入置换液量>50L，称之为 HVHF。

（7）连续性血浆滤过吸附（CPFA）：是使用血浆分离器持续进行血浆分离，分离的血浆再进入包裹的碳或树脂吸附装置，经过吸附与净化的血浆再经静脉回到体内，如此可以从循环血液中排出更多的炎症介质、细胞因子、内毒素和活化的补体等成分。

知识点 5：连续性血液净化的适应证

（1）肾性适应证：①重症患者发生急性肾衰竭合并下列情况时包括血流动力学不稳定、液体负荷过重、高分解代谢状态、脑水肿、需要大量输液等；②慢性肾衰竭合并严重并发症包括尿毒症脑病、尿毒症心包炎、尿毒症性神经病变等。

（2）非肾性适应证：①系统性炎症反应综合征（SIRS）或全身性感染；②急性呼吸窘迫综合征（ARDS）；③重症急性胰腺炎（SAP）；④多脏器功能不全综合征（MODS）；⑤难治性心力衰竭；⑥肝衰竭与肝移植术后的替代治疗；⑦严重的水、电解质、酸碱失衡如严重水钠潴留、重度血钠异常（小于 115mmol/L 或大于 160mmol/L）、高钾血症（>6.5mmol/L）、重度酸中毒（pH<7.1）等；⑧挤压综合征与横纹肌溶解综合征；⑨肿瘤溶解综合征；⑩药物、毒物中毒；⑪高热等。

知识点 6：连续性血液净化的临床实施

建立股动-静脉血管通路，最好选用大孔径（10～14F）的短导管、短滤器并缩短血管通路的长度，血流速度一般控制在 50～150ml/min，部分患者需要通过手术建立动静脉瘘。静脉-静脉血管通路需要置入两个单腔静脉导管或一个双腔静脉导管（11.5～13.5F），双腔静脉导管血流量为 100～200ml/min。目前多采用空心纤维型滤器，置换液配置必须用净化水，不含杂质、无菌、无离子和无致热源。置换液补充量的计算方法：同期超滤液量＝补液量+其他丢失量，电解质成分接近血浆的成分。目前以使用市场销售的置换液为主，根据病情或个体差异调整置换液配方。置换液的输入在 CVVH 时常用前稀释法，而后稀释法多用于 CAVH。抗凝技术与血液透析相同，常用全身肝素抗凝法并监测部分活化凝血酶原时间（APTT），维持 APTT 在正常的 1.5～2.0 倍。

知识点7：连续性血液净化的并发症

（1）导管相关并发症：穿刺置管引起的出血、局部血肿、感染、气胸、血胸、血栓等。

（2）抗凝相关并发症：出血、血小板减低和体外循环凝血。

（3）全身并发症：低血压、酸碱平衡及电解质紊乱、营养物质丢失、内分泌失调等。

第九节 免疫吸附疗法

知识点1：免疫吸附疗法的概念

免疫吸附（immunoadsorption，IA）疗法是将抗原、抗体或某些具有特定物理、化学亲和力的物质作为配基与载体结合，制成吸附柱，利用其特异性吸附性能，选择性地清除患者血液中内源性致病因子，从而达到净化血液、缓解病情的目的。

知识点2：IA与血浆置换的比较

（1）IA：①IA是抗原抗体的特异性结合，选择性高；②IA每次治疗血浆量为9000ml左右；③IA是将患者的血浆处理后重新输回患者体内，无血浆成分丢失，故其治疗强度可以根据病情的需要进行调整；④IA不需要置换物，故消除了感染传染性疾病的机会。

（2）血浆置换：①血浆置换需置换血浆，选择性较差；②血浆置换每次置换量为2000～3000ml；③血浆置换时由于患者的血浆要丢弃，每次治疗要丢失大量重要的凝血物质及纤维蛋白原，所以其有效性和治疗强度受限制；④血浆置换需要输入新鲜血浆。

知识点3：IA的作用

对于肾移植患者，IA可快速清除抗HLA抗体，降低群体反应性抗体，使交叉配型转阴，可减轻急性排异反应，提高肾存活率。在治疗自身免疫性疾病，如新月体性肾炎、Wegener肉芽肿、狼疮性肾炎、血小板减少性紫癜、免疫性溶血性贫血、吉兰-巴雷综合征、类风湿关节炎中，IA可有效地清除自身抗体，改善脏器功能。

第十四章　呼吸机的临床应用

第一节　机械通气的目的和基本原理

知识点1：机械通气的概念

机械通气是指呼吸衰竭时应用呼吸机进行人工通气，代替或辅助人体呼吸肌工作，维持机体正常通气功能的一种治疗方法。

知识点2：机械通气的作用及分类

机械通气的主要作用是增加肺泡通气，减少患者呼吸做功和改善氧合。按患者是否存在自主呼吸的情况，可分为完全机械通气和部分呼吸支持两类。

知识点3：机械通气的目的

（1）纠正低氧血症，缓解组织缺氧。
（2）纠正呼吸性酸中毒。
（3）降低呼吸肌作功，缓解呼吸肌疲劳。
（4）防止肺不张。
（5）为安全使用镇静剂和肌松剂提供通气保障。
（6）稳定胸壁等。

知识点4：正压通气的概念

正压通气是指由呼吸机提供高于肺泡内压的正压气流，使气道口与肺泡之间产生压力差，从而建立人工通气。

知识点5：自主呼吸的概念

自主呼吸是在吸气时，胸内负压增加，肺泡内压低于气道口压，气体进入气管、支气管和肺泡内。

知识点6：正压通气方式必备的机械功能

（1）启动：是指呼吸机开始送气的驱动方式，包括时间启动、压力启动和流量启动。

（2）限定：是正压通气时，为避免对患者和机械回路产生损害作用，对呼吸机输送气体的量的限定。

（3）切换：是指呼吸机由吸气期转换为呼吸期的方式。

第二节 呼吸机治疗的适应证和禁忌证

知识点1：呼吸机治疗的生理学指标

（1）自主呼吸频率大于正常3倍或小于1/3。

（2）自主潮气量<5ml/kg。

（3）肺活量为10~15ml。

（4）生理无效腔/潮气量（V_D/V_T）>60%。

（5）肺内分流（Q_S/Q_T）>15%。

（6）最大吸气压（PImax）>-25cmH_2O。

（7）呼吸指数（f/V_T）>105。

（8）氧合指数（PaO_2/FiO_2）<300mmHg。

（9）FiO_2=0.21，PaO_2<60mmHg（慢性呼吸衰竭和慢阻肺急性发作除外）。

（10）$PaCO_2$>50mmHg（慢性阻塞性肺病除外），且呈升高趋势，伴pH<7.30，或出现肺性脑病。

（11）FiO_2=0.21，$P_{(A-a)}O_2$>50mmHg；FiO_2=1.0，$P_{(A-a)}O_2$>300mmHg。

知识点2：呼吸机治疗的临床适应证

（1）气道梗阻或胸廓疾病引起的呼吸衰竭。

（2）严重的换气功能障碍。

（3）神经肌肉疾病引起的呼吸衰竭。

（4）中枢性呼吸衰竭。

（5）慢性阻塞性肺疾病导致的呼吸衰竭。

（6）对于大手术或严重的创伤后出现呼吸功能异常者，应及早给予呼吸机支持，预防ARDS发生。

（7）心肺复苏术后，对于自主呼吸弱或没有自主呼吸的患者，必须应用呼吸机维持适当的通气和气体交换。

知识点3：呼吸机治疗的禁忌证

（1）大咯血或严重误吸引起的窒息。

（2）肺大疱。

（3）张力性气胸或大量胸腔积液。

（4）急性心肌梗死或低血容量性休克。

第三节 机械通气的模式

知识点1：机械通气的模式

（1）容量预置模式：①控制通气（CMV）；②辅助呼吸（AMV）；③间歇指令通气（IMV）和同步间歇指令通气（SIMV）；④分钟指令通气（MMV）。

（2）压力预置模式：①压力支持通气（PSV）；②压力控制通气（PCV）；③压力限制通气（PLV）；④双水平气道正压通气（Bi-PAP）；⑤反比通气（IRV）；⑥自动导管补偿（ATC）；⑦压力调节容量控制（PRVC）；⑧容量支持（VSV）；⑨气道压力释放通气（APRV）。

知识点2：CMV的适应证

CMV的适应证包括呼吸停止、神经肌肉疾病引起的通气不足、麻醉和手术过程中应用肌肉松弛药后作控制呼吸等。

知识点3：PCV的优点

（1）降低气道峰压，减少气道压发生的危险性。

（2）气体分布更加均匀。

（3）改善气体交换。

（4）适用于儿童、不带套囊的气管导管及有瘘道的患者，通过增加流量可维持预设的压力。

知识点4：PLV的优点

（1）降低气道峰压，减少气压伤和气管损伤的危险。

（2）递减流量减少了在不等量分配通气期间通气良好的肺组织过度通气的现象。

知识点5：Bi-PAP的优点

（1）比目前所用的大多数通气方式损伤要小，是一种真正的压力调节通气方式。

（2）在整个通气周期，均可进行不受限制的自主呼吸，不需要用较多的镇静药和肌松药来抑制自主呼吸。

（3）吸气和呼气促发灵敏，压力上升时间和流量触发灵敏度可调，使得患者呼吸较舒适。

（4）是一种通用型的通气方式，中断时无需转换。

（5）临床用途广泛，可根据不同要求灵活调节出多种通气方式。

知识点6：适应性压力通气（APV）的工作原理

（1）对患者肺机械功能进行评估，连续5次通气以测定患者肺的动态顺应性。

（2）计算并以最低的气道压力达到所需目标潮气量。

（3）以最低气道压力维持目标潮气量，当肺顺应性及患者的呼吸状态发生改变时，APV通过改变气道压力来实现预定潮气量。

知识点7：持续气道正压通气（CPAP）的临床适应证

（1）自主呼吸功能良好的急性肺损伤患者，一般在早期有创机械通气建立前应用。

（2）阻塞性睡眠呼吸暂停综合征。

（3）COPD和哮喘。

（4）心源性肺水肿的治疗。

第四节 呼吸机参数的设置

知识点1：潮气量的设置

潮气量（TV）与呼吸频率有一定关系，首次TV设置，应掌握一定规律，减少设置盲目性。一般先以6~10ml/kg设置，以后根据动脉血气分析调整。

知识点2：呼吸频率（RR）的设置

依据自主呼吸频率，如自主呼吸频率正常、减弱、停止时，按正常呼吸频率设置（16~20次/分）；自主呼吸频率快（>28次/分）时，初始呼吸频率不易设置过低，否则易出现呼吸机对抗，随着引起自主呼吸频率增快原因的去除，再将呼吸频率逐渐下调。还可依据呼吸衰竭病理生理，对气道阻力增高患者选择慢而深的呼吸频率，对限制性肺部疾病选择稍快的呼吸频率（18~24次/分）。

知识点3：决定通气压力高低的因素

通气压力的高低由胸肺顺应性，气道通畅程度及潮气量多少及吸气流速等因素决定。

知识点4：通气压力升高的原因

胸肺顺应性降低；呼吸道不通畅，包括导管扭曲或分泌物过多等；患者自主呼吸与呼吸机对抗，发现气道压力升高应迅速处理和调节。

知识点5：吸呼比的概念

吸呼比（I∶E）是吸气时间与呼气时间之比，吸气时间有助于吸入气（氧气）分布，呼气时间有助于 CO_2 排出。

知识点6：吸入氧浓度（FiO_2）的设置

长期机械通气的患者应使 $FiO_2<0.6$，如果 $FiO_2>0.7$，并超过24小时易致氧中毒。如果 FiO_2 已达0.6，低氧血症仍不改善，不要盲目提高吸入氧浓度，可试用：①PEEP或CPAP；②加用EIP；③延长吸气时间。低氧血症改善明显时，将 FiO_2 设置在40%～50%水平为最佳，FiO_2 设置原则是使 PaO_2 维持在60mmHg前提下的最低 FiO_2 水平。

知识点7：吸气触发的种类

（1）压力触发：是指患者吸气开始使管道内压力降至一定水平，呼吸机即触发呼吸并形成吸气流量，吸气时管道中所形成的压力必须低于基线压力。

（2）流量触发：是指患者吸气开始的流速达到设置值，吸气即开始。与压力触发相比，采用流量触发能够降低患者触发吸气所做的功，且反应时间快。

第五节　呼吸机与患者的连接

知识点1：接口或面罩与患者的连接方法

接口置于齿唇之间，与鼻夹配合使用；面罩用四头带将面罩紧闭固定于口鼻。

知识点2：接口或面罩的适应证及缺点

接口或面罩主要用于神志清楚、能合作和短时间使用机械通气的患者，但具有易漏气、口腔护理困难、吸痰不方便、易造成胃肠胀气等缺点，面罩通气还会造成面部压迫。

知识点3：喉罩与患者的连接方法

应用时将喉罩放入口腔，罩于喉头，球囊充气。

知识点4：喉罩的适应证及缺点

喉罩主要用于安静、能合作和短期应用的成人，此方式可避免胃肠胀气，且吸痰方便，但是对咽喉部有刺激作用并且容易脱出。

知识点5：经口气管插管的适应证

经口气管插管适用于神志不清或昏迷者、自主咳痰能力差或无的患者、需长时间应用呼吸机而又不考虑气管切开者、需紧急建立人工气道者等。

知识点6：经口气管插管的优点

插管容易、适合急救，较少无效腔，气道阻力小，利于吸痰，不易漏气等。

知识点7：经口气管插管的缺点

经口气管插管对咽喉部刺激强，清醒患者不能长时间耐受，不利于口腔护理，长时间应用可损伤牙齿、口腔、咽喉、会厌等部位，一般留置不超过7天。

知识点8：经鼻气管插管的优点

经鼻气管插管的优点为：①易耐受，可留置7~14天，最长可达2个月；②易固定、不易脱出；③易于口腔护理；④对口腔和咽喉部损伤小。

知识点9：经鼻气管插管的缺点

经鼻气管插管的缺点为：①气道阻力大，不易吸痰，不适合急救；②易发生鼻出血、鼻骨折等，长时间放置会发生鼻窦炎、中耳炎等。

知识点10：气管切开的适应证

气管切开的适应证：需长期机械通气者、因上呼吸道狭窄或损伤等无法施行气管插管者、患者难以耐受气管插管而又无法脱离呼吸机者。

知识点11：气管切开的优点

气管切开的优点：容易清除分泌物，呼吸道阻力及无效腔明显减少，患者易耐受，可以保持数月或数年，患者可以进食，易于口腔护理。

知识点12：气管切开的缺点

创伤大，可发生切口出血、感染，须经常更换敷料，不适合急救，拔除气管套管后会留有瘢痕，有时会造成其管狭窄。

第六节 PEEP/CPAP 的合理应用

知识点 1：呼气末正压的概念及原理

呼气末正压（PEEP）是指在控制呼吸呼气末，气道压力不降低到零，而仍保持一定的正压水平。其产生原理是借助 PEEP 阀，在呼气相使气道仍保持一定的正压。

知识点 2：持续气道正压的概念

持续气道正压（CPAP）是指在患者有自主呼吸的情况下，在整个呼吸周期，由呼吸机向气道内输送一个恒定的新鲜正压气流，正压气流大于吸气气流。

知识点 3：PEEP 和 CPAP 的作用

PEEP 和 CPAP 目前主要用于治疗低氧血症。PEEP 可使萎陷的肺泡重新扩张，增加 FRC 和肺顺应性，改善通气和氧合，减少肺内分流，提高 PaO_2，使 $FiO_2<0.5$，有效地预防氧中毒带来的肺损害。但 PEEP 增加了胸内压力，可影响心血管功能，临床上应用时需选择最佳 PEEP，以减轻循环功能的影响。

CPAP 只能用于呼吸中枢功能正常，有自主呼吸的患者。凡是用肺内分流量增加引起的低氧血症都可应用 CPAP。CPAP 可用于插管患者，也可经面罩或鼻塞使用。CPAP 可和 SIMV、PSV 等方式合用。应用 CPAP 时，吸气期由于正压气流大于吸气气流，患者吸气省力，自觉舒服；呼气期气道内正压，起到 PEEP 的作用。

知识点 4：PEEP 与 CPAP 的区别

PEEP 与 CPAP 的区别见表 14-1。

表 14-1 PEEP 与 CPAP 的区别

PEEP	CPAP
控制呼吸时应用	自主呼吸时应用
呼气末正压	吸气和呼气时加入持续气流产生正压
静态正压	动态正压
FRC 增加较少	FRC 增加较多
对血流动力学影响大	对血流动力学影响小

知识点5：PEEP和CPAP的适应证

PEEP和CPAP的适应证有：①急性呼吸窘迫综合征（ARDS）；②新生儿透明膜病；③术后呼吸支持；④预防性应用PEEP/CPAP；⑤左心室衰竭和肺水肿；⑥其他疾病的治疗：肺炎、呼吸道烧伤、哮喘、支气管炎。

知识点6：最佳PEEP的概念

最佳PEEP的概念是肺顺应性最好，萎陷的肺泡膨胀，氧分压达最高，肺内分流降至最低及氧输送最多，而对心输出量影响最小时的PEEP水平。

知识点7：CPAP的使用方法

（1）气管内插管使用CPAP：是对危重患者常用的方法，并精确控制吸入氧浓度。但患者需耐受气管导管，同时也可能产生与插管有关的并发症。

（2）鼻导管使用CPAP：常用于婴幼儿，将鼻导管插到鼻咽部，CPAP调节到10～20cmH_2O，但应注意选择口径适当大小的鼻导管，并经常吸引，注意湿化，不然导管被分泌物堵塞。

（3）面罩使用CPAP：用于清醒合作的患者。但有些患者不能耐受面罩紧扣在口鼻部，并有面部皮肤压伤的可能，还有托头带引起早产婴儿小脑内出血的报告。

（4）鼻罩使用CPAP：常用于治疗睡眠时阻塞性呼吸停止，鼻罩较口罩易于耐受和安全，口腔呼吸可影响治疗效果。

（5）氧罩使用CPAP：为治疗婴儿透明膜病而设计，乳胶模拟面部的形状制成，紧密围绕在面部周围，可不用头带，不会引起皮肤损伤等。

知识点8：内源性PEEP产生的因素

内源性PEEP产生的因素有：①正压通气过度；②决定疾病因素。

知识点9：内源性PEEP的作用

内源性PEEP可使心输出量减少，甚至可发生容量伤（肺泡破裂）和形成气胸。内源性PEEP使吸气峰压和平台压升高，这样可低估胸肺顺应性，所以在测定平台压时应减去内源性PEEP，然后计算胸肺顺应性。此外，内源性PEEP时，肺膨胀过度，吸入潮气量也较多，同时横膈运动幅度增加，以便产生较高胸腔负压，而达到吸入足够潮气量，因此，呼吸功能增加。

第七节　机械通气的撤离

知识点1：脱机的指征

（1）血流动力学平稳，心输出量、血容量正常，无严重心律失常。

（2）患者全身情况好转，神智清楚、安静、无出汗，呼吸平稳。

（3）$FiO_2 \leqslant 0.6$，$CPAP<5cmH_2O$，$PaO_2>70\sim90mmHg$，$PaCO_2<45mmHg$ 和 $pH>7.35$。

（4）呼吸功能参数达到表14-2所示要求，可考虑逐步停机。

表14-2　脱机的呼吸参数

呼吸参数	脱机标准	正常值
氧合指数（PaO_2/FiO_2）	>200mmHg	>400
潮气量（V_T）	>6ml/kg	5～8ml/kg
肺活量（Vc）	>15ml/kg	65～75ml/kg
呼吸频率（RR）	<25次/分	14～18次/分
最大吸气负压（P_{Imax}）	$>-25cmH_2O$	$>-90cmH_2O$（女） $>-120cmH_2O$（男）

知识点2：脱机方法

T形管脱机法、SIMV脱机、Bi-PAP脱机、PSV脱机。

知识点3：Bi-PAP的脱机程序

（1）使 $F_iO_2<0.5$。

（2）减少Thigh至I∶E<1∶1。

（3）逐步调整 P_{low} 和 P_{high}，使平均气道压力降低，使气道压差降至 $8\sim12cmH_2O$。

（4）减少呼吸频率至8～9次/分，进一步降低 P_{high} 曲和 P_{low} 至平均气道压，即CPAP模式，再降低CPAP至理想水平。

知识点4：脱机困难的原因

（1）患者因素为主要原因：严重肺部疾病，呼吸肌疲劳及胸壁功能紊乱，循环功能不全，营养不良及全身情况衰弱等。

（2）呼吸机调节不当，通气不足和缺氧。

（3）气道因素：气管导管口径较细、分泌物多、气道不畅等。

知识点5：脱机时的注意事项

脱机时的注意事项：①应在上午医护人员较多时进行；②镇静、镇痛药和肌松药的作用已消失；③呼吸和循环功能指标符合脱机要求；④在严密观察和监测下脱机；⑤脱离呼吸机时继续吸氧。

第八节　机械通气常见并发症及处理

知识点1：气管插管或切开直接导致的并发症

（1）气管插管：①损伤；②心血管反应。

（2）气管切开：①出血；②皮下气肿和纵隔气肿；③气胸；④空气栓塞。

知识点2：气管插管直接导致的损伤原因及处理

经口或鼻插管时可能会造成从口唇或鼻腔至气管各个部位的损伤，要求操作时动作轻柔。

知识点3：气管插管直接导致的心血管反应的原因及处理

插管或切开时，由于机械刺激，可引起交感-肾上腺素系统兴奋，导致血压升高、心率加快或出现心律失常等，为一过性表现，可给予呼吸道黏膜麻醉预防。

知识点4：气管切开直接导致的出血的原因及处理

出血是气管切开最常见的早期并发症。凝血机制障碍的患者，术后出血发生率更高。切口的动脉性出血需打开切口，手术止血。非动脉性出血可通过油纱条等压迫止血，一般24小时内可改善。

知识点5：气管插管或套管长期留置的并发症

（1）气管插管：①气道黏膜溃疡；②导管易位；③人工气道梗阻。

（2）气管切开：①切口感染；②气管切开后期出血；③气道梗阻；④吞咽困难；⑤气管食管瘘。

知识点6：气管插管长期留置的气道黏膜溃疡的原因

气管插管长期留置的气道黏膜溃疡主要是由气囊压力过大压迫气管壁所致，还与导管与气管间的机械摩擦、气管插管的压迫、吸痰负压过大或次数过频等有关。

知识点7：气管插管长期留置的人工气道梗阻的原因及措施

人工气道梗阻是人工气道最严重的并发症，常危及生命。原因包括：导管扭曲、痰栓或异物阻塞管道、管道坍陷、管道远端开口嵌顿于隆突、气管侧壁或支气管。一旦发生气道梗阻，应采取以下措施：调整人工气道位置、抽出气囊气体、加强吸痰。如气道梗阻仍不缓解，则应立即重新建立人工气道。

知识点8：机械通气直接引起的并发症

机械通气直接引起的并发症主要有：通气不足、通气过度、气压伤、呼吸机相关性肺炎、氧中毒、肺不张、心血管系统并发症（低血压、休克和心律失常）、消化系统并发症（胃肠胀气、上消化道出血）、肾功能不全、精神障碍。

知识点9：机械通气直接引起的通气不足的原因

（1）呼吸机回路漏气：套囊充气不足；呼吸机管道连接不紧；湿化器连接松动等。

（2）呼吸机参数调节不当：气道压力高限设置过低；压控时吸气压力水平不足；容控时潮气量设置不足等。

（3）压控模式下，出现胸肺顺应性下降或呼吸道阻塞时。

（4）机体代谢率明显增加时，没有相应的调整呼吸机参数，会发生相对通气不足。

（5）人机对抗：表现为$PaCO_2$升高和（或）PaO_2下降。

知识点10：机械通气直接引起的通气不足的处理

机械通气直接引起的通气不足的处理要点有：①检查呼吸回路；②调高呼吸机参数；③消除人机对抗，必要时抑制自主呼吸后应用控制通气。

知识点11：机械通气直接引起的呼吸机相关性肺炎的病因

（1）人工气道建立后，呼吸道失去空气净化、湿化功能，黏膜干燥，屏障功能受损，纤毛运动减弱，对呼吸道分泌物的清除和病原菌侵袭的防御能力下降。

（2）胃肠道反流和误吸及气囊周围、呼吸机管路、湿化器等部位的病原菌都会增加肺部感染的机会。

（3）应用呼吸机的患者大部分病情危重，机体抵抗力较低，糖皮质激素和免疫抑制药的应用会削弱机体自身免疫力。

知识点12：机械通气直接引起的呼吸机相关性肺炎的防治原则

避免交叉感染、严格无菌操作、加强人工气道管理、对呼吸道管路严格消毒、对吸入气体加温加湿、防止反流与误吸、针对病原菌选择敏感抗生素、加强营养支持等。

第九节 机械通气的注意事项

知识点1：机械通气时对漏气的检查

存在漏气时，不能保证足够的通气量。检查机器各连接处密闭情况和气管插管气囊充气程度，常可发现有无漏气，气囊充气至送气时口腔内无气流声为止。

知识点2：自主呼吸与呼吸机不协调对应的原因

（1）痰液阻塞或连接管道漏气。

（2）频繁咳嗽、咳痰、疼痛或恶心呕吐。

（3）神志不清、烦躁不安。

（4）呼吸机参数调整不当，通气量不足。

知识点3：机械通气量大小合适时的表现

（1）呼吸平稳，与呼吸机协调合拍；血压、脉搏趋于平稳；神志清楚者表现为安静，不清楚者逐步转为清醒。

（2）胸、腹部随呼吸起伏，两肺呼吸音适中。

（3）血气分析：急性呼吸衰竭者逐渐恢复正常水平；慢性呼吸衰竭者逐渐达到急性发作前水平。

（4）现代呼吸机可检测呼出潮气量及通气量，并为合理调整通气量提供可靠依据。

知识点4：机械通气量过大、过小的原因

（1）通气量不足常见原因：①通气量选择过小；②没有随病情变化及时调整通气量；③呼吸机管路漏气；④呼吸道阻塞。

（2）通气量过大原因：①通气量选择过大；②气道阻塞时或病情需要较大通气量，缓解后来能及时减少通气量。

知识点5：机械通气对保持呼吸道通畅的要求

呼吸机的工作原理是借人工或机械装置产生通气。呼吸道通畅才能实现通气效果。注

意呼吸道湿化，有效地排除痰液。吸痰前可用 5ml 生理盐水先稀释痰液再抽，同时配合翻身拍背、体位引流。采用滴入法湿化时，吸痰与湿化最好同时进行。

知识点 6：机械通气对给氧的要求

单纯肺外原因所致呼吸衰竭（通气障碍）者，氧浓度一般用 30%～40%应根据肺部疾病和给氧后面色、脉搏的改变决定给氧浓度。一般氧浓度不应超过 60%，目前认为长期吸入 40%～50%的氧不会发生氧中毒。

第四篇
急救常用药物

第十五章　生命支持抢救用药

第一节　肾上腺素

知识点1：肾上腺素的作用及用途

肾上腺素药具有兴奋心脏、收缩血管、松弛支气管平滑肌等作用，剂量大时可使血压升高。常用于抢救心脏骤停、过敏性休克、哮喘等。

知识点2：肾上腺素的用法与用量

（1）抢救过敏性休克：0.5～1mg皮下、肌肉或静脉注射；疗效不好可4～8mg加入500～1000ml葡萄糖液中静滴。

（2）心搏骤停：稀释后心内注射或静脉注射，每次0.1～1mg，必要时可每隔5分钟重复。

（3）支气管哮喘：皮下或肌注0.25～0.5mg，必要时可每隔20分钟至4小时重复，逐渐增量至1次1mg。

（4）作为血管收缩药用于麻醉期间，肾上腺素在蛛网膜下隙阻滞时宜偏高（1∶10000），总量以0.3mg为度；浸润局麻时宜偏低（1∶100000或1∶200000），总量不得超过1mg。

（5）小儿常用量：按体表面积0.3mg/m^2。

知识点3：使用肾上腺素的注意事项

（1）有心悸、不安、血压升高、心律失常等不良反应。

（2）高血压、心脏病、糖尿病、甲亢、洋地黄中毒、外伤性及出血性休克、心源性哮喘忌用。

（3）避光保存，变色不可用。

（4）口服无效。

知识点4：肾上腺素的制剂要求

注射剂量一般为1mg。

第二节　去甲肾上腺素

知识点1：去甲肾上腺素的作用及用途

拟肾上腺素药，以兴奋α-受体为主，升高血压作用较强，兴奋心脏和扩张支气管作用较弱。用于各种休克和手术时低血压，口服可用于消化道出血。

知识点2：去甲肾上腺素的用法与用量

（1）静滴：用1～2mg加入生理盐水或5%葡萄糖100ml内静滴，待血压升至所需水平后，减慢滴速，以维持血压于正常范围。加效果不好，应改用其他升压药。对危急病例可用1～2mg稀释到10～20ml，徐徐推入静脉，同时根据血压以调节其剂量，待血压回升后，再用滴注法维持。

（2）口服：治上消化道出血，每次服注射液1～3ml（1～3mg），3次/天，加入适量冷盐水服下。

知识点3：使用去甲肾上腺素的注意事项

（1）高血压、动脉粥样硬化、器质性心脏病、肾功能不全者禁用。

（2）孕妇禁用。

（3）甲亢和糖尿病患者慎用。

知识点4：去甲肾上腺素的制剂要求

注射剂：1mg（1ml）（含重酒石酸盐2mg），2mg（2ml）（含重酒石酸盐4mg）。

第三节 多巴胺

知识点1：多巴胺的作用及用途

多巴胺属于儿茶酚胺类药物，为去甲肾上腺素的前体，有增强心脏收缩力、收缩周围血管、升高血压的作用，并可通过多巴胺受体扩张内脏血管，尤其增加肾血流量。用于各种休克，尤其伴有肾功能不全、心排血量降低的患者。

知识点2：多巴胺的用法与用量

静滴：20~40mg加入5%葡萄糖溶液100ml内，按75~100μg/min的速度静滴，根据血压调整滴速。

知识点3：使用多巴胺的注意事项

（1）使用本品前应补充血容量及纠正酸中毒。

（2）嗜铬细胞瘤、心动过速或心室颤动者禁用。

（3）急性心肌梗死、动脉粥样硬化、高血压、甲亢、糖尿病、血管阻塞性疾病患者慎用。

知识点4：多巴胺的制剂要求

注射剂量一般为20mg/2ml。

第四节 异丙肾上腺素

知识点1：异丙肾上腺素的作用及用途

异丙肾上腺素为β受体兴奋剂，对支气管扩张作用较肾上腺素强，在治疗剂量时无升压的不良反应。能增加心脏收缩力及心排出量，兴奋心脏的窦房结和房室结，扩张小血管，加大脉压。临床常用于哮喘发作时的控制症状，一般用气雾剂吸入，也可舌下含服，几分钟内即见效。但维持时间不长（多数不到1小时）。还适用于抗休克治疗（心源性休克、感染性休克）以及急救心脏房室传导阻滞等。

知识点2：异丙肾上腺素的用法与用量

舌下含服，每次10mg，3次/天，1天量不超过60mg，为求速效，用0.25%~0.50%的气雾剂吸入，每次吸入0.5~1.0ml，2~4次/天，重复使用间隔不得少于2小时。抗休克，在初步扩充血容量以后应用。一次量为200ml液体内加入本品0.2~0.4mg，根据心率调整滴速，必要时可适当增加药物浓度（可至1~2mg）；心脏骤停时向心腔内注射0.5~1.0mg；Ⅲ度房室传导阻滞，心率低于40次/分时，可用0.5~1.0mg溶于5%葡萄糖液200~300ml内，缓慢维持滴注。

知识点3：使用异丙肾上腺素的注意事项

（1）常见的不良反应为心悸、心动过速、头痛、眩晕、恶心等。

（2）长期使用可致耐受性；禁用于高血压、心脏病、甲亢。

（3）对普萘洛尔有拮抗作用；与其他肾上腺素能激动药合用时可增效，不良反应也增多。

知识点4：异丙肾上腺素的制剂要求

（1）片剂：10mg。

（2）气雾剂：50mg/2ml，100mg/2ml。

（3）针刺：1mg/2ml。

第五节　多巴酚丁胺

知识点1：多巴酚丁胺的作用及用途

多巴酚丁胺是一种合成的儿茶酚胺类药物，用于心源性休克（特别是急性心梗或其他原因所致心肌收缩力减弱）或由于心排出量降低所引起的各种休克，也用于低排出量性心力衰竭或各种顽固性心衰。

知识点2：多巴酚丁胺的用法与用量

静滴：20mg多巴酚丁胺加入5%葡萄糖溶液250~500ml中静滴，常用量每分钟2.5mg/kg。本药可产生耐药性，连日应用可降低疗效，加大剂量可克服。

知识点3：使用多巴酚丁胺的注意事项

（1）可有心悸、恶心、头痛、胸痛、气短等。

（2）梗阻型肥厚性心肌病不宜使用。不宜与β受体阻滞剂合用。

（3）用药期间需监测心电图、血压、心排出量，有可能时应测定中心静脉压。

知识点4：多巴酚丁胺的制剂要求

针剂：25mg/2ml。

第六节 间 羟 胺

知识点1：间羟胺的作用及用途

主要激动α受体，升压效果比去甲肾上腺素稍弱，但较持久，有中度加强心脏收缩的作用；可增加脑及冠状动脉的血流量。适用于各种休克及手术时低血压。一般用量时，不致引起心律失常，因此也可用于心肌梗死性休克。

知识点2：间羟胺的用法与用量

（1）静注：1次10~20mg，直接缓注。

（2）静滴：1次15~100mg，根据血压调整滴速。

知识点3：使用间羟胺的注意事项及制剂要求

甲亢、高血压、糖尿病、心脏病患者慎用。注射剂：10mg。

第十六章　抗心律失常药物

第一节　Ⅰ类抗心律失常药

知识点1：奎尼丁的作用及用途

为广谱抗心律失常药物，口服适用于房性早搏、心房颤动、心房扑动、阵发性室上性心动过速、预激综合征合并室上性心律失常、室性早搏、室性心动过速的治疗及经电转复后预防心房颤动或心房扑动的维持治疗。

知识点2：奎尼丁的用法与用量

（1）口服：治疗前1天口服0.2g，观察1小时，无反应开始治疗。第1天0.2g/2h，连续5次；如无效第2天0.3g/2h，共5次；仍无效第3天0.4g/2h，共5次；无效为治疗失败，每日总量不超过2.0g。若有效，转复窦性后改为维持量0.2g，6~8小时/1次。

（2）静注：在十分必要时采用，并须在心电监护下进行，0.25g/次，以5%葡萄糖液稀释至50ml缓慢静注。小儿2ml/kg。

知识点3：使用奎尼丁的注意事项

（1）纠正心房颤动、心房扑动时应先给洋地黄饱和量，以免转变心律后心跳加快，导致心力衰竭。

（2）每次给药前应仔细观察心律和血压改变。

（3）用于房颤患者时，注意栓子脱落产生的栓塞病变。

（4）严重心肌损害的患者和孕妇忌用。

知识点4：奎尼丁的制剂要求

（1）片剂：0.2g。

（2）注射剂：0.5g/10ml。

知识点5：普鲁卡因胺的作用及用途

普鲁卡因胺的电生理作用、药理作用与奎尼丁一致，主要用于室性心律失常，对室性早搏和室性心动过速疗效好。但对房性心律失常的疗效不如奎尼丁。本药可口服也可静注。但它可引起血压降低，必要时可同时应用升压药物。

知识点6：普鲁卡因胺的用法与用量

（1）紧急复律：静注每5分钟100mg或20分钟200mg，直至有效或总量达到1000～2000mg。有效后以每分钟1～4mg静滴维持。口服500mg，每2小时1次，共5次。如无效次日改为750mg每2小时1次，共5次。维持量250～500mg，每4～6小时1次。

（2）治疗和预防早搏：口服250～750mg，每4～6小时1次。本药还可肌注，每次200～400mg，每4～6小时1次。

知识点7：使用普鲁卡因胺的注意事项

（1）口服常见药热、粒细胞减少、胃肠道反应。

（2）静注可产生低血压及QRS增宽。

（3）洋地黄中毒致心律失常不宜用，肝肾疾病、支气管哮喘慎用。

（4）其余同奎尼丁。

知识点8：普鲁卡因胺的制剂要求

（1）片剂：0.25g。

（2）注射剂：0.25g，1.0g。

知识点9：利多卡因的作用及用途

（1）治疗各种原因特别是急性心肌梗死引起的室性心律失常，包括室性早搏，室性心动过速和室颤。

（2）对室上性心律失常基本无效，但对强心苷引起的心律失常不论室性或室上性均有效。

（3）急性心肌梗死发生后，立即应用，可预防心律失常的发生，电复律后应用可预防心室纤颤。

知识点10：利多卡因的用法与用量

（1）500～100mg加入5%葡萄糖液20ml内静注，若无效，5～10分钟可重复，2小时内不超过3次。有效后1～3mg/min静滴维持。

（2）室颤时心腔内注射1次100～200mg。

知识点11：使用利多卡因的注意事项

（1）Ⅱ-Ⅲ度房室传导阻滞、严重病窦者忌用。
（2）对本品过敏及有癫痫在发作者忌用。
（3）肝功能障碍、心衰或休克者慎用。

知识点12：利多卡因的制剂要求

注射剂：0.1g/5ml，0.4g/20ml。

知识点13：美西律的用法用量

利多卡因有效者口服美西律亦可有效，起始剂量100~150mg，q8h，根据临床反应2~3天或以后可增减50mg/次。

知识点14：美西律的不良反应

神经系统的不良反应较常见，有眩晕、震颤、运动失调、语音不清、视物模糊等。

知识点15：美西律使用的注意事项

美西律宜与食物同服，以减少消化道反应。有效血药浓度与中毒血药浓度接近，使用剂量不宜过大。

知识点16：普罗帕酮的作用及用途

适用于预防和治疗室性或室上性异位搏动、室性或室上性心动过速、预激综合征、电复律后室颤发作等。

知识点17：普罗帕酮的用法与用量

（1）口服：治疗量，1日300~900mg，分4~6次服用；维持量，1日300~600mg，分2~4次服用。宜在饭后与饮料或食物同时吞服，不得嚼碎。
（2）静推：必要时可在严密监护下作静推，每8小时静推70mg，或在一次静推后继以静滴（20~40mg/h）。

知识点18：使用普罗帕酮的注意事项

（1）严重心力衰竭、心源性休克、严重心动过缓，窦房性、房室性、室内传导阻滞，病窦综合征、明显低血压者禁用。

（2）电解质紊乱、严重阻塞性肺部疾患者禁用。

（3）严重心肌损害者禁用。

（4）妊娠、哺乳期妇女慎用。

知识点19：普罗帕酮的制剂要求

（1）片剂：50mg，100mg。

（2）注射剂：70mg/20ml。

知识点20：莫雷西嗪的作用及用途

莫雷西嗪对大鼠、狗等动物多种心律失常模型具有显著的抗快速性心律失常作用，其作用与奎尼丁相似，对呼吸、血压、心率及心肌收缩力无明显影响；还具有扩张冠状血管、解痉和抗M-胆碱能作用；对小鼠灌胃给药LD_{50}为282mg/kg，对大白鼠和狗的长期（3~6个月）毒性试验表明，本品毒性低，对主要脏器无明显损伤，无致畸、致突变作用。临床用于室性、房性期前收缩、阵发性室上速、短阵室速等。

知识点21：莫雷西嗪的用法与用量

（1）口服：成人每次25mg，3~5次/天。

（2）肌内注射：将该药2.5%溶液2ml加入0.5%普鲁卡因溶液1~2ml中注入。

（3）静脉注射：将该药2.5%溶液2ml，加入10ml生理盐水或5%葡萄糖液中，于2~5分钟内缓慢注射，2次/天。

知识点22：使用莫雷西嗪的注意事项

（1）可有轻度恶心、头晕、食欲不振、口周麻木等不良反应。

（2）原有心动过缓或室性传导阻滞者，可引起窦房传导阻滞及QRS增宽，但停药后即可恢复。

知识点23：莫雷西嗪的制剂要求

（1）片剂：50mg，200mg。

（2）注射剂：50mg。

第二节 Ⅱ类抗心律失常药

知识点1：普萘洛尔的作用及用途

普萘洛尔为β肾上腺素能受体阻滞剂，阻断心肌的β受体，减慢心率，抑制心脏收缩与房室传导，循环血流量减少，心肌氧耗量降低。临床上用于治疗多种原因所致的心律失常，如房性及室性早搏（效果较好）、窦性及室上性心动过速、心房颤动等，但室性心动过速宜慎用。锑剂中毒引起的心律失常，当其他药物无效时，可试用本品。也可用于心绞痛、嗜铬细胞瘤（手术前准备）等。治疗心绞痛时，常与硝酸酯类合用，可增高疗效，并互相抵消不良反应。对高血压有一定疗效，不易引起直立性低血压力其特点。

知识点2：普萘洛尔的用法与用量

（1）口服：10~30mg/d，分3~4次服。

（2）治疗心绞痛和高血压时可逐渐增加剂量每日达100mg。

（3）治疗梗阻性肥厚性心肌病每日可达200mg。

（4）静注：5mg加入5%葡萄糖液20~40ml中以0.5~1mg/min速度滴入。

（5）静滴：5mg加入5%葡萄糖液200ml中，以1mg/min速度滴入、滴注过程要严密观察血压、心律、心率变化，如心率转慢立即停药。一般总量不应超过10mg。

知识点3：使用普萘洛尔的注意事项

不良反应有眩晕、头昏、心率减慢、支气管痉挛、皮疹。支气管哮喘、心源性休克、心传导阻滞（二~三度房室传导阻滞）、重度心力衰竭、窦性心动过缓应禁用。有过敏史、充血性心衰、糖尿病、肺气肿或非过敏性支气管炎、肝功能不全、甲状腺功能低下、雷诺综合征或其他用围血管疾病、肾功能减退应慎用。

知识点4：普萘洛尔的制剂要求

（1）片剂：10mg。

（2）注射剂：5mg/5ml。

第三节 Ⅲ类抗心律失常药

知识点1：胺碘酮的作用特点

胺碘酮具有直接作用于冠脉血管平滑肌，增加冠脉流量；降低外周阻力并且减慢心率，从而降低心肌耗氧量；负性肌力作用轻或无等血流动力学特点。

知识点2：胺碘酮的用途

适用于室上性和室性心律失常的治疗，是转复房颤以及转复后维持窦律的最常用药物；对快速房颤、房扑伴左心室功能不全，或急性心肌梗死（AMI）伴房颤者，可作为一线药物使用控制心室率；伴有充血性心力衰竭的宽 QRS 心动过速，除电复律，胺碘酮属药物首选；对室颤，或持续性室速患者，在电除颤和使用肾上腺素后，使用胺碘酮（见复苏药物）；也可控制血流动力学稳定的室速，致心律失常反应少。

知识点3：胺碘酮控制快速心室率的用法用量

控制快速心室率，静脉注射负荷量 150mg（3~5mg/kg），10 分钟注入，15~30 分钟或以后可重复，随后 1~1.5mg/min 静脉滴注 6 小时，以后根据病情逐渐减量至 0.5mg/min，24 小时总量一般不超过 1.2g，最大不超过 2.0g。

知识点4：胺碘酮用于房颤转复和维持窦性心律的用法用量

用于房颤转复和维持窦性心律可采用口服和静脉、口服两种方式，其中口服对于住院患者一般 1.2~1.8g/d，分次服，直至总量 10g，然后 200~400mg/d 维持；院外患者一般 600~800mg/d 分次服，直至总量 10g，然后 200~400mg/d 维持；静脉或口服 5~7mg/kg 静脉注射 30~60 分钟，然后 1.2~1.8g/d 持续静脉滴注或分次口服，直至总量 10g，再以 200~400mg/d 维持。

知识点5：胺碘酮静脉应用的不良反应

静脉应用的主要不良反应为低血压（往往与注射过快有关）和心动过缓，此药含碘量高，长期应用心外不良反应较多，如甲状腺功能改变、日光敏感性皮炎、角膜色素沉着等。

知识点6：索他洛尔的用途与用法用量

索他洛尔用于室上性和室性心律失常的治疗。常用剂量 80~160mg，2 次/天，口服。

知识点7：索他洛尔的剂量影响的因素

索他洛尔的半衰期较长，由肾脏排出。不良反应与剂量有关，随剂量的增加，尖端扭转室速发生率上升。

知识点 8：索他洛尔的禁忌

哮喘或慢性阻塞性肺病、窦性心动过缓、病态窦房结综合征（SSS）、高度房室传导阻滞、心力衰竭者禁用。肾功能不全、糖尿病或有自发性低血糖史、进展性甲状腺功能亢进症患者慎用。

第四节 Ⅳ类抗心律失常药

知识点 1：Ⅳ类抗心律失常药物的作用

为钙通道阻滞药，主要阻滞心肌细胞 ICa-L 介导的兴奋至收缩偶联，减慢窦房结和房室结的传导，对早后除极和晚后除极电位及 ICa-L 参与的心律失常有治疗作用。能延长房室结有效不应期，有效地终止房室结折返性心动过速，减慢房颤的心室率，也能终止维拉帕米敏感的室速。负性肌力作用也较强。

知识点 2：维拉帕米的作用

维拉帕米用于控制房颤和房扑的心室率，终止室上速和某些特殊类型的室速（如特发性室速）发作，减慢窦速。

知识点 3：维拉帕米的用法用量

静脉注射 5~10mg，5~10 分钟静脉注射，如用药 15 分钟仍未获得预期效果，可重复给予 5mg，5 分钟内静脉注射。口服 80~120mg，8 小时 1 次，根据临床反应可增加到最大剂量 160mg，q8h，老年人酌情减量。

知识点 4：维拉帕米的不良反应及禁忌

可出现低血压、心动过缓、胃肠道反应、头痛、头晕等不良反应。SSS、二度或三度房室传导阻滞、严重低血压或心源性休克、严重心动过缓、心力衰竭者禁用，妊娠和哺乳期妇女慎用。

知识点 5：地尔硫䓬的作用

地尔硫䓬用于控制房颤和房扑的心室率，终止室上速发作，减慢窦速。

知识点 6：地尔硫䓬的用法用量

静脉注射负荷量 15~25mg（0.25mg/kg），随后 5~15mg/h 静滴维持，如心室率控制不满意，15 分钟内可重复给负荷量。

第五节 其他抗心律失常药

知识点 1：腺苷的作用及用法用量

腺苷用于终止室上速。3~6mg，2 秒内快速静脉注射，如无效，2 分钟后可重复加倍剂量（6~12mg）快速静脉注射。

知识点 2：腺苷的副作用及禁忌

副作用常有颜面潮红、头痛、恶心、呕吐、咳嗽、胸闷、胸痛等，但均在数分钟内消失；严重不良反应有窦性停搏、房室传导阻滞等，禁用于有哮喘史、窦房结和（或）房室传导功能障碍的患者。

知识点 3：腺苷的特点

腺苷起效快，半衰期极短，可以反复用药。无负性肌力作用，可用于器质性心脏病的患者。

知识点 4：洋地黄类的作用

洋地黄类通过兴奋迷走神经，使心房不应期缩短、心房率增快，同时加重房室传导阻滞，使心室率减慢。

知识点 5：洋地黄类的用途

洋地黄类最适用于伴有心功能不全的快速室上性心律失常患者，可使房扑变为房颤而较易恢复窦律，也可终止室上速或控制快速房颤的心室率。

知识点 6：毛花苷 C 的用法用量

毛花苷 C 又称西地兰，0.4~0.6mg 稀释后静脉注射，约 2 小时可追加 0.2~0.4mg，根据临床情况，4~6 小时可继续追加 0.2mg，24 小时内不超过 1.2mg。

知识点 7：地高辛的用法用量

地高辛 0.125~0.25mg，1 次/天，口服。不足之处为起效慢，对体力活动等交感神经兴奋时的心室率控制不满意，必要时可与 β 受体阻滞药或钙拮抗药合用，但要注意调整地高辛剂量。

知识点 8：地高辛的禁忌

低血钾、低血镁、高血钙和甲状腺功能减退时可影响洋地黄类药物作用，易发生中毒反应。梗阻性心肌病或单纯性二尖瓣狭窄、预激综合征或存在其他旁路证据者禁用。

知识点 9：阿托品的作用

阿托品可抑制迷走神经张力、提高交感神经兴奋性，以提高窦房结自律性，改善房室传导，使窦性心率增快。

知识点 10：阿托品的用法用量

阿托品主要用于心动过缓，0.5~1.0mg 静脉注射，必要时每 3~5 分钟可重复使用，最大剂量 1 次<0.04mg。阿托品非静脉注射和用量过小（<0.5mg）可产生矛盾性心动过缓。

知识点 11：阿托品的禁忌

伴有青光眼患者禁用；前列腺肥大患者、妊娠及哺乳妇女慎用。

第十七章 强 心 药

第一节 去乙酰毛花苷

知识点1：去乙酰毛花苷丙的作用及用途

强心药，可加强心肌收缩力，减慢心率，抑制心脏传导。主要用于充血性心力衰竭。其作用较快，适用于急性心功能不全或慢性心功能不全急性加重的患者。

知识点2：去乙酰毛花苷丙的用法与用量

（1）口服：1次0.5mg，4次/天。维持量，1mg/d，2次/天。

（2）静注：首次剂量0.4~0.6mg，2~4小时后可再给予0.2~0.4mg，用葡萄糖注射液稀释后缓慢注射。

知识点3：使用去乙酰毛花苷丙的注意事项

过量时可有恶心、食欲不振、头痛、心动过缓、黄视等。

知识点4：去乙酰毛花苷丙的制剂要求

（1）片剂：0.5mg。

（2）注射剂：0.4mg（ml）。

第二节 米 力 农

知识点1：米力农的作用

米力农系氨力农衍生物，具有正性肌力和扩张血管作用。主要通过抑制磷酸二酯酶同工酶Ⅲ，使心肌内cAMP含量升高，加快Ca^{2+}内流而增强心肌收缩。其正性肌力作用较氨力农强10~40倍。并能明显降低肺小动脉楔压，平均肺动脉压及体循环阻力。其扩张外周血管作用也较强。其心血管效应与剂量大小有关。小剂量时主要表现为正性肌力作用，当剂量增大，逐渐达到稳定状态的最大正性肌力效应时，其扩张血管的作用也随着剂量的增加而逐渐加强。口服吸收良好，给药后血浆药物峰值浓度与给药剂量有关。一般在口服后

0. 5 小时开始生效，1~3 小时达峰值，持续时间为 4~6 小时。生物利用度为 92%，心衰患者的消除半衰期为 2. 3~2. 7 小时。主要在肝脏失活，80%以原型从尿中排出。

知识点 2：米力农的用途

米力农主要用于治疗重度充血性心力衰竭患者，也可在常规应用洋地黄和利尿剂的基础上加用本品治疗。本品短期奏效明显，且不良反应较氨力农为小，但其远期疗效如何，尚需进行大量的临床观察而定论。

知识点 3：米力农的用法与用量

口服，每次 2. 5~7. 5mg，每 6 小时 1 次。缓慢静脉注射，首次为 37. 5~50μg/kg，约 10 分钟。以后静脉滴注，按 0. 375~0. 75μg/(kg · min) 滴注共 4 小时，1 次/天。一般总量为 5~10mg。停药后可改为口服维持。

知识点 4：使用米力农的注意事项

（1）不良反应较少见，可有低血压、头痛、胸痛、肌无力、失眠、震颤、血小板减少、低血钾和室性心律失常。

（2）对本品过敏者禁用。急性心肌梗死早期及孕妇慎用。治疗期间应密切注意心率、血压、电解质、肾功能等变化，必要时随时调整剂量。对有明显肾功能减退者慎用。如因药物过量引起低血压，应暂时停药。长期服用而突然停药，可引起血流动力学及症状的恶化，但恢复用药后症状可继续得到改善。

知识点 5：米力农的制剂要求

（1）片剂：2. 5mg/片，10mg/片。

（2）注射剂：50mg/支，100mg/支。

第三节　氨　力　农

知识点 1：氨力农的药理作用

本品属双吡啶类衍生物，是一种既非强心苷，又非儿茶酚胺的新型正性肌力作用药物，具有正性肌力和直接扩张血管作用。其正性肌力作用主要通过抑制磷酸二酯酶（PDE），特别是抑制 PDE-Ⅱ，使心肌细胞内 cAMP 浓度增高有关。因而使细胞内钙离子浓度增加，心肌收缩功能加强。其扩张血管作用可能是直接作用于血管平滑肌或心功能改善后交感神经张力亢进减轻所致。此外，静脉注射本品后，还可使每搏量、心脏做功指数、每搏做功增加，肺动脉楔压、右心房压、左心室舒张末期压下降，外周血管阻力减小，从而有降低心脏前后负荷、降低心肌氧耗和提高运动耐力的作用。口服吸收良好，1 小时开始作用，达峰时间为 1~3 小时，持续时间为 4~6 小时，半衰期为（2.6±1.4）小时，分布容积为 1.2L/kg，血浆蛋白结合率为 10%~22%，血浆清除率为 392ml/min。有效血药浓度为 2.4μg/ml。单剂静脉注射 2 分钟内起效，2~10 分钟达血药浓度峰值，半衰期为 5~10 分钟，作用持续 30~120 分钟，作用持续时间与所给剂量有关。无快速耐药性。大部分以原型从肾脏排出，小部分以 N-乙酰代谢产物从肾脏排出。

知识点 2：氨力农的用途

氨力农适用于治疗各种原因（心源性或非心源性）所致的急慢性心力衰竭。尤适用于经洋地黄、利尿剂及血管扩张剂治疗无效的慢性难治性心力衰竭。因其不增加，甚或降低心肌氧耗，因而更适用于心肌梗死并发心力衰竭的治疗。本品与多巴酚丁胺静脉滴注的疗效对比，发现初始的血流动力学改善，以多巴酚丁胺效果较好，但氨力农对血流动力学改善的持续时间较长，可达 24 小时。本品疗效显著，适用范围广，可作为治疗心力衰竭的替代药物。

知识点 3：氨力农的用法与用量

（1）口服：1 次 100~200mg，3 次/天，每日最大量 600mg。

（2）静滴：每次 0.5~3mg/kg；静脉滴注速度为每分钟 5~10μg/kg，每日最大量不超过 10mg/kg。

知识点 4：使用氨力农的注意事项

（1）本品静滴速度过快可致室性早搏和室性心动过速，要注意观察。

（2）大剂量长期使用可引起血小板减少，常在用药的第 2~4 周出现，但减量或停药后好转。

（3）治疗期间应监测血压、心率，心律和肝功能，如发现异常，立即停药。由于本品的不良反应较常见，故不宜长期应用。

（4）本品静脉注射不能用含有右旋糖酐或葡萄糖的溶液稀释。

（5）孕妇、哺乳妇及小儿慎用。

知识点 5：氨力农的制剂要求

（1）片剂：100mg。

（2）注射剂：50mg/2ml，100mg/2ml。

第十八章　抗心绞痛药

第一节　硝 酸 甘 油

知识点 1：硝酸甘油的概念

硝酸甘油为硝酸酯类药物，可在局部血管内皮细胞产生 NO，具有松弛血管平滑肌作用，用于急性冠脉综合征（ACS）、高血压急症或亚急症、各种原因引起的充血性心力衰竭。

知识点 2：硝酸甘油的用法用量

对于疑似急性冠脉综合征患者，首先舌下含服硝酸甘油 0.4~0.6mg，药物吸收快，1~2 分钟可起效，如 3~5 分钟后症状未能缓解，可重复应用，一般不超过 3 次。

知识点 3：静脉滴注硝酸甘油的用量

静脉滴注硝酸甘油的起始剂量为 10~20μg/min，根据血流动力学变化每 5~10 分钟增加 5~10μg/min，直至维持量 50~100μg/min。低剂量（<50μg/min）以扩张静脉为主，中剂量（50~100μg/min）兼具扩张静脉与动脉，大剂量（>100μg/min）以扩张动脉为主。

知识点 4：硝酸甘油的禁忌

硝酸甘油最好避免应用于严重低血压、低血容量、严重心动过缓、心动过速患者，24 小时内应用过 PDE 抑制药（西地那非）的患者禁用。

第二节　硝酸异山梨酯

知识点 1：硝酸异山梨酯的作用及用途

作用似硝酸甘油但较持久。用于心绞痛发作的治疗及预防，也用于治疗急慢性心力衰竭。

知识点 2：硝酸异山梨酯的用法与用量

（1）舌下含化：5~10mg/次，2~4 小时/次。

（2）口服：10~20mg/次，3~4 次/天。

知识点 3：硝酸异山梨酯的用法与用量

对于疑似急性冠脉综合征患者，硝酸异山梨酯舌下含服 2.5~10mg，5~10 分钟后症状未能缓解，可重复应用，一般不超过 3 次。

知识点 4：硝酸异山梨酯静脉滴注的用量

硝酸异山梨酯静脉滴注起始剂量为 1~10mg/h，最大不超过 20mg/h。持续应用超过 24~48 小时可产生耐药性。

知识点 5：使用硝酸异山梨酯的注意事项

参阅硝酸甘油，气雾剂使用时要直接将药液喷射到患者口腔黏膜，不能将药液吞下；喷药时不要吸气，以免药液吸入；使用本品期间，禁止饮酒；休克或低血压虚脱者禁用。

知识点 6：硝酸异山梨酯的制剂要求

片剂：5mg，10mg。

第三节 硝苯地平

知识点 1：硝苯地平的作用及用途

硝苯地平为长效冠脉扩张药。能增加冠脉血流量，减少心肌耗氧量。用于急慢性冠脉功能不全，尤其是心绞痛及心肌梗死。

知识点 2：硝苯地平的用法与用量

口服每次 10mg，3 次/天，紧急时可舌下含服。

知识点 3：使用硝苯地平的注意事项

（1）反应短暂而较多见的是踝、足与小腿肿胀，较少见的呼吸困难、咳嗽、哮鸣、心跳快而重，罕见的是胸痛、昏厥。

（2）反应持续出现而需加注意的有：眩晕、头昏、脸红及热感、头痛、恶心。孕妇、乳母、老年人慎用。严重主动脉瓣狭窄、肝或肾功能不全者须慎用。服药期间必须经常测血压和做心电图检查，在开始用药而决定剂量的过程中以及从维持量加大用量时尤须注意。

知识点4：硝苯地平的制剂要求

片剂：10mg。

第四节 地尔硫䓬

知识点1：地尔硫䓬的作用及用途

地尔硫䓬能促进侧支循环和冠状主动脉的扩张，从而增加了心肌缺血部的血流量；抑制冠状血管痉挛，扩张周围血管从而减轻了心脏的后负荷，减低心率和在不减少心输出量的同时降低心脏耗氧量；改善心功能和心肌的能量代谢，缩小缺血区的面积。本品对正常血压无影响，可缓慢地降低高血压、并可抑制由于运动负荷引起的血压升高，降压时并不减少脑、肾的血流量。用于治疗劳累性心绞痛和陈旧性心肌梗死的心绞痛；也可用于治疗原发性高血压（轻至中度）。

知识点2：地尔硫䓬的用法与用量

口服，成人每次1片，每日3次。依症状酌情增减剂量。

知识点3：使用地尔硫䓬的注意事项

有时有头晕、缓脉、面色潮红、房室传导阻滞现象，偶见心悸、头痛、头重、疲倦、无力、黄疸、肝大等现象，应停药。另外，有时会出现AST、GPT升高的情况；还有出现皮疹、偶见多形性红斑样皮疹等过敏症状，应停药。还可能出现胃部不适、便秘、烧心、腹痛、食欲不振等，偶见轻便、恶心、腹泻、口干等症状。有报告个别患者在使用钙拮抗剂中突然停药会引起症状加重，因此本药使用中须停药时应逐渐减量，同时注意观察患者的反应。患者在未经医生同意时，不得自行停药。孕妇和哺乳妇女忌用。本药与其他药物如降压药、β受体阻滞剂、萝芙木制剂、氯甲酰氮䓬、地高辛等药物合用对应慎重。

知识点4：地尔硫䓬的制剂要求

片剂：30mg。

第五节 克冠䓬

知识点1：克冠䓬的作用及用途

克冠革适用于冠脉功能不全、心绞痛，并用于心肌梗死的预防及其恢复期。与强心苷并用可增强对慢性心力衰竭的控制效果。

知识点 2：克冠革的用法与用量

口服，每次 60mg，每日 3 次，2 个月为 1 个疗程。

知识点 3：使用克冠革的注意事项

副作用小。偶有头晕、胃肠道不适等。新近心肌梗死患者忌用。

第六节　硝酸甘油控释口颊片

知识点 1：硝酸甘油控释口颊片的作用

硝酸甘油控释口颊片为兼有速效和长效作用的新型硝酸甘油控释口颊片制剂。由口腔给药，具有起效迅速，作用持续时间长的特点，优于舌下含片。其作用机制及改善血流动力学效应与硝酸甘油相同。由口腔黏膜迅速吸收，3 分钟左右起效，10~20 分钟达血浆浓度峰值，作用持续时间为 3~5 小时。不受肝脏首关效应影响，药物经肝内谷胱甘肽-有肌硝酸酯还原酶代谢，生成二硝酸甘油、单硝酸甘油及无机亚硝酸盐，由尿排出，血浆半衰期短暂。

知识点 2：硝酸甘油控释口颊片的用途

硝酸甘油控释口颊片用于治疗及预防冠心病心绞痛，特别适用于半夜易发作和需长期服用的冠心病心绞痛患者。本品起效快，所用剂量小，且可随时取出药片中止给药，故优于内服片。本品又是一种缓释制剂，随着唾液进入药片，逐渐溶解而释出药物，作用持续时间明显长于舌下含片，其缓解心绞痛急性发作效果显著，总有效率达 97%，心电图有效率达 66. 7%。是一种新型有效的缓解心绞痛的药物。

知识点 3：硝酸甘油控释口颊片的用法与用量

可间歇给药，1 次 1 片贴入上唇和龈之间的黏膜上，用手指或舌尖移动药片至舒适位置。初用剂量为 1mg，如效果不理想可增至 2. 5mg，对急性心绞痛患者，于发作时使用 1 片，如需增加剂量，可在口腔另一侧加入 1 片。

知识点 4：使用硝酸甘油控释口颊片的注意事项

初次使用可有头痛、面红或麻刺感，适应后症状会很快消失。青光眼、颅内高压、严重贫血、严重低血压、快速型心律失常、肥厚型心肌病者禁用。本品使用时，一般不影响进食，如果需要时，可在进食前取去药片，进食后另贴 1 片。本品置入口腔内，会逐渐软化而贴于牙龈上，开始会稍有不适感，随后便可适应，尽可能少移动药片和进食、饮水，使药片留置时间延长，其作用时间也相应延长。如出现不良反应，可随时取出药片。勿将药片置于舌下、咀嚼或吞服。

知识点 5：硝酸甘油控释口颊片的制剂要求

片剂：1mg/片，2. 5mg/片。

第七节　单硝酸异山梨酯

知识点 1：单硝酸异山梨酯的药理作用

单硝酸异山梨酯为长效硝酸酯类抗心绞痛药，其作用机制与硝酸甘油相似。主要是扩张静脉，减轻前负荷，减少回心血量，降低心脏机械做功，减少心肌需氧量，并可轻度扩张动脉，降低心脏后负荷。其作用较持久，口服吸收良好，吸收后分布迅速，10 分钟即出现在各组织中，30 分钟达血浆浓度峰值。在心脏、脑组织和胰腺中含量较高，脂肪组织、皮肤、大肠、肾上腺和肝脏含量较少。血浆蛋白结合率约为 13%。它与硝酸异山梨酯和硝酸甘油不同，口服后无肝脏首关效应，生物利用度可达 100%，半衰期为 9 ~ 10 小时，作用持续时间较长。有效血药浓度为 100 ~ 500μg/ml。其主要成分经肝脏后完全不变，排泄缓慢，主要由肾脏排出，其次由胆汁排泄，口服后 48 小时约有 81%从尿中排出，胆汁排泄量约为 18%。在尿中排泄的主要形式为异山梨醇（48%），其次为 S-ISMN-葡萄糖醛酸结合物（27%），以原形排泄仅占 6%。在胆汁排泄的主要形式为 S-ISMN-葡萄糖醛酸结合物，随胆汁进入肠腔后水解，释放出的 S-ISMN，绝大部分又重新吸收到血液内。

知识点 2：单硝酸异山梨酯的用途

单硝酸异山梨酯用于治疗和预防心绞痛，特别对血管痉挛型和混合型心绞痛患者，能进一步防止发生心肌梗死。此外，也用于治疗慢性充血性心力衰竭和肺动脉高压，或心绞痛伴一过性左心衰竭患者，其临床疗效优于长效硝酸异山梨酯和长效硝酸甘油。本品具有口服吸收完全、半衰期长、生物利用度高、个体差异小、毒性较低而临床疗效高等优点，是一种口服抗心肌缺血疗效好的药物。

知识点 3：单硝酸异山梨酯的用法与用量

口服，20mg/次，2 次/天，需要时，可增加剂量。本品应在饭后服用，不宜嚼碎。

知识点4：使用单硝酸异山梨酯的注意事项

在治疗开始时，可能出现血压下降、短暂头痛、恶心和轻微头晕，一般不影响治疗。本品与降压药合用，可增强其降压作用。

急性心肌梗死、急性左心衰竭伴低充盈压者，严重低血压者禁用。孕妇慎用。急性心绞痛时，不适宜应用。

知识点5：单硝酸异山梨酯的制剂要求

片剂：20mg/片。

第十九章 抗高血压药

第一节 硝 普 钠

知识点1：硝普钠的作用

硝普钠为速效、强效静脉注射用降压药，对动、静脉均有强大扩张作用。其作用机制可能与抑制平滑肌细胞外Ca^{2+}向细胞内转运和抑制细胞内Ca^{2+}外流有关。本品扩张容量血管及小动脉的作用，可使回心血流量减少，动脉压与左室射血且减少，同时降低了心脏的前、后负荷，因而使心力衰竭患者的心功能得到以迅速改善，增加了心输出量，减轻了肺淤血。本品静脉滴注后起效迅速（1~2分钟），失效亦快（停药后1~3分钟），在5~15分钟内血压即恢复至用药前水平。其在体内很快转变为硫氰化物自肾脏缓慢清除排泄。肾功能正常者硫氰酸盐半衰期为4~7天。肾功能不全可导致硫氰酸盐在体内蓄积，而硫氰酸盐可进一步生成氰化物而造成毒性反应（可用羟钴胺解救氰化物中毒）。

知识点2：硝普钠的用途

硝普钠适用于高血压危象、高血压脑病、嗜铬细胞瘤、颅内或蛛网膜下腔出血等高血压急症；用于急性心肌梗死，难治性左心衰竭，肺心病右心衰竭以及心脏手术与控制性低血压麻醉等。

知识点3：硝普钠的用法与用量

注射剂：每支50mg/支。

知识点4：使用硝普钠的注意事项

维生素B_{12}缺乏者及儿童忌用。肝肾功能不良、甲状腺功能减退者、孕妇及老人慎用。本品不宜用于治疗代偿性高血压病。本品不宜长期使用，治疗超过48小时以上者，应监测血液中硫氰酸盐的浓度。本品见光易分解，故静脉滴注瓶应用黑色纸包裹。

第二节 拉贝洛尔

知识点1：拉贝洛尔的作用

拉贝洛尔为双阻滞剂，即兼有 α 受体与 β 受体阻滞作用的新药。临床主要用于治疗各种类型的高血压病。本品能降低周围血管阻力，增加冠脉流量，减慢心率，降低血压。但本品的 β 阻滞作用较弱，约为普萘洛尔的 1/6～1/4。与单纯 α 受体阻滞剂不同，因兼有 β 受体阻滞作用，故在扩张外周阻力血管同时不致引起反射性心动过速、心收缩力增强和心输出量增加等缺点。口服后吸收迅速，1～2 小时达血药浓度高峰。主要分布于肺、肝、肾等脏器。在肝脏迅速代谢灭活。平均口服半衰期为 55 小时，静脉给药为 35～45 小时。24 小时从尿中排出结药量的 55%～60%，从粪便中排泄 12%～27%。作用可维持 8 小时左右。生物利用度约 25%～40%。

知识点 2：拉贝洛尔的用途

拉贝洛尔适用于治疗原发性、继发性高血压病，对高血压危象等疗效显著。可用于妊娠毒血症，亦可用于心绞痛的治疗。

知识点 3：拉贝洛尔的用法与用量

（1）口服：每次 100～200mg，每日 2～3 次，饭后服。

（2）静注：每次 25～50mg，加入 10% 葡萄糖注射液 20ml，于 5～10 分钟内缓慢静注，或以 1～4mg/min 静脉滴注。静脉注射后为预防发生直立性低血压，应静卧 10～30 分钟。

知识点 4：使用拉贝洛尔的注意事项

使用拉贝洛尔常见的不良反应有直立性低血压，偶见胃肠不适、头痛、精神抑郁、梦幻、肌痉挛、阳痿等。大剂量时可见心动过缓。有诱发心脏早搏的报道。脑出血、传导阻滞及心动过缓者不宜使用。哮喘患者及肝病患者慎用。

知识点 5：拉贝洛尔的制剂要求

（1）片剂：每片 100mg、200mg。

（2）注射剂：每支 50mg/5ml。

第三节　酚妥拉明

知识点 1：酚妥拉明的概念

酚妥拉明又称苄胺唑啉，属短效制剂，非选择性抑制 α_1、α_2 受体，降低周围血管阻力，增加心排血量。

知识点 2：酚妥拉明的临床应用

（1）对嗜铬细胞瘤引起的高血压危象有特效，5～15mg 静脉注射，静脉滴注 0.1～2mg/min。

（2）拮抗外周血管痉挛如雷诺病。

（3）对抗拟交感胺药外漏（即局部封闭）。

知识点 3：静脉注射酚妥拉明时的不良反应

静脉注射时可出现心率增快、心律失常及心绞痛，少数可出现严重的直立性低血压。

第四节 乌拉地尔

知识点 1：乌拉地尔的药理

乌拉地尔主要阻断突触后 α_1 受体，使外周阻力降低；同时激活中枢 5-羟色胺 1A 受体，降低延髓心血管中枢的交感反馈调节，外周交感张力下降。

知识点 2：乌拉地尔的应用

乌拉地尔用于除合并妊娠外的大多数高血压危象，尤其糖尿病、肾功能不全，或伴前列腺肥大的老年高血压患者。

知识点 3：乌拉地尔的用法用量

10～50mg 缓慢静脉注射，降压效果常在 5 分钟内显现，如效果不满意，可重复应用，后滴注维持。静脉滴注的最大药物浓度不超过 4mg/ml，滴注速度根据患者的血压调整。持续静脉滴注一般不超过 7 天。

知识点 4：乌拉地尔的功效

乌拉地尔可降低心脏前后负荷和平均肺动脉压，改善心功能，对心率无明显影响，可治疗严重充血性心力衰竭。

知识点 5：乌拉地尔的注意事项

血压下降过快可致头痛、恶心呕吐、出汗、心律失常、胸部压迫感或呼吸困难。主动脉狭窄患者及孕妇禁用。

第五篇
常见急诊症状

第二十章 呼 吸 困 难

知识点1：呼吸困难的概念

呼吸困难是急诊患者常见的主诉之一，患者感到空气不足或呼吸费力，就诊时往往主诉胸闷或气短，表现为呼吸频率、深度和节律的变化，可见辅助呼吸肌（如胸锁乳突肌、斜角肌等）参与呼吸运动，严重者出现呼吸衰竭和神志改变。

知识点2：呼吸困难的机制

各种原因导致的严重呼吸困难是呼吸功能不全的失代偿表现，其根本机制是氧供应低于氧需求。周围化学感受器主要感受下降的 PaO_2，中枢化学感受器主要感受上升的 $PaCO_2$。

知识点3：呼吸困难的病因

呼吸困难的病因繁多，以呼吸系统和心血管系统疾病常见，老年人呼吸困难多考虑心血管疾病，年轻人则以呼吸系统疾病为主。根据呼吸困难起病缓急可以分为急性呼吸困难和慢性呼吸困难，慢性呼吸困难患者在一定诱因作用下可急性加重，表现为急性呼吸困难。

此外，发热、高度肠胀气、膈肌麻痹、中暑、输血反应等也可引起急性呼吸困难。

知识点4：慢性呼吸困难常见原因

（1）呼吸系统疾病：COPD、支气管哮喘、气道占位、间质性肺病、胸腔积液、肺动脉高压。

（2）精神、心理疾病：过度换气综合征、心理疾病、神经肌肉病症、中枢神经系统疾病、神经肌肉接头阻滞、呼吸肌无力。

（3）循环系统疾病：冠心病、心肌病、心脏瓣膜疾病、心律失常、心包疾病、高血压病。

（4）其他原因：肥胖、胃食管反流、重症贫血、甲状腺疾病、妊娠、腹水。

知识点5：呼吸困难的临床表现

（1）呼吸急促、语不成句、辅助呼吸肌参与呼吸，如鼻翼扇动、张口耸肩等。

（2）心动过速，一般情况下，呼吸频率与心率之比为1∶(3~5)（心脏传导阻滞患者除外）。

（3）严重时可有神志改变。

知识点6：急性呼吸困难的患者诊断与鉴别诊断的流程

（1）有无窒息、神志改变或休克等危及生命情况。

（2）详细询问病史，重点是诱因、伴随症状、起病和缓解的方式，进行全面体检，包括皮肤黏膜颜色、体温，观察口咽、颈部、肺、心脏、胸部和四肢，寻找有助于明确诊断的线索。

（3）根据病史及体征中的诊断线索，有针对性地进行血浆BNP、胸部X线片、心脏彩超、肺功能检测最大用力呼气流量（PEF）等辅助检查。

知识点7：呼吸困难的治疗目标

呼吸困难患者治疗的目标是保证机体足够的氧供应和合适的$PaCO_2$。有明显呼吸困难的患者应给予不同流量的氧气吸入，若常规给氧方法不能达到目标，应及时给予机械通气。

知识点8：应给予急诊抢救和病因学处理的致命性呼吸困难的情况

（1）呼吸、心搏骤停。

（2）上呼吸道梗阻。

（3）中毒患者昏迷伴呼吸浅慢。

（4）张力性气胸。

（5）大量误吸致吸入性肺炎。

（6）严重肺水肿。

（7）哮喘持续状态。

（8）COPD急性加重伴意识障碍。

第二十一章 昏 迷

知识点1：昏迷的概念

昏迷是指各种病因引起的觉醒状态、意识内容积躯体运动均完全丧失的一种严重的意思障碍，是大脑皮层和（或）脑干网状结构处于高度抑制的病理状态。患者对于各种刺激无一丝反应，不能被唤醒。

知识点2：昏迷的评价因素

昏迷是一种不能被唤醒的睡眠样状态，可从患者睁眼、言语和动作的应答反应进行评价，而昏迷患者的严重程度，则可通过肢体运动反应、脑干反射和自主神经功能的稳定性等3方面进行评价。

知识点3：昏迷的鉴别诊断步骤

昏迷的鉴别诊断，首先应该与其他觉醒状态异常和意识障碍，或称昏迷样状态进行鉴别；其次是与意识障碍的不同阶段相区别；最后是昏迷病因的诊断。

知识点4：昏迷样状态的构成

昏迷样状态主要包括闭锁综合征、癔症性回应缺失、木僵状态以及持续性植物状态。

知识点5：闭锁综合征的概念

闭锁综合征是指损害了皮质延髓束和皮质脊髓束，阻断了相应的运动冲动的传导。

知识点6：闭锁综合征的临床表现

表现为除眼睑及眼球垂直运动外，头面及四肢运动功能丧失，且不能言语貌似意识障碍，但患者的意识清楚，可以通过残存的眼睑及眼球运动回答“是”与“否”。可见于脑桥肿瘤、血管病及脱髓鞘疾病等。

知识点7：闭锁综合征的特征

（1）睁眼反应存在，并能用眼睛进行交流。

（2）第Ⅴ对脑神经以上的脑干反射存在，如垂直性眼球运动、瞳孔对光反射等。

（3）脑电图多数正常。

知识点 8：癔症性回应缺失的病因及特征

癔症性回应缺失主要是由患者精神因素所致。其特征如下：

（1）患者常伴有眼睑眨动，对突然较强的刺激可有瞬目反应甚至睁眼反应，拉开其眼睑有明显抵抗感，并见眼球向上翻动，放开后双眼迅速紧闭。

（2）感觉障碍与神经分布区域不相符，如暴露部位的感觉消失，而隐蔽部位的感觉存在。

（3）脑干反射如瞳孔对光反射等存在，亦无病理反射。

（4）脑电图呈觉醒状态。

（5）暗示治疗可恢复常态。

知识点 9：木僵状态的临床表现

（1）睁眼存在。

（2）可伴有蜡样屈曲、违拗症等，或谈及患者有关忧伤事件时，可见眼角噙泪等情感反应。

（3）夜深人静时可稍有活动或自进饮食，询问时可低声回答。

（4）脑干反射存在。

（5）脑电图正常。

知识点 10：持续性植物状态的概念

持续性植物状态（PVS）是指患者的觉醒状态存在，或基本正常，但意识内容未恢复，即患者丧失情感、情绪反应和意识活动。

知识点 11：持续性植物状态的临床表现

（1）对自身或环境毫无感知，且不能与周围人交流。

（2）对视、听、触或有害刺激，无持久的、重复的、有目的地行为反应。

（3）不能理解和表达语言。

（4）睡眠—觉醒周期存在。

（5）背侧丘脑下部和脑干功能保存。

（6）大小便失禁。

（7）脑神经和脊髓反射保存。

知识点 12：嗜睡的概念

嗜睡是一种病理性倦睡，患者处于持续性睡眠状态，但可被唤醒，醒后能正确回答问题和做出各种反应，但当刺激去除后很快又再入睡。

知识点 13：意识模糊的概念

意识模糊是程度深于嗜睡的意识障碍。患者能保持简单的精神活动，但对时间、地点、人物的定向力发生障碍，思维和语言不连贯。

知识点 14：昏睡的概念

昏睡是持续的、深度的睡眠状态，不易被唤醒，需要强烈刺激方可被唤醒，但很快又再入睡，醒时答话含糊或答非所问。可见到自发性肢体活动，对痛觉有防御性躲避反应，但无自发性语言反应。

知识点 15：昏迷患者的呼吸功能评价的检查

呼吸功能评价包括呼吸频率、节律、呼吸动度以及有无气管痉挛、肺水肿、发绀等。应该保证上呼吸道的通畅，并防止吸入性肺炎的发生。如果存在呼吸暂停、呼吸过缓、气道阻塞等，应及时行气管插管或气管切开建立人工气道，必要时行机械通气。

知识点 16：昏迷患者的血流动力学状态的检查

血流动力学状态包括血压、心率和心律以及是否存在休克斑等，所有低血压状态均应得到及时纠正，防止继发性脑损害。

知识点 17：昏迷患者的血糖水平的检查

昏迷患者应常规测定血糖水平，以及时除外低血糖性昏迷和防止低血糖所致的脑损伤。

知识点 18：昏迷的深度分类

根据患者对周围环境或外界刺激的反应，可将昏迷分为 4 度：

（1）轻度昏迷：仅对强烈痛觉刺激才引起肢体简单的防御回避反应，对语言、声音、强光等刺激均无反应；脑干的生理反射如瞳孔对光反射、角膜、吞咽、咳嗽及眶上压痛等反射均存在；血压、脉搏、呼吸等生命体征多正常。

（2）中度昏迷：对强烈疼痛刺激有防御反应，角膜与瞳孔对光反射均减弱，大小便失禁或潴留；血压、脉搏、呼吸等生命体征亦出现异常。

（3）深度昏迷：对外界一切刺激包括强烈的痛觉刺激均无反应，各种深浅反射包括角膜、瞳孔对光等反射消失，病理反射也多消失；生命体征进一步恶化。

（4）过度昏迷：又称脑死亡。患者处于濒死状态，无自主呼吸，各种反射消失，脑电图呈病理性电静息，脑功能丧失持续在24小时以上，并排除药物、低温和严重内分泌紊乱等因素，临床可考虑脑死亡。

知识点19：根据体格检查区分昏迷患者的类型

临床可通过体格检查，将昏迷患者分为3种类型，并选择相应的辅助检查以明确病因：①有脑膜刺激征而无神经系统定位体征者；②有神经系统定位体征者；③无定位体征、无脑膜刺激征和发热。

知识点20：器质性与代谢性昏迷的比较

（1）神经系统结构损伤性昏迷：①昏迷前的神经系统症状：运动障碍、语言障碍、复视、眩晕、呕吐；②突然起病：长期酗酒、颅脑外伤；③昏迷前神经系统损伤：a. 脑血管意外事件；b. 脑肿瘤。

（2）代谢性昏迷：①既往史：肝疾病、肾疾病、呼吸系统疾病；②抑制综合征；③中毒。

知识点21：提示器质性昏迷的体征

（1）半球损伤：偏瘫，单侧面瘫，一侧Babinski征阳性，双侧腱反射不对称。

（2）脑干损伤：四肢麻痹，眼球运动异常，眼会聚障碍，针尖样瞳孔，眼球浮动，双侧角膜反射消失。

第二十二章 晕　　厥

知识点1：晕厥的概念

晕厥又称昏厥，是指历时数秒或数分钟的短暂性意识丧失，常伴有全身肌无力，而不能直立，机体对各种反应能力降低，多由一时性大脑血供不足所致。但能迅速自动恢复的临床综合征，很少有后遗症。

知识点2：晕厥的发生机制

晕厥发生机制是短暂脑缺血，其发生较快，恢复也较快。有些晕厥有先兆症状，更多的是无先兆症状，意识丧失突然发生。通常随着意识的恢复，其行为能力和定向力也立即恢复。有时可出现逆行性遗忘，多见于老年患者。有时晕厥恢复后可有明显的乏力。

知识点3：晕厥的病因分类

（1）神经反射性晕厥综合征：指当神经反射导致血管扩张和（或）心率减慢时引起的晕厥。

（2）直立性晕厥：自主神经系统调节功能障碍、血管收缩机制受损导致直立性低血压性晕厥。

（3）心律失常性晕厥：严重的心律失常使心排血量减少，不能满足脑灌注压的需要。

（4）器质性心脏病性晕厥：当耗氧量增加时，受损的心肌不能相应地增加心排血量导致晕厥发生。

（5）主动脉弓综合征（窃血综合征）：上肢的运动使其血流量增加，而供应脑组织的血流量则相应下降而引起的晕厥。

知识点4：引起晕厥的常见原因

（1）心律失常：缓慢和快速心律失常。

（2）心搏量下降：心肌功能障碍、流出道梗阻、血容量相对或绝对不足等。

（3）血管阻力下降：神经源性、药物影响等。

知识点5：晕厥检查的初始评估需要强调3个重要问题

（1）是否为晕厥造成的意识丧失。

（2）是否存在心脏疾病。

（3）病史中有无重要的有助于诊断的临床特征。

知识点6：晕厥的鉴别诊断

（1）癫痫大发作

①晕厥引起的惊厥呈角弓反张形式的全身痉挛，癫痫大发作时的惊厥呈阵挛相，持续时间长。

②晕厥引起的惊厥在意识丧失后10秒以上才发生，癫痫大发作时的惊厥在意识丧失前已发生。

③晕厥发作时罕见咬舌头或尿失禁，癫痫大发作时多有吐白沫、咬舌。

④晕厥恢复快，无明显后遗症，癫痫大发作后恢复慢，意识不清持续5分钟以上，常遗留头痛、嗜睡及精神错乱。

（2）癔症：发作多见于有明显精神刺激的年轻女性，一般在人群面前发作，昏倒缓慢进行，发作时神志清楚，四肢挣扎，双目紧闭，面色潮红，呈屏气或过度换气，脉搏、血压无变化，发作时间长，历时数分钟至数小时，发作后情绪仍不稳。

（3）眩晕：发作时有视幻觉，明显的自身或景物旋转或摇晃感，伴恶心、呕吐、耳鸣或眼球震颤，但无意识丧失。

（4）昏迷：意识丧失的持续时间长，不易迅速恢复。

知识点7：直立倾斜试验的主要适应证

（1）从事高危作业（如高空作业、坑道作业或驾驶车辆者）不明原因的单次晕厥患者。

（2）反复发作但无明显器质性心脏病的患者。

（3）有器质性心脏病但已排除心源性晕厥的患者。

（4）临床上提示可能为神经反射性晕厥的患者。

知识点8：有创电生理学检查的诊断价值较大的情况

（1）窦性心动过缓和明显延长的经校正的窦房结恢复时间。

（2）双束支阻滞合并基线HV间期≥100ms，或增加心房起搏出现Ⅱ或Ⅲ度His-Purkinje束阻滞，或应用普鲁卡因胺或丙吡胺引起高度His-Purkinje束阻滞。

（3）诱发持续性单形性室性心动过速。

（4）诱发快速室上性心律失常合并低血压或有自发症状。另外，对于从事高危险职业的患者，首先应努力排除是否为心脏源性晕厥。

知识点 9：晕厥患者治疗的主要目标

晕厥患者治疗的主要目标是预防晕厥发作，降低死亡风险和提高生存质量。

知识点 10：采取基础性预防治疗或强化治疗策略治疗晕厥的决定因素

（1）晕厥的病因。
（2）晕厥复发可能性的大小。
（3）晕厥导致死亡风险的大小，这主要取决于心脏和血管病变的严重程度。
（4）复发次数或晕厥导致躯体或精神伤害危险性的大小。
（5）发生晕厥可能对职业或业余爱好造成的影响。
（6）对公共健康危险性的大小，如汽车司机、飞行员等。
（7）对治疗有效性、安全性和不良反应的评估。

知识点 11：晕厥的治疗方法

（1）心脏起搏：对于有心脏抑制和混合性的颈动脉窦综合征患者，应进行心脏起搏治疗。对于每年发作次数>5 次，有严重意外受伤史，年龄>40 岁的心脏抑制型血管迷走性晕厥的患者，也应考虑起搏治疗。

（2）体能训练：对于体位相关的晕厥，可进行体能锻炼；对于有先兆的晕厥，上肢和下肢等长交叉压迫操作，有较好的预防发作的作用；对于血管迷走性晕厥可进行倾斜训练。

（3）β 受体阻滞药。

知识点 12：直立性低血压造成晕厥的治疗方法

（1）选择扩充血容量的方法，如增加食盐和水的摄入量，酌情使用小剂量皮质激素（如氟氢可的松），但是这种方法有引起高血压或加重高血压的风险。

（2）佩戴腹带和（或）连裤袜，预防重力引起的腹部和下肢的血液蓄积。

（3）携带和应用便携式坐椅。

（4）采取某些保护性姿势，如双腿交叉和蹲位等。

（5）进行腿部和腹部肌肉运动的锻炼，尤其是游泳项目。

知识点 13：心律失常性晕厥的发生机制

心律失常性晕厥发生的机制可以是多方面的，包括心律失常的频率、左心室功能状态和血管的代偿作用等（包括神经反射作用）。

知识点 14：急诊医师面对晕厥时需要强调的 3 个问题

（1）晕厥患者的危险度的评估问题。

（2）何种诊断方法有助于晕厥患者的危险分层。

评估危险性包括猝死危险预测和判断是否为心源性晕厥。查明晕厥原因，判断有无心脏病史以及心电图是否异常最为重要。心力衰竭、心瓣膜病、肥厚性心肌病及其他器质性心脏病所致的晕厥属高危晕厥。束支传导阻滞、陈旧性心肌梗死、预激综合征、房室传导阻滞为高危心电图表现。

（3）不明原因的晕厥患者应住院诊治。

知识点15：晕厥患者以诊断为目的的住院指征

（1）怀疑或已经发现有心脏病。

（2）心电图异常并怀疑晕厥与心律失常有关。

（3）运动中发生的晕厥。

（4）晕厥造成严重的外伤。

（5）有猝死家族史。

（6）虽无器质性心脏病，但晕厥前有突发、短暂的心悸，或卧位时发生的晕厥和发作频繁的患者。

（7）有轻度或中度心脏病的患者，高度怀疑为心源性晕厥。

知识点16：晕厥患者以治疗为目的的住院指征

以治疗为目的的住院指征，包括：①心肌缺血引起的晕厥；②继发于器质性心脏病或心肺疾病；③脑卒中或有神经疾病；④已置入起搏器的心脏抑制型神经反射性晕厥等。

知识点17：具有预示潜在危险价值的儿童晕厥的病史特点

（1）对喧吵的声音、惊吓或极度的情绪紧张有过度反应的晕厥。

（2）在体育锻炼中，包括游泳（接近溺死）发生的晕厥。

（3）在平仰卧时发生的晕厥。

（4）有<30岁猝死的家族史。

第二十三章 胸痛

知识点1：胸痛的概念

胸痛是常见急症，主要由胸部疾病引起，主观感觉胸部刺痛、锐痛、钝痛、闷痛，或有物品压迫而综合表现为压迫感和呼吸困难，常伴有紧张、焦虑、恐惧感。胸痛程度与病情严重程度并不完全一致。

知识点2：胸痛的分类

（1）高危的胸痛：高危胸痛包括急性冠状动脉综合征、主动脉夹层、肺栓塞和张力性气胸等。

（2）低危的胸痛：①心包炎；②肺部：大叶性肺炎、肺动脉高压等；③消化系统疾病：反流性食管炎、食管痉挛、食管贲门失弛缓症、消化性溃疡等；④胸膜：胸膜炎、胸膜间皮瘤、肺癌累及胸膜等；⑤纵隔：肿瘤、纵隔气肿等；⑥膈肌：膈疝；⑦骨骼肌肉疾病：颈椎病、肋软骨炎、胸部肌肉疼痛、肋间神经痛、脊髓神经根炎等；⑧皮肤：带状疱疹；⑨膈下脏器：胃、十二指肠、胰腺、胆囊等疾病；⑩精神因素（功能性疼痛）：恐惧、抑郁、心脏神经官能症、过度通气等。

知识点3：胸痛与胸壁病变的共同特征

（1）疼痛的部位固定于病变处，且局部有明显压痛。

（2）深呼吸、咳嗽、举臂、弯腰等动作使胸廓活动疼痛加剧。

知识点4：胸痛与肺及胸膜病变的共同特征

（1）多伴咳嗽或咳痰。

（2）常因咳嗽、深呼吸而胸痛加重，其他胸壁活动并不引起疼痛。

（3）胸壁局部无压痛。常伴有原发疾病的表现，胸部X线片或CT检查可发现病变。

知识点5：胸痛与心血管系统疾病的共同特征

（1）疼痛多位于胸骨后或心前区，少数在剑突下，可向左肩放射。

（2）疼痛常因体力活动诱发加重，休息后好转。

知识点6：胸痛与纵隔及食管病变的共同特征

其共同特征为胸痛位于胸骨后，呈持续进行性隐痛或钻痛，常放射至其他部位。吞咽时疼痛加剧，伴有吞咽困难。

知识点7：胸痛的发病年龄

青壮年胸痛多考虑结核性胸膜炎、自发性气胸、急性心肌炎、心肌病、风湿性心瓣膜病；40岁以上则须注意心绞痛、急性心肌梗死和支气管肺癌等。

知识点8：胸痛的发病部位

不同疾病引起的胸痛常有相对应的部位。

（1）胸壁疾病所致的胸痛常固定在病变部位，且局部有压痛，若为胸壁皮肤的炎症性病变，局部有红、肿、热、痛表现。

（2）带状疱疹所致的胸痛，可见成簇的水疱沿一侧肋间神经分布伴剧烈疼痛，且疱疹不超过体表中线。

（3）肋软骨炎常在第1、2肋软骨处见单个或多个隆起，局部压痛。

（4）心绞痛或心肌梗死的疼痛多在胸骨后方和心前区或剑突下，可向左肩和左臂内侧放射，也可向左颈或面颊部放射，误认为牙痛。

（5）主动脉夹层引起的疼痛多位于胸背部，可向下放射至下腹、腰部与双侧腹股沟、下肢。

（6）胸膜炎引起的胸痛多在胸侧部。

（7）食管及纵隔病变所致胸痛多在胸骨后。

（8）肝胆疾病及膈下脓肿引起的胸痛多在右下胸，向右肩部放射。

（9）肺尖部肺癌疼痛多以肩部、腋下为主，向上肢内侧放射。

知识点9：胸痛的持续时间

（1）炎症、肿瘤或梗死所致的疼痛多呈持续性。

（2）心绞痛发作时间短暂，持续30秒至30分钟不等。

（3）急性心肌梗死疼痛持续数小时。

（4）平滑肌痉挛或血管狭窄缺血所致的疼痛为阵发性。

知识点10：影响胸痛的因素

主要为胸痛发生的诱因、加重和缓解的因素。胸膜炎或心包炎的胸痛因咳嗽和用力呼吸而加剧。心绞痛可在劳累或精神紧张时诱发，休息或含服硝酸酯类药物于 3~5 分钟内很快缓解，而急性心肌梗死所致的胸痛则用上述方法无效。食管疾病多在进食时发作或加重，服用抗酸药和促动力药物可减轻或消失。

知识点 11：胸痛的伴随症状

（1）胸痛伴有咳嗽、咳痰和（或）发热，常见于气管、支气管和肺部疾病。

（2）伴有咯血见于肺梗死、支气管肺癌。

（3）伴有大汗、面色苍白、血压下降或休克时，多见于急性心肌梗死、主动脉夹层、主动脉瘤破裂或大块肺梗死。

（4）伴吞咽困难多提示食管疾病，如反流性食管炎等。

（5）伴有呼吸困难提示病变累及范围大，如自发性气胸、大叶性肺炎、肺栓塞等。

（6）当胸痛的患者出现明显的焦虑、抑郁、唉声叹气症状时，应考虑心脏神经官能症等功能性胸痛的可能。

知识点 12：胸痛的危重指征

胸痛患者凡表现面色苍白、出汗、发绀、呼吸困难及生命体征异常，无论病因如何均属危急状态，需立即吸氧、心电监护、建立静脉通道。

知识点 13：胸痛首次发病应考虑的病症

首次发病应考虑急性心肌梗死、主动脉夹层动脉瘤、肺栓塞、气胸、食管破裂。

知识点 14：急性冠状动脉综合征的概念

急性冠状动脉综合征是以冠状动脉粥样硬化斑块不稳定为基本病理生理特点，以急性心肌缺血为共同特征的一组综合征，包括不稳定心绞痛（UA）、非 ST 段抬高型心肌梗死（NSTEMI）和 ST 段抬高型心肌梗死（STE-MI）。

知识点 15：主动脉夹层的概念

主动脉夹层是指主动脉内膜撕裂，血液经裂口流入主动脉壁，使中层从外膜剥离，其病死率很高，未治疗的患者早期病死率每小时达 1%，75%的患者 2 周内死亡。

知识点 16：急性肺动脉血栓栓塞的概念

急性肺动脉血栓栓塞是指全身静脉系统内的栓子及右心腔内血栓脱落或游离后堵塞肺

血管床引起的急性肺动脉血循环障碍，首发表现为低氧血症。

知识点 17：张力性气胸的概念

张力性气胸则指受伤组织形成活瓣，吸气时空气可以经过裂口进入胸膜腔，而呼气时活瓣闭合，空气不能排出，造成胸腔内压力不断增高，结果使肺塌陷，纵隔向对侧移位，严重者可危及心肺功能。

知识点 18：就诊胸痛患者时的注意事项

（1）对胸痛就诊患者要严谨认真对待，不得有半点马虎大意；特别是对经过一系列心电图、心肌酶、胸部 X 线片、B 超等检查仍不能明确诊断者，一定要留观，反复评估。

（2）对新发生的胸痛，特别是第 1 次发生胸痛的、年龄在 30~50 岁的男性患者，更应引起注意，即使心肌酶、心电图正常者也应重视，因为此类新发生心绞痛更易发生心源性猝死。

（3）经过一系列检查仍不能明确诊断者，应及时请相关专业科室会诊。

（4）对即刻威胁生命的胸痛，血流动力学不稳定者，一定要先稳定生命体征，积极处理再寻找原因。

（5）经过反复评估，一系列检查仍未发现问题，家属要求回家或转院者，一定要履行告知和签字手续。

（6）对明确诊断要送病房或导管室者要有医师陪护并监护。

（7）对胸痛诊断的思维是先想到危及生命的，其次是重的，再次是一般的，但要注意潜在危及生命的因素。

（8）对特殊胸痛患者要注意随访有反馈，便于总结经验。

第二十四章 急性腹痛

知识点1：急性腹痛的概念

腹痛是常见急症，大多数由腹部脏器疾病引起，少数由腹腔外疾病及全身性疾病引起。根据腹痛起病缓急和病程长短，分为急性腹痛和慢性腹痛。当腹痛来得突然、剧烈、变化快时称为急性腹痛。

知识点2：腹痛的类型

按神经机制腹痛可分为以下3种基本类型：

（1）单纯性内脏疼痛：传入途径纯系交感神经通路，脊髓神经基本不参与或较少参与。

（2）牵涉痛：交感神经与脊髓神经共同参与疼痛的机制，又分为牵涉性躯体痛和牵涉性内脏痛。

（3）腹膜皮肤反射痛：只有体神经或脊髓神经而无内脏神经参与疼痛的机制。

知识点3：急性腹痛的诊断原则

对急性腹痛，在诊断方面必须依次回答以下3个问题：

（1）有无外科情况需要紧急处理？在不能明确此点之前，绝不能掉以轻心。

（2）是器质性还是功能性腹痛？原则上要首先排除器质性疾病，不要轻率诊断功能性腹痛。

（3）腹痛最后的病因是什么？不论何种腹痛，最后总要归结到病因问题。只有弄清病因，才能有最正确的处理。故不能满足于对症处理，要争取尽早弄清诊断。

知识点4：急性腹痛的院前处理

（1）首先根据腹痛的位置、性质、其他症状，考虑最可能的病因，争取最有效的治疗。

（2）去医院前暂勿饮水或进食，若为胃肠穿孔，可能加重病情；有的急腹症需要紧急手术，进食后会增加麻醉的困难。要慎用麻醉性镇痛剂，以免影响诊断，延误及时治疗。

（3）平卧在床，双腿弯曲，有利于减轻腹痛。

知识点5：感染性（炎性）急性腹痛的病因及特点

常因腹腔脏器的急性感染或腹膜炎症所致。其特点包括：①起病相对较慢，由轻渐重；②持续性腹痛、进行性加重；③炎症波及腹膜时出现腹膜刺激征：腹肌紧张、压痛、反跳痛；④早期出现全身感染征象：发热、寒战、脉快、白细胞增高；⑤腹腔穿刺或灌洗可抽出炎性渗液；⑥可有明显的胃肠道刺激症状。

知识点6：穿孔性急性腹痛的病因及特点

由溃疡、外伤、炎症或癌肿侵蚀等导致空腔脏器破裂所致。其特点包括：①发病突然、腹痛剧烈，呈刀割样、持续性、范围广；②有明显的腹膜刺激征，多呈板状腹，常伴有休克；③常见膈下游离气体和移动性浊音；④肠鸣音消失。

知识点7：梗阻性急性腹痛的病因

肠道、胆道、输尿管等空腔管道内结石、异物、肿瘤及位置的改变（扭转、套叠、外在压迫）等因素阻塞，腔内压力增高促使管腔壁平滑肌强烈收缩，甚至发展到血供障碍，继发性缺血坏死等变化，即发生腹痛。

知识点8：梗阻性急性腹痛的特点

（1）起病急骤，早期呈阵发性腹部绞痛，继之呈持续性腹痛，阵发性加重。

（2）恶心、呕吐，早期是反射性，后期呈逆流性（肠梗阻）。

（3）脏器梗阻可出现特有征象，如幽门梗阻出现胃型、蠕动波、上腹振水音；肠梗阻时出现腹胀、肠型及蠕动波，肛门停止排气排便；胆道梗阻出现胆囊肿大或胆道扩张伴黄疸，墨菲征阳性；泌尿系统梗阻出现膀胱区或肾区的囊性肿物，伴尿潴留、肾积水等。

（4）多伴有水电解质、酸碱平衡失调、休克或脓毒血症。

（5）绞窄时有腹膜刺激征象，腹腔内出血性渗出。

知识点9：出血性急性腹痛的病因

腹腔内实质脏器或血管因外伤或病变发生破裂引起腹腔内大出血，积血刺激导致急性腹膜炎，但腹膜刺激症状较轻，以急性失血为主要表现。

知识点10：出血性急性腹痛的特点

（1）发病急、腹痛为持续性，没有炎症性或穿孔性腹痛剧烈。

（2）腹膜刺激征较轻。

（3）常有移动性浊音，腹穿可抽出不凝性血液。

（4）较早出现失血性休克征象。

（5）B超可探出腹腔内液性暗区及受损伤的脏器。

知识点11：缺血性急性腹痛的病因

腹腔脏器缺血可产生剧烈的疼痛。一是由于肠系膜血管栓塞；其次是内脏急性扭转致血供障碍。

知识点12：缺血性急性腹痛的特点

（1）肠系膜血管栓塞为基本病理变化，多见于60岁以上患者，既往有房颤、动脉硬化或冠心病史。

（2）既往可能有慢性肠系膜上动脉供血不足症状。

（3）突发剧烈疼痛，早期腹部体征轻微。

（4）常伴有酸中毒。

（5）可有频繁干呕和黏液血便。

（6）当肠管缺血坏死时有急性弥漫性腹膜炎表现。

知识点13：损伤性急性腹痛的特点

（1）有外伤史。

（2）呈急性持续性剧烈腹痛伴有恶心、呕吐。

（3）内出血征象。

（4）腹膜炎。

（5）腹穿可抽出脓液或消化道内容物或不凝固血液。

（6）X线片检查可见膈下游离气体、内脏移位、阴影扩大或消失。

（7）B超检查对实质脏器损伤及损伤程度有诊断价值。

知识点14：肿瘤性急性腹痛的病因及特点

腹腔肿瘤患者的腹痛是恶性肿瘤的晚期症状。空腔脏器的恶性肿瘤因已侵犯到壁腹膜、肠系膜根部或并发梗阻或穿孔而致腹痛；实质性脏器的恶性肿瘤则为侵犯到腹膜或腹膜后神经丛所致。特点为腹痛呈顽固性。

知识点15：功能紊乱及全身性疾病所致急性腹痛的特点

（1）常有精神因素或全身疾病史，如糖尿病。

（2）腹痛常无明确定位，呈间歇性、一过性或不规则性。

（3）腹痛虽严重，但体征轻、腹软、无固定压痛和反跳痛，如胃肠痉挛。

知识点 16：外科急性腹痛的处理原则

已确定腹痛病因，估计非手术治疗不能遏制病情发展者，要果断选择适宜的手术治疗方法，以免错失最佳的抢救时机；尚未确定腹痛病因者，应遵循下面原则处理：

（1）密切观察病情变化：①体温、脉搏、呼吸、血压和意识状态；②心、肺、肝、肾功能；③腹痛部位、性质及伴随症状的改变；④体征变化、新体征出现；⑤实验室及其他检查的再次复查。

（2）对症支持疗法保持水、电解质平衡平调，抗生素控制感染，疑肠坏死及肠穿孔时，禁用泻药及灌肠。

（3）慎用麻醉性镇痛药如吗啡、哌替啶等，以免延误病情或造成严重后果。

（4）手术探查应严格掌握适应证：①在密切观察下，非手术方法治疗无效，腹痛不缓解，体征不减轻，患者一般状态恶化；②腹腔穿刺有不凝血、胃肠内容物或胆汁等，疑有腹内脏器出血不止者或疑有消化道穿孔及肠坏死者。

知识点 17：内科急性腹痛的处理原则

（1）明确病因的内科急性腹痛

①解痉止痛，缓解症状：对胆道疾病或尿路结石，可用吗啡、哌替啶、阿托品、间苯三酚等。

②抗酸制剂：如质子泵抑制剂及组胺 H_2 受体阻断剂治疗消化性溃疡、胃炎等。

③对因处理：如生长抑素治疗急性胰腺炎、肠梗阻等。

（2）病因不明的内科急性腹痛

①密切观察病情变化。

②对症支持治疗，禁用麻醉性镇痛药，以免掩盖病情，贻误诊断。

根据病情需要将患者转入消化、胃肠、肝胆、胰腺、心血管等专科病房或 ICU 作进一步诊治。

第二十五章 发　热

知识点 1：发热的概念

发热是机体在致热原的作用下或由各种病因导致体温调节中枢发生功能障碍，体温升高，超出正常范围。在急诊科以短期（≤2 周）的急性发热多见。

知识点 2：发热的病因

（1）感染性发热：①病毒性感染；②细菌性感染；③支原体、衣原体感染；④立克次体感染；⑤螺旋体感染；⑥真菌感染；⑦原虫、蠕虫感染。

（2）非感染性发热：①结缔组织病；②恶性肿瘤；③变态反应与过敏性疾病；④吸收热；⑤中枢神经性发热；⑥自主神经功能紊乱；⑦内分泌与代谢疾病；⑧产热过多；⑨散热障碍；⑩其他原因不明的疾病。

知识点 3：非致热源性发热的常见情况

（1）功能性发热：由于自主神经功能紊乱，影响正常的体温调节过程，多为低热。常伴有自主神经功能紊乱的其他表现。

（2）中枢性发热：如中暑、脑外伤、脑出血等，上述各种原因可直接损害体温调节中枢，致使其功能失常而引起发热。

（3）引起产热过多的疾病：如癫痫持续状态、甲状腺功能亢进症等。

（4）引起散热减少的疾病：如广泛性皮肤病、心力衰竭等。

知识点 4：发热的临床分期

（1）体温上升期：①骤升型；②缓升型。

（2）高热期。

（3）体温下降期：①骤降；②渐降。

知识点 5：发热的热度分级

热度通常分为低热、中等度热、高热、超高热 4 级：

（1）低热：37.3~38℃（腋温）。

（2）中等度热：38.1~39℃。

（3）高热：39.1~41℃。

（4）超高热：41℃以上。

知识点6：热程的概念

热程是指发热病程的时间，有急性发热和慢性发热之分。

知识点7：热型的概念

不同时间测得的体温数值分别记录在体温单上，将分次体温数数值点连接成体温曲线，该曲线的形态称为热型。

知识点8：稽留热的概念

稽留热是指体温恒定地维持在39~40℃的高水平，达数天或数周，24小时内体温波动范围不超过1℃。常见于大叶性肺炎、斑疹伤寒及伤寒高热。

知识点9：弛张热的概念

弛张热又称为脓毒血症热型（原称为败血症热型），体温在24小时内波动范围超过2℃，但都在正常水平以上。常见于脓毒血症、风湿热、重症肺结核及化脓性炎症。

知识点10：间歇热的概念

体温骤升达高峰后持续数小时，又迅速降至正常水平，无热期（间歇期）可持续1天至数天，如此高热期与无热期反复交替出现。常见于疟疾、急性肾盂肾炎。

知识点11：回归热的概念

体温急骤上升至39℃或以上，持续数天后又骤然下降至正常水平。

知识点12：发热的伴随症状

（1）发热伴有寒战常见于大叶性肺炎、脓毒血症、急性胆囊炎、急性肾盂肾炎、流行性脑脊髓膜炎、疟疾、钩端螺旋体病、药物热、急性溶血或输血反应等。

（2）发热伴有鼻塞、流涕、咽痛、咳嗽，而一般情况良好者多为上呼吸道感染；若有胸痛、咳铁锈色痰和呼吸困难者，则多为下呼吸道感染，如肺炎。

（3）发热伴恶心、呕吐、腹痛、腹泻者，则应多考虑急性胃肠道炎症。

（4）发热伴黄疸、右上腹痛则应考虑肝、胆道感染。

（5）发热伴有腰痛、尿急、尿频、尿痛者多为泌尿系统感染。

（6）发热伴意识障碍、头痛和抽搐者，则应考虑中枢神经系统感染。

（7）发热伴多系统症状者，则应除外脓毒血症或全身性感染。

（8）发热伴全身多部位出血可见于某些血液病，如急性白血病、重症再生障碍性贫血、恶性组织细胞病等；也可见于重症感染及某些急性传染病，如流行性出血热、病毒性肝炎、斑疹伤寒、脓毒血症等。

（9）发热伴关节肿痛，常见于脓毒血症、猩红热、布氏杆菌病、风湿热、结缔组织病、痛风等。

（10）发热伴皮疹，常见于麻疹、猩红热、风疹、水痘、斑疹伤寒、风湿热、结缔组织病、药物热等。

（11）先发热后昏迷者常见于流行性乙型脑炎、斑疹伤寒、流行性脑脊髓膜炎、中毒性菌痢、中暑等；先昏迷后发热者见于脑出血、巴比妥类药物中毒等。

知识点13：发热的常规检查

（1）血常规：白细胞总数增多见于化脓性细菌感染；白细胞总数正常多见于病毒感染；白细胞总数减少伴中性杆状核细胞增多见于伤寒、副伤寒等；淋巴细胞增多见于传染性单核细胞增多症。

（2）尿常规：轻度蛋白尿可见于任何病因的发热，显著的蛋白尿、血尿或脓尿见于泌尿系统疾病或全身疾病的局部表现。

（3）大便常规：能了解消化道及肝、胆等器官有无炎症或寄生虫感染等疾患。

知识点14：发热的病原学检查

可对感染性发热提供诊断、治疗依据或重要参考。病原体检查的标本采集可因感染部位、病原体种类、感染时间等有所不同，患者的血、骨髓、尿、便及分泌物等均可作培养、涂片、抗体等病原学检测。

知识点15：发热的穿刺液检查

伴体腔积液者行穿刺并做穿刺液相关检查；疑中枢神经系统感染者做脑脊液检查。

知识点16：发热的血清学检查

对发热的诊断有一定价值，如肥达反应、外斐反应、钩端螺旋体病的凝集溶解试验、系统性红斑狼疮的抗核抗体试验等。

知识点 17：发热的影像学检查

（1）X 线片、CT 及 MRI：对有呼吸或心血管系统症状体征者行胸部 X 线片检查使许多肺部病变得以明确，静脉肾盂造影可明确泌尿道感染者有无梗阻或畸形。CT、MRI 对腹腔和脑部等病变显示清晰准确，易发现腹部和中枢神经系统病变。

（2）超声检查：对腹腔内脏、软组织器官、实质性脏器的病变有较高诊断价值；并可明确浆膜腔积液、脓胸、肝脓肿、腹腔及肾周脓肿等的诊断及指导穿刺；对疑为感染性心内膜炎、心包炎者行超声心动图检查。

知识点 18：发热的活体组织检查

如淋巴结活检、皮下结节活检、皮损活检、骨髓穿刺检查等。

知识点 19：发热的病史要点

（1）年龄、性别、职业。

（2）既往病史的详细回顾。

（3）手术史，注意询问有无置入物。

（4）平时的药物使用情况。

（5）有无传染病接触史，如是否到过疫区，或接触过传染病患者。

（6）有无动物或昆虫接触史。

（7）有无可疑食物或毒物的摄入。

（8）本次起病的时间、季节、诱因、起病缓急情况、发热的病程、时间快慢、热型等。

（9）发热的伴随症状，如有无畏寒、寒战、咳嗽等。

（10）患病以来的一般情况，如精神状态、食欲、体重改变等。

（11）诊疗经过，如辅助检查、拟诊、药物使用情况、疗效等。

知识点 20：发热的治疗原则

对于发热的治疗，最根本、最关键的是针对病因进行治疗。由于热型和热程变化可以反映病情变化，并可作为诊断、评价疗效和估计预后的重要参考，因而对于低热和中等热，在疾病未得到明确诊断和有效治疗时，不宜采取解热治疗。既是高热患者，在诊断未得到明确前，也不要轻易采用退热药和抗生素。

知识点 21：发热时应作紧急降温处理的情况

（1）体温过高（如 40℃以上）使患者明显不适、头痛、意识障碍和惊厥者。

（2）高温中暑。

（3）高热伴休克和心功能不全。

（4）特殊人群的发热，如儿童、恶性肿瘤患者等。

知识点22：发热的退热方法

（1）物理降温：根据具体条件选择：①冷毛巾湿敷额部；②冰袋置于额、枕后、颈、腋和腹股沟处；③25%～50%酒精擦浴；④超高热时可用冰帽、冰生理盐水灌肠或洗胃；⑤将患者置于冰水浴盆或空调环境。

（2）药物降温：①非甾体类抗炎药：吲哚美辛、双氯芬酸等口服或肌内注射；②人工冬眠疗法：对超高热伴惊厥谵妄者可采用氯丙嗪、异丙嗪、哌替啶等人工冬眠治疗；③对高热并脑水肿患者给予20%甘露醇、地塞米松静脉滴注，有利于降低体温和减轻脑水肿，但应避免体温下降过快而引起虚脱。

第二十六章 头　　痛

知识点1：头痛的概念

头痛是指局限于头颅上半部，包括眉弓、耳轮上缘和枕骨粗隆连续以上的疼痛，即额、顶、颞及枕部的疼痛。发病在两周以内者，称为急性头痛。

知识点2：引起头痛的物理因素

（1）颅内外致敏结构受到炎症、损伤或占位压迫所致头痛。

（2）颅内血管牵拉、扩张或伸展移位：由于颅内占位性病变、颅内高压或低颅压所致颅内血管，如脑底动脉环及其主要分支、静脉窦及引流到静脉窦的大脑大静脉近端等被牵拉或移位可引起头痛。

（3）脑膜受刺激：如中枢神经系统感染时的炎性渗出物、蛛网膜下腔出血时的血液刺激脑膜，或脑水肿时脑膜受牵拉均可产生头痛。

（4）头颈部肌肉收缩：当头颈部肌肉群因慢性损伤、炎症或精神因素等引起持续收缩，局部血流受阻，导致各种代谢产物的堆积，释放乳酸、缓缴肽等致痛因素而产生头痛。

（5）神经根刺激或压迫：脑神经、颈神经炎症或受到周围肿瘤病变的压迫刺激可产生头痛，如枕大神经炎、三叉神经炎、桥小脑角肿瘤或脑蛛网膜炎引起的三叉神经痛。

（6）牵涉性头痛：又称为放射性头痛，眼、耳、鼻、鼻窦、牙齿、颈部等处的病变，不仅可以造成局部的疼痛，也可以扩散或通过神经反射到头面部，头痛多在病灶侧。

知识点3：头痛的国际分类

（1）原发性头痛：①偏头痛；②紧张性头痛；③丛集性头痛和其他三叉自主神经性头痛；④其他原发性头痛。

（2）继发性头痛：①因头颈部外伤的头痛；②因头颈部血管病变的头痛；③因非血管性颅内病变的头痛；④因物质或其戒断的头痛；⑤因感染的头痛；⑥因内环境稳态失衡的头痛；⑦因颅、颈、眼、耳、鼻、鼻窦、齿、口以及其面、颅组织病变的头痛及面痛；⑧因精神疾病的头痛。

（3）脑神经痛、中枢性原发面痛以及其他头痛：①脑神经痛、中枢性面痛；②其他头痛、脑神经痛、中枢性或原发性面痛。

知识点4：头痛患者的病史要点

（1）每次头痛发作是否超过4小时。
（2）头痛是单侧还是双侧。
（3）头痛呈搏动性还是非搏动性。
（4）头痛轻重程度，有无逐渐加重现象。
（5）头痛是否会因日常活动而加重。
（6）头痛是否伴有意识障碍、视物模糊及肢体偏瘫、偏身感觉障碍等神经功能缺失。
（7）头痛是否伴有恶心、呕吐、畏光、畏声和其他自主神经症状。
（8）有无合并抑郁、恐慌、焦虑、神经过敏症等行为和精神病并发症。

知识点5：头痛的一般检查

神经系统的检查非常必要，应着重检查意识、瞳孔、生命体征，是否存在面舌瘫、眼球活动麻痹、肢体偏瘫及感觉障碍及病理征是否阳性，如有条件，行眼底检查或眼压检测，可排除青光眼急性发作；如伴发热或其他的提示可能为感染性疾病的症状和体征，可酌情行腰穿检查；考虑结缔组织疾病可行血液学检查。

知识点6：原发性头痛的诊断

诊断原发性头痛必须除了伴有继发性头痛的任何疾病外，即需满足下列其中的一项：病史和体检提示不存在有可以引起继发性头痛的任何疾病存在；虽然提示有患该疾病可能，但是进一步的检查排除了此病；虽有此疾病，但是头痛的首次发作与该病在时间上没有密切的关系。

知识点7：偏头痛的诊断

以下临床症状是对偏头痛的诊断：①具有搏动性；②持续4~72小时；③是否单侧头痛；④伴恶心及呕吐；⑤影响日常活动。

符合上述4项临床特征者即足以诊断为偏头痛，而少于2项者考虑为非偏头痛型头痛。

知识点8：紧张型头痛的主要特点

主要特点是双侧头部压迫感、紧缩感、非搏动性、轻中度头痛、每次头痛发作持续数十分钟至数日。

知识点9：丛集性头痛的特点及表现

丛集性头痛每次发作时间较短，一般在15分钟内达到高峰，常固定于单侧眶、眶上或颞部，但剧烈头痛可持续15~180分钟，难以忍受，过后便迅速缓解。发作时患者常坐立不安，伴有眼结膜充血、流泪、鼻塞、流涕、额面部出汗、瞳孔缩小等自主神经症状。

知识点10：原发性头痛与继发性头痛的鉴别诊断

绝大多数患者的头痛是原发性头痛。如果存在下列情况有可能是继发性头痛。

（1）头痛发作在时间上与原发病关系非常密切。

（2）头痛恶化非常明显，或与原发性头痛性质不同。

（3）头痛与原发疾病在时间上一致，和（或）有其他证据能够证明头痛与原发疾病的因果关系。

（4）在病因治疗成功或自然缓解后，3个月内头痛明显缓解或消失。

知识点11：头痛疾病的诊断策略

以头痛为症状的疾病很多，接诊患者后应从病史及体检入手，认真分析是否为继发性头痛，必要时行辅助检查，尤其是影像学检查，原发性头痛要在充分排除继发性头痛的基础上才能诊断。

知识点12：颅内压增高所致头痛的一般处理方法

（1）留院观察。密切观察神志、瞳孔、血压、呼吸、脉搏及体温的变化。

（2）抬高床头，以利颅内静脉回流，降低颅内压。

（3）吸氧。

（4）对意识障碍较重及咳痰困难者要考虑做气管切开术，以保持呼吸道通畅。

（5）呕吐频繁者暂禁食，并予适量补液，量约2000ml/天，过多补液易促进颅内压增高。

（6）用轻泻剂通便，不可做高位灌肠，以免颅内压骤然增高。

知识点13：降低颅内压的急诊常用制剂

（1）20%甘露醇125~250ml，快速静脉滴注，2~4次/天。

（2）甘油果糖250ml，静脉滴注，2~3次/天。

（3）呋塞米20~40mg，肌内注射或静脉滴注1~2次。

（4）也可采用浓缩2倍的血浆100~200ml静脉注射；20%人血清白蛋白20~40ml静脉

注射。

知识点 14：非颅内压增高所致的头痛的分类

非颅内压增高所致的头痛包括：部分头颈部血管病变、部分感染性头痛、因物质或其戒断的头痛、因内环境稳态失衡的头痛、因精神疾病的头痛及脑神经痛、中枢性面痛。

第二十七章　上消化道出血

知识点1：上消化道出血的概念

上消化道出血是指屈氏韧带以上的消化道（食管、胃、十二指肠、空肠上段和胆道）急性出血，胃空肠吻合术后的吻合口病变引起的出血亦属此范围，为内、外科常见的急症。

知识点2：上消化道出血的患病情况

上消化道出血与患者的年龄有一定关系，好发于35~65岁的中年人，可能与出血病因的好发年龄有关；胃溃疡多见于中老年；十二指肠球部溃疡多见于青壮年；肝硬化以20~50岁患者多见；胃癌好发于中老年。可见35~65岁的中年人几乎囊括了所有上消化道出血常见病因的好发年龄。

上消化道出血与患者的性别有一定的关系，男性患者显著多于女性患者，男女之比为2.69∶1，这可能与男性有许多不良嗜好，如吸烟、饮酒、不良饮食习惯等有关。

知识点3：上消化道出血的病因

（1）上胃肠道疾病：①食管疾病；②胃、十二指肠疾病。

（2）门静脉高压致食管-胃底静脉曲张破裂出血或门脉高压性胃病，可由以下疾病引起：①肝硬化；②门静脉阻塞；③肝静脉阻塞。

（3）上消化道邻近器官或组织病变：①胆道出血；②胰腺疾病累及十二指肠；③主动脉瘤、肝或脾动脉瘤破入上消化道；④纵隔肿瘤或脓肿破入食管。

（4）全身性疾病：①血液病；②急性感染；③结缔组织病；④血管性疾病；⑤应激相关胃黏膜损伤；⑥其他：尿毒症。

（5）药物和其他原因：①非甾体抗炎药；②其他。

知识点4：上消化道出血对全身各脏器和组织的影响

（1）对心脏的影响：出血引起休克、使冠状动脉血流量减少、PaO_2下降、心肌缺血缺氧、代谢性酸中毒等，可导致心功能不全。

（2）对肺的影响：出血后肺小血管收缩，毛细血管通透性增加，以及肺表面活性物质和弥散性血管内凝血等因素，引起微循环障碍，导致休克肺（即ARDS）。

（3）对肾的影响：当收缩压降至80mmHg以下时，肾血流量可减少60%~80%；当收缩压降至 50mmHg 以下时可出现无尿，长期缺血可引起肾小管坏死（急性肾衰竭）。

（4）对肝的影响：出血后血压下降至 40mmHg 以下时，肝门静脉血流量显著减少，肝细胞缺氧引起肝中心型坏死。

（5）对周围循环的影响：出血后有效循环血量不足，静脉回心血量相应减少，使心排血量明显降低，导致各脏器及周围血管收缩和组织灌注不足，组织缺氧，功能障碍。

知识点 5：上消化道出血的症状

上消化道出血的症状有：①呕血与黑粪；②失血性周围循环衰竭；③贫血；④氮质血症；⑤发热；⑥上消化道出血对消化性溃疡疼痛的影响；⑦上消化道出血对肝硬化患者影响；⑧少量持续性出血。

知识点 6：上消化道出血的体征

上消化道出血的体征视出血量大小、出血速度等而不同，如出血量<400ml，可无明显体征，出血量大则周围循环衰竭体征明显，如精神萎靡、烦躁不安、意识模糊、皮肤四肢湿冷、呈灰紫色斑（花斑）、皮肤加压后颜色恢复慢、静脉充盈差或塌陷、脉细速、血压下降、心动过速、心音低钝、心律失常、尿少、无尿，亦可有贫血貌、低热、呼吸急促或发绀等。同时根据不同病因有相应的体征，如肝硬化有肝病面容、蜘蛛痣、肝掌、腹壁静脉曲张、黄疸、腹水等体征。

知识点 7：上消化道出血的诊断步骤

（1）确定是否为上消化道出血。

（2）出血病因和部位的诊断。

（3）估计出血量。

（4）出血是否继续的判断。

知识点 8：呕血与咯血的鉴别

（1）呕血：①血液颜色为咖啡色、暗红色，出血量大时也可呈鲜红色；②血内混有食物残渣或胃液；③呕出血液；④伴随上腹部不适、恶心、呕吐；⑤常有黑粪；⑥酸性；⑦有消化系统病史。

（2）咯血：①血液颜色为鲜红色；②血内混有泡沫及痰；③咯出血液；④伴随喉部痒、胸闷、咳嗽；⑤一般无黑粪，但吞下血液后可有；⑥碱性；⑦有呼吸系统病史。

知识点 9：假性呕血、黑粪的区别

（1）鼻、咽、口腔等部位出血后吞下，如鼻出血、拔牙出血以及进食动物血制品引起黑粪。

（2）口服某些药物，如铁剂、铋剂、炭剂或某些中药等可使大便呈黑色，但无光泽，隐血试验阴性。

知识点 10：上消化道出血的一般治疗

（1）平卧位休息。

（2）保暖。

（3）保持呼吸道通畅以防呕吐物致窒息。

（4）吸氧。

（5）活动性出血期间禁食。

（6）必要时胃管留置。

（7）镇静，但肝病所致则应禁用吗啡、巴比妥类。

（8）严密观察体温、脉搏、呼吸、血压、神志、皮肤、指甲、四肢等周围循环衰竭征象，颈静脉充盈情况、尿量、呕吐物、排便情况，并动态观察血红蛋白、红细胞、血细胞比容、中心静脉压、尿素氮等。

知识点 11：紧急输血的指征

（1）改变体位出现头晕、血压下降和心率增快。

（2）失血性休克。

（3）血红蛋白在 70g/L 以下或血细胞比容低于 25%。

知识点 12：在补充血容量过程中应注意的情况

（1）输血量以不超过正常血细胞比容为宜。

（2）防止输液和输血过多、过快而引起再次出血，或急性肺水肿，尤其是对原有心脏病或老年患者输液速度和量要慎重，必要时可根据中心静脉压调节输入量。

（3）对食管胃底静脉曲张破裂出血患者应及早输血，因缺血、缺氧易诱发肝性脑病，且应输鲜血，因库血含氮量多易诱发肝性脑病，输血量应为失血量的 2/3 或 3/4，以避免血压过高、肝门静脉压力增高导致再出血。

（4）低分子右旋糖酐在 24 小时内使用量不宜超过1000ml。

知识点 13：胃出血时采取的措施

（1）胃内降温止血。

（2）药物止血：①去甲肾上腺素；②抑酸药；③抗酸药；④凝血酶；⑤其他药物止血；

⑥中药。

（3）纤维内镜（胃镜）下止血：①向出血处喷洒药物；②出血处注入药物止血；③电凝止血；④激光止血；⑤微波止血。

（4）介入治疗：①动脉灌注药物法；②动脉栓塞疗法。

（5）手术治疗。

知识点 14：食管-胃底静脉曲张破裂出血时采取的措施

（1）药物止血：①垂体后叶素；②生长抑素及其衍生物；③H_2 受体阻滞药或质子泵阻滞药；④普萘洛尔（心得安）。

（2）三腔二囊管压迫止血：由于使用该方法患者痛苦大，并发症多，不推荐三腔二囊管压迫止血为食管静脉破裂出血的首选方法，可在药物治疗不能控制出血时暂时使用，以赢得时间准备其他更有效的治疗措施。

（3）胃镜治疗：该方法不但能止血，而且能预防早期再出血，是目前治疗食管-胃底静脉曲张破裂出血的重要手段。

（4）外科手术或经颈静脉肝内门体静脉分流术：只有当大量出血且经内科治疗无效时才可选择手术治疗。如有条件可选择微创手术经颈静脉肝内门体静脉分流术（TIPS）。

第六篇
危重综合征急诊

第二十八章 心脏骤停

知识点 1：心脏骤停的概念

心脏骤停（cardiac arrest，CA）是指不同原因引起的心脏射血功能突然停止，表现为意识丧失，动脉搏动消失，呼吸停止。心搏骤停最常见于心室颤动及室性心动过速，其次为心动过缓或心室静止。

知识点 2：复苏后综合征的概念

由于心脏停搏，导致脑血流突然中断，10 秒左右即可出现意识丧失，继而发生大脑缺血缺氧性损害。若心肺复苏成功，自主循环恢复，患者由于全身缺血再灌注损伤，还有可能相继出现心脏、呼吸、肾脏及大脑等重要器官功能不全，称之为“复苏后综合征”。

知识点 3：心源性猝死的概念

心源性猝死（sudden cardiac death，SCD）是指未能预料的突发心脏急性症状，发病 1 小时内由心脏原因导致的死亡。

知识点 4：非创伤性心脏骤停的常见原因

非创伤性心脏骤停的常见原因见表 28-1。

表 28-1　非创伤性心脏骤停常见原因

分类	原因	疾病或致病因素
心源性		冠状动脉疾病；心肌病
		心脏结构异常；瓣膜功能不全
呼吸性	通气不足	中枢神经系统疾病；神经肌肉接头疾病；中毒性或代谢性脑病
	上呼吸道梗阻	中枢神经系统疾病；气道异物梗阻；感染；创伤；赘生物
	呼吸衰竭	哮喘；慢性阻塞性肺疾病
		肺水肿；肺栓塞
循环性	机械性梗阻	张力性气胸；心脏压塞；肺栓塞
	有效循环血容量过低	出血；脓毒症；神经源性
代谢性	电解质紊乱	低钾血症；高钾血症；低镁血症
		高镁血症；低钙血症
中毒性	药物	抗心律失常药物；洋地黄类药物
		β 受体阻断剂；钙通道阻滞剂
		三环类抗抑郁药
	毒品滥用	可卡因；海洛因
	中毒	一氧化碳；氰化物
外部环境		雷击；触电；低温/高温；淹溺

知识点 5：心脏骤停的临床表现

CA 的临床表现为意识突然丧失、动脉搏动消失、呼吸停止、发绀、血压不能测出、心音消失等。

知识点 6：心脏骤停的诊断要点

（1）意识突然丧失，皮肤苍白或发绀。

（2）大动脉（颈、股动脉）搏动消失。

（3）叹息样呼吸，随之停止。

（4）双侧瞳孔散大。

（5）肢体抽搐，二便失禁。

（6）心电图显示心室颤动或无脉性室性心动过速，心室静止或无脉性电活动。

知识点 7：心脏骤停临床分期

（1）骤停前期：发生在猝死前数日至数月，表现为胸痛、心悸、呼吸困难、无力等。

（2）骤停期：CA 导致脑血流量急剧减少至中断，在数秒钟内导致脑组织缺氧和有氧代谢停止。表现为意识突然丧失伴局部或全身抽搐；呼吸断续，叹息样呼吸，随之停止。

（3）复苏期（CPR）：有效的 CPR 过程中心输出量可达正常窦性心律时的 10%～25%，此时属于低流量灌注。

（4）复苏后期：自主循环恢复后由于全身缺血再灌注损伤，还可能相继出现心脏、呼吸、肾脏及大脑等重要器官功能不全。

知识点 8：心脏骤停后，心电图显示的类型

（1）心室颤动：约占 80%以上。

（2）心室静止：心电图上呈现为一水平直线。

（3）无脉性电活动：缓慢而波幅弱，R 波宽的室性自主心律，这时仅有心电活动，但不能引起心肌有效收缩。

第二十九章　心脑肺复苏

知识点 1：心肺复苏的概念

对心脏骤停患者立即采取恢复有效循环，维持呼吸和大脑功能的一系列抢救措施，称心肺复苏（CPR）。现代心肺复苏术是口对口人工呼吸、胸外按压和同步电除颤三项技术的统称。

知识点 2：心肺复苏的操作步骤

CPR 操作步骤已经形成国际公认的 9 步法：①开放气道（airway）；②人工呼吸（breathing）；③人工循环（circulation）；④电击除颤（defibrillation）或药物治疗（drug）；⑤心电监护（ECG）；⑥电除颤（fibrillation）；⑦评估分析（gauge）；⑧低温脑保护（hypothermia）；⑨重症监护（intensive care unit）。

知识点 3：心肺复苏全过程的分期

（1）基础生命支持（BLS）：即紧急供氧期，主要目的是保证提供最低限度的脑供血。CPR 术可以提供正常血供的 25%～30%或以上。

（2）高级生命支持（ALS）：是紧接基础生命支持 BLS 步骤后的进一步抢救措施。其实如患者发生心脏骤停时，所在地的抢救设备齐全和抢救人员技术力量具备时，则 BLS 与 ALS 应同时分工进行。这样能争取到更多的抢救时间。

（3）长期生命支持（PLS）：如果患者通过 BLS 和 ALS 心搏已经恢复，其自主呼吸不一定同时恢复，往往在心搏恢复后不等时间恢复。脑功能恢复正常更晚些才能看出。因此需要较长时间的生命支持治疗，以待其完全恢复正常。这就需将患者转入 ICU 或 CCU 继续监护，毫不松懈地进行长期生命支持治疗。

知识点 4：ALS 的内容

（1）气管插管：越快越好，决不要等口对口吹气无效时再进行。无插管条件时，特别是在现场和转运途中目前建议用球囊面罩替代气管插管，二者同样有效。

（2）直流电非同步除颤：因心脏骤停 80%以上为室颤，故一旦发生就应尽早电除颤。电击电能：由于双向波除颤器的普及，一次除颤成功率接近 100%，为避免时间的延误和心肌损伤，目前统一为 200J 除颤一次。除颤前用药：为了提高除颤成功率，有主张除颤前用药。

（3）建立静脉通道：即使在徒手复苏时，也应迅速建立静脉通道。否则延误用药时间。

（4）药物除颤与起搏。

（5）病因治疗：心脏骤停虽大多系慢性心脏疾病引起，病因治疗不易立即奏效，但有些是完全可以在进行 CPR 的同时进行病因治疗而获得较好效果，如低钾血症时即时补钾，高钾血症时用药对抗或促进血清钾转入细胞内，或加速钾排泄，如利尿、紧急血液透析又有机磷、锑剂中毒时，紧急使用阿托品。病毒性心肌炎、风湿性心肌炎使用地塞米松等，都应在进行 CPR 时同时使用，有利心肺复苏成功并得以巩固。

知识点 5：心肺复苏时应用药物的目的

（1）提高心肌应激性，促进自主循环恢复。

（2）增加周围血管阻力，提高主动脉舒张压，以增加冠脉血流量。

（3）增加脑血流量。

知识点 6：心肺复苏的用药途径

复苏用药，过去主要采用心内注射，近年来多主张静脉给药，或者通过髓内针骨髓腔内给药，多选择胫骨上端，在建立静脉通道困难时选择使用。经外周静脉给药后用适当生理盐水推注，起效同样迅速，因此心内注射已不再使用。

知识点 7：心肺复苏应用糖皮质激素的作用

（1）保持毛细血管通透性和血脑屏障完整性，减轻和防止毛细血管内液体外渗和钾、钠、钙离子的转移，从而减轻脑水肿的进程和渗透性利尿剂的反跳作用。

（2）促进乳酸转化为葡萄糖以供能，并减轻脑内细胞酸中毒。

（3）稳定溶酶体膜，防止与减少脑细胞的自溶和死亡。

（4）可使末梢血管扩张，改善组织灌注，减轻心脏后负荷，增加心排血量。

（5）有加强升压药物作用及加强心脏传导的功能。

（6）有抗过敏作用，可缓解支气管痉挛及预防心包反应。

知识点 8：保护性脑复苏的措施

保护性脑复苏的措施有：①脑降温疗法；②脱水疗法；③促醒剂；④高压氧治疗；⑤氧游离基清除剂；⑥Fe^{2+}螯合剂。

知识点 9：脑降温的作用机制

（1）低温可降低脑细胞代谢，有利于改善脑水肿。细胞代谢率降低后，ATP 的消耗减少，乳酸血症的发展减慢，有利于改善微循环，防止 DIC 的发生，从而减轻脑缺氧性损害。

（2）低温可增加细胞内镁与钙离子竞争，从而减少钙离子进入细胞内，抑制血管平滑肌收缩。防止平滑肌的不可逆性损害。低温时配合使用镁离子，可使耐受缺氧的时间增加，有利于提高脑复苏率。

（3）低温可抑制脑内谷氨酸、精氨酸及甘氨酸等兴奋氨基酸的释放及对神经元的毒性作用。

（4）抑制氧自由基介导的过氧化反应。

（5）抑制血栓素 A_2 的产生等。

知识点 10：脑降温的指征

（1）如心脏停搏经抢救恢复自主循环后，患者仍处于昏迷状态则应降温。

（2）若为顽固性室颤，心脏复跳不顺利者，应在抢救复跳过程中同时开始降温，尽量抢在脑水肿形成之前。

知识点 11：脑降温的方法

脑降温方法以头部为主的选择性低温：

（1）将头部置于特制的冰槽中，再将冰袋或冰块放于头部周围。另外，在两侧颈动脉表面放置冰袋。

（2）电子冰帽装置，临床使用证实，较自制冰帽优越，因为不需用冰，可以调控温度，头部降温均匀。必要时头部降温的同时适当辅以全身降温。

知识点 12：脑功能恢复的评估

脑功能的恢复，取决于抢救是否及时和方法是否准确，在心脏骤停后 2~4 分钟内进行抢救者，脑复苏可能性大。如能立即有效地坚持抢救，即使心脏复跳时间稍晚，也有可能复苏，不应轻易放弃抢救。

知识点 13：脑功能恢复的有效指标

（1）基本生命体征（包括心率、血压、呼吸、基本反射）在 20 分钟内恢复者提示脑功能和循环恢复良好。

（2）自主呼吸恢复越快预后越好。

（3）瞳孔对光反射活跃，角膜、吞咽和咳嗽反射灵敏者预后好。

（4）出现痛觉反应者预后好。

知识点14：脑功能恢复的基本顺序

脑功能恢复的基本顺序大致是：心搏→呼吸→对光反射→角膜反射→吞咽、咳嗽反射→痛觉反应→头动→肢体动→听觉反应→意识恢复。

知识点15：心肺复苏的有效指标

（1）颈动脉搏动 CPR 过程中，停止按压后脉搏仍然跳动，说明患者自主心跳已恢复。如心电图显示窦性心律、房性或交界性心律，提示自主循环恢复。

（2）面色复苏有效时，面色、口唇由发绀转为红润；如面色仍为灰白，说明复苏无效。

（3）瞳孔复苏有效时，可见瞳孔由大变小。如瞳孔由小变大、固定、角膜浑浊，说明复苏无效。如患者随后出现腱反射、流泪、吞咽动作、咳嗽反射、角膜反射、痛觉反应，说明复苏有效。

（4）神志与自主呼吸：如自主呼吸微弱，仍需呼吸支持；如患者恢复正常呼吸或大呼吸挣扎或有意识反应，说明复苏预后良好。

知识点16：终止心肺复苏的标准

（1）脑死亡的判断：脑死亡是脑血流、脑脊液循环均终止，全脑功能完全消失。当疑有脑死亡时，应从临床与电生理活动作出判断并加以证实。脑死亡应作为终止 CPR 的主要标准，但诊断脑死亡须慎重。

①在病史中应排除药物、酒精中毒或低温所致的深昏迷。

②意识完全消失。

③所有感觉、运动、反射活动消失。

④自主呼吸消失（靠机械通气维持）。

⑤脑电图检查、脑生物电活动消失，呈电静息状态、证实脑血流停止。

（2）现场抢救人员停止 CPR 的条件：①自主呼吸机心跳已恢复；②抢救现场存在危险迫使抢救人员必须立即离开现场；③确定患者已死亡。

（3）院内 CA 患者的抢救：如持续抢救 60 分钟仍无生命体征者，或对非目击的 CA 患者的抢救，开始 CPR 的时间在 CA 发生 15 分钟以后，持续复苏 30 分钟仍无效者，可终止复苏。

第三十章 休 克

第一节 概 述

知识点1：休克的概念

休克是各种致病因素作用于机体导致有效循环血容量急剧减少，组织血流灌注不足而出现的细胞代谢障碍和细胞损伤的全身性病理过程。休克不是一种疾病，而是临床上常见的一种急危重综合征，其核心问题是微循环障碍和组织缺氧。休克的重要特征是低血压、收缩压<90mmHg或较基础收缩压降低超过30%，或脉压<20mmHg。

知识点2：休克微循环变化的种类

可分为休克代偿期（微循环缺血性缺氧期）、休克失代偿期（微循环淤血性缺氧期）、休克不可逆期（微循环衰竭期）。

知识点3：休克的代偿机制

（1）交感-肾上腺髓质系统兴奋，释放大量儿茶酚胺，引起小血管收缩甚至痉挛。

（2）肾素-血管紧张素-醛固酮系统的激活，导致血管收缩和水钠潴留。

（3）左心房容量感受器对下丘脑的反射性抑制作用减弱，神经垂体加压素分泌释放增加，导致外周及内脏血管收缩。

（4）血小板产生大量的血栓素 A_2。

知识点4：休克细胞代谢变化的种类

休克细胞代谢变化的种类有：①能量代谢障碍；②物质代谢障碍；③水电解质、酸碱平衡紊乱；④内脏器官功能障碍。

知识点5：休克的分类

（1）低血容量性休克：基本机制为循环容量大量丢失导致心脏前负荷减少，进而引起血压下降。

（2）分布性休克：基本机制为血管收缩舒张调节功能异常，导致容量血管扩张或血液重新发布，引起循环血容量相对不足。

（3）梗阻性休克：基本机制为血流主要通道的阻塞。

（4）心源性休克：基本机制为心脏泵功能衰竭。

知识点6：循环系统中主要影响血流动力学的因素

循环系统中主要影响血流动力学的因素可分为5个部分：①阻力血管包括动脉和外周小动脉；②毛细血管；③容量血管；④血容量；⑤心脏功能。

知识点7：休克的临床表现

（1）休克早期（代偿期）：表现为精神紧张或烦躁不安，面色苍白，手足湿冷、过度换气、心率增快、血压正常或稍高，脉压缩小，尿量正常或减少。

（2）休克期（失代偿期）：表情淡漠，反应迟钝或昏迷，面色苍白或发绀、出冷汗，脉搏细速或测不出，浅表静脉萎陷，毛细血管充盈时间延长，心率多在100~120次/分，收缩压多在80mmHg以下或测不出，脉压更小，少尿或无尿。当出现皮肤黏膜发绀加重、淤斑或消化道出血表示病情严重，可能存在DIC。如出现进行呼吸困难，血气分析有明显代谢性酸中毒和动脉血氧分压低于60mmHg，一般给氧不能改善呼吸和提高氧分压，需辅助呼吸，这时可能合并急性呼吸窘迫综合征（ARDS）。

知识点8：诊断休克的依据

（1）有诱发休克的病因或诱因。

（2）精神状态发生改变。

（3）脉搏细速，超过100次/分或不能触及。

（4）四肢湿冷，胸骨部位皮肤指压痕阳性（指压后再充盈时间>2s），皮肤花纹、黏膜苍白或发绀，尿量<30ml/h或无尿。

（5）血压下降，收缩压<80mmHg。

（6）脉压<20mmHg。

（7）原有高血压者收缩压较原收缩压下降超过30%。

知识点9：休克的鉴别诊断

休克以低血压为基本特征，但低血压不一定就是休克，只有同时存在微循环障碍和组织灌注不足时，结合其他症状体征和病因，方可考虑为休克。不同类型休克的诊断必需依据其特殊的病因和临床特点综合判断。

知识点 10：休克的早期识别

（1）意识改变。

（2）尿量改变：少尿［尿量<0.5ml/(kg·h)］。

（3）末梢皮肤黏膜变化：四肢冰冷，皮肤湿冷，脉搏微弱。

（4）血压变化：低血压（收缩压<90mmHg或者平均动脉压<65mmHg）。

（5）血乳酸水平变化：动脉血气分析出现代谢性酸中毒，血乳酸水平升高。

知识点 11：休克的治疗原则

休克的初始治疗包括适用于各型休克的治疗通则，以及根据不同的病因采取的各种特异性措施：

（1）一般措施：镇静、吸氧、保暖；血常规、血气、血生化，心电图、胸部X线片检查等，监测尿量以及有/无创血流动力学监测。

（2）原发病治疗：去除病因是关键，应积极寻找休克病因进行针对性治疗。

（3）液体复苏：补液是抗休克的基本治疗，宜尽快建立大静脉通道或双通路补液，早期复苏的首要目标是恢复有效血容量。①可选择晶体溶液（生理盐水、等张平衡盐溶液）和胶体溶液（白蛋白和人工胶体），必要时输注成分血；②根据监测指标调整补液量和速度，以维持中心静脉压>8~12mmHg，补液同时动态监测患者氧合状态和肺水肿情况；③下列情况可考虑输血：复苏阶段，中心静脉氧饱和度下降，血细胞比容<30%；复苏后的阶段，没有冠状动脉疾病的患者，血红蛋白水平<7.0g/L。

（4）纠正酸中毒：可予碳酸氢钠50~100ml静脉滴注，并根据血气分析调整用量。

（5）改善低氧血症：保持呼吸道通畅；给氧，维持血氧饱和度>95%；必要时行机械通气。

（6）血管活性药物应用：可以有效升高平均动脉压、维持舒张压、增加每搏输出量，但并非所有类型休克均需常规使用。通常对充分液体复苏之后，休克仍未纠正的患者，酌情选用血管活性药物。

（7）其他药物：①糖皮质激素：适用于严重感染性休克、过敏性休克；②左西孟旦：钙增敏剂，有增加心肌收缩力、降低心脏充盈压、增加心输出量的作用。

（8）防治并发症和重要器官功能障碍：①急性肾衰竭：迫切需要解决的是优化血流动力学，恢复肾灌注压和血流状态；应避免使用大分子量高取代基的人工胶体，避免使用肾损伤药物；必要时血液净化治疗；②急性呼吸衰竭：保持呼吸道通畅，持续吸氧；适当应用呼吸兴奋剂等；必要时呼吸机辅助通气；③脑水肿治疗：降低颅内压；昏迷患者酌情使用呼吸兴奋剂，烦躁、抽搐者给予镇静止痉治疗；加强支持疗法；④DIC的治疗：抗血小板凝集及改善微循环；高凝血期使用肝素，并根据凝血酶原时间调整剂量；必要时补充凝血因子或输注血小板。

（9）中医药治疗：在西医抗休克处理同时，可辨证施治，选用人参、附子、川芎嗪、麦冬等中药单味或组方方剂或针剂配合使用，有一定临床疗效。

第二节　低血容量性休克

知识点1：低血容量性休克的概念

低血容量性休克是指各种原因所致的容量丢失而导致有效循环血容量减少，引起心输出量降低、组织灌注不足、细胞代谢紊乱和功能受损的病理生理过程。低血容量性休克是常见的急危重症，是急诊休克的最主要类型，其中以失血性休克为最常见。

知识点2：低血容量性休克的病因

（1）外源性丢失：循环容量直接丢失到体外，如创伤、烧伤、外科大手术的失血，消化道溃疡、食管静脉曲张破裂及宫外孕破裂等，也可由呕吐、腹泻、脱水、多尿等原因所致。

（2）内源性容量丢失：循环容量丢失到循环系统之外，其主要原因是过敏、低蛋白血症和内分泌功能紊乱等引起血管通透性增高，导致循环容量外渗到组织间隙或胸腹腔内形成“第三间隙液体”。

知识点3：低血容量性休克的病理生理特征

低血容量性休克时的氧输送减低，其根本原因是循环容量不足，心脏前负荷降低，导致心输出量下降，组织灌注减少和缺血缺氧。肺循环灌注减少使肺气体交换发生障碍，氧合受阻，导致氧输送的进一步降低。在低血容量性休克的早期，机体可通过代偿性心率加快和体循环阻力增高来维持心输出量和循环灌注压。低血容量性休克时进行血流动力学监测可发现中心静脉压下降、肺动脉楔压下降、每搏输出量减少、心率加快和体循环阻力增高等改变。如果及时去除容量丢失的原因，容量得以及时补充，低血容量性休克可以很快得到纠正。如果休克持续存在，组织缺氧不能缓解，加之再灌注损伤和内毒素的移位，最终导致多器官功能障碍综合征（MODS）。

知识点4：低血容量性休克的临床表现

低血容量休克患者可出现心悸、头昏、乏力、出汗、晕厥、尿少、精神状态改变（淡漠嗜睡或躁动）等临床症状。应特别警惕出汗、心悸、乏力、头重脚轻感等内出血的早期症状。患者也可出现病因相关症状，表现为黑便、便血、尿血、腹泻、呕吐、多尿、皮肤黏膜出血等血容量丢失的症状。创伤患者应询问有无胸痛、腹痛、腰背与肢体疼痛，询问受伤机制（如高坠伤、交通伤被抛出车外、被碾压等）。

知识点5：低血容量性休克的诊断要点

（1）有创伤、烧伤、消化道出血、腹泻、肠瘘等导致血容量降低的病因。

（2）持续性低血压，收缩压<90mmHg，经最初的液体复苏仍无法纠正。

（3）患者有精神状态改变（神志淡漠或躁动）、皮肤湿冷、尿量减少、心率增快等低灌注的临床表现。

（4）血浆乳酸浓度升高、血红蛋白或血细胞比容降低、尿比重或尿渗透压升高。

（5）CVP、肺毛细血管楔压（PCWP）降低，心输出量降低。

知识点6：低血容量性休克的鉴别诊断

低血容量性休克可以和其他类型休克合并存在，如多发伤导致胸腹腔出血的同时又有心脏挫伤，此时低血容量性休克与心源性休克可同时存在。因此，对于休克患者，应按休克病因鉴别思路和先后顺序逐一排查，必要时行各种辅助检查，避免遗漏其他原因所致的休克。

知识点7：低血容量性休克的病因治疗

各种原因所致呕吐、腹泻、多尿等，早期可予对症处理，并应积极治疗原发病。对于失血性休克，尽早控制出血是挽救生命的关键。

（1）对消化道出血的患者，早期予以药物抑酸、降门脉压等治疗，必要时可在内镜下止血，也可行血管造影和栓塞。

（2）产科或创伤出血的患者需要紧急手术止血，应尽可能缩短患者在急诊科的停留时间。

（3）开放性四肢损伤尤其是离断伤，在手术止血前可以使用止血带来辅助止血。采取填塞、直接外科止血和局部止血等措施，以尽早控制腹腔内出血。

（4）对出血不止、有凝血病、低体温、酸中毒等表现的严重创伤性休克的患者，宜尽早施行损伤控制性手术（DCS）。

（5）有骨盆骨折尤其是骨盆环断裂的出血性休克患者，应在急诊科立即采取简单有效的骨盆环固定措施，如用被单或多头腹带进行骨盆的固定。骨盆环固定而血流动力学仍然不稳定的患者，应尽早进行腹膜外填塞、血管造影栓塞和（或）外科手术止血。

知识点8：低血容量性休克的抗休克治疗方法

抗休克治疗方法有：①容量复苏；②合理使用血管升压药和正性肌力药物；③纠正水电解质、酸碱失衡；④纠正凝血异常；⑤体温控制；⑥防治器官功能衰竭。

第三节 脓毒症休克

知识点1：脓毒症的概念

当全身炎症反应综合征是继发于感染原因时，称之为脓毒症。脓毒症导致器官功能不全或组织低灌注时称之为“严重脓毒症”。

知识点2：脓毒症休克的概念

脓毒症休克是严重脓毒症中的特殊类型，即在脓毒症基础上伴有低血压（收缩压<90mmHg或较基础血压下降>40mmHg）和组织灌注不良，且经充分液体复苏后低血压和组织灌注不良状态仍持续存在，或必须用血管活性药物才能维持血压。

知识点3：脓毒症休克的临床表现

（1）休克的症状：70%的脓毒症休克患者早期表现为意识状态改变，躁动、嗜睡、淡漠甚至昏迷。部分患者可出现心动过速和呼吸困难的症状。

（2）脓毒症的症状：常见的症状有寒战、高热。特殊感染如伤寒或新生儿、老年人使用免疫抑制剂者也可出现体温不升甚至低体温。严重低体温，核心体温<36℃时也要考虑有脓毒症存在。此外，患者还可出现感染部位的相应临床症状，如咳嗽、咳痰、胸痛、气紧、头痛、意识状态改变、腹痛、腹泻、尿频、尿痛、腰痛、皮疹、皮肤关节疼痛等。部分脓毒症患者缺乏感染部位的典型临床症状，需进一步搜寻证据或考虑血液感染，而不能轻易排除。

（3）脓毒症休克患者可出现低血压、组织灌注不良的系列休克体征，同时也伴有感染部位的特征。

知识点4：脓毒症休克的诊断要点

（1）临床上明确的感染灶。

（2）有全身性炎症反应综合征（满足下列两项或两项以上条件者）：①体温>38℃或<36℃；②心率>90次/分；③呼吸频率>20次/分，或过度换气 $PaCO_2$<32mmHg；④外周血白细胞计数>12×10^9/L或<4×10^9/L或未成熟粒细胞>10%。

（3）收缩压<90mmHg或较基础血压下降>40mmHg，或血压依赖补液或升压药来维持。

（4）有组织灌注不良的表现，如少尿超过1小时，急性意识障碍等。

（5）可能在血培养中发现有致病微生物生长。

知识点5：脓毒症休克的鉴别诊断

脓毒症休克在发热等全身炎症反应不典型时，需要同其他原因导致的休克进行鉴别。通过病史、体征与危险因素评估，结合实验室检查和辅助检查结果不难进行鉴别。发热时主要与导致发热的其他疾病相鉴别，如自身免疫性疾病（急性关节炎、系统性红斑狼疮、血清病及免疫性溶血性贫血等）和肿瘤。急性血栓栓塞性疾病和组织梗死也可引起发热，如下肢深静脉血栓、脾梗死、肺栓塞、急性心肌梗死等，其中肺栓塞和急性心肌梗死可出现发热伴低血压，应与脓毒症休克相鉴别。

知识点6：脓毒症休克的急诊治疗

（1）最初的复苏和抗感染治疗：①最初的复苏与目标导向性治疗；②脓毒症休克的集束化治疗；③抗生素治疗；④感染源的控制。

（2）血流动力学支持和辅助治疗：①液体治疗；②血管升压药物；③正性肌力药；④皮质激素。

（3）其他支持治疗：①血液制品；②机械通气；③镇痛镇静和肌松药；④血管的管理；⑤肾脏替代治疗；⑥应激性溃疡的预防。

第四节　神经源性休克

知识点1：神经源性休克的概念

神经源性休克是指由于神经调节功能障碍，使阻力血管功能失调，血管张力下降，血管扩张，有效血容量相对不足而致的休克。

知识点2：神经源性休克的常见致病原因

（1）药物：①麻醉剂：如硫喷妥钠；②神经节阻滞剂过量；③安眠药。

（2）脊髓麻醉、腰麻、硬膜外麻醉等。

（3）脑、胸腔、心包、腹腔穿刺或直立性低血压。

（4）剧烈疼痛和精神创伤。

知识点3：神经源性休克的治疗

（1）吸氧。

（2）迅速注射缩血管药，如间羟胺20mg肌内注射，或20mg加入250ml液中或静脉注射维持。

（3）皮下或肌内注射0.1%盐酸肾上腺素0.3~0.5ml。必要时5~10分钟重复1次。

（4）剧痛者，可用哌替啶（度冷丁）50~100mg 或吗啡 5~10mg 肌内注射。

（5）安眠药中毒所致者，迅速彻底洗胃，必要时进行血浆置换。

第五节　过敏性休克

知识点 1：过敏性休克的概念

过敏性休克是指过敏原对过敏体质者产生特异性的速发型全身性变态反应，全身细小血管扩张，通透性增加。血浆外渗致有效血容量不足所致。

知识点 2：过敏性休克的常见致敏物质

（1）抗生素：青霉素、氨苄西林、链霉素等。

（2）异种血清：各种血清制剂。

（3）麻醉药：普鲁卡因。

（4）化学性药物：细胞色素 C。

（5）毒液：毒昆虫刺蜇、毒蛇咬伤等。

知识点 3：过敏性休克的临床表现

即刻出现休克期的临床表现及全身或局部荨麻疹或其他皮疹，或伴喉头痉挛水肿时，出现吸气性呼吸困难。

知识点 4：过敏性休克的治疗

（1）立即停止使用或清除引起过敏反应的物质。

（2）迅速从皮下或肌内注射 0.1%盐酸肾上腺素 0.5~1ml，必要时 5~10 分钟重复一次。

（3）尽早使用糖皮质激素，地塞米松 10~20mg 静注，或氢化可的松 100~200mg 加入 10%葡萄糖盐水 250ml 中静脉滴注。

（4）吸氧，保持呼吸道通畅，如喉头水肿呼吸受阻使用肾上腺素及皮质激素后仍未缓解者，紧急时应作气管切开。如有支气管痉挛经上述处理亦未缓解者，应用氨茶碱 0.25g 加入 50%葡萄糖液 40ml 中缓慢静脉注射。

（5）其他抗过敏药，如氯苯那敏（扑尔敏）10mg 或异丙嗪 25mg 肌内注射。

（6）必要时使用血管活性药物。

（7）发生呼吸心搏骤停时，按心肺复苏抢救。

第六节 梗阻性休克

知识点1：梗阻性休克的病因

梗阻性休克的基本机制为血流的主要通道受阻，导致心输出量减少，氧输送下降，引起组织灌注不良，引发组织缺血缺氧。梗阻性休克是休克中的少见类型，但其血流动力学变化急剧、发展迅速，若不及时识别并解除梗阻，患者可能会发生呼吸心脏骤停。

知识点2：梗阻性休克的种类

梗阻性休克根据梗阻部位不同分为心内梗阻性休克和心外梗阻性休克。心内梗阻性休克常见于瓣膜和心脏内结构的异常、左心房黏液瘤或血栓、乳头肌功能不全或断裂等。心外梗阻性休克包括肺动脉栓塞、心包缩窄或填塞、腔静脉阻塞、气胸（尤其张力性气胸）、血胸和各种原因导致的心室后负荷明显增加等，其中以肺栓塞、心包填塞、张力性气胸最为常见。

知识点3：梗阻性休克的临床表现

除低血压外，心外梗阻性休克常见的临床症状包括胸痛、呼吸困难、晕厥，伴有梗阻性休克原发病的特征性临床表现，如奇脉、心音遥远、一侧呼吸音减低或消失、咯血、低氧血症等，可出现颈静脉扩张等静脉回流受阻的体征。患者出现低血容量、感染、过敏等原因无法解释的低血压、休克时，应考虑梗阻性休克的可能性，进一步结合患者临床表现、既往史与相关危险因素对梗阻性休克的常见病因进行筛查。同时完善超声、血清标志物或影像学检查来确诊。

休克患者出现呼吸困难、心动过速、咯血、低氧血症、胸痛、晕厥等表现时应考虑到肺栓塞。不明原因的休克伴心累、呼吸困难、端坐呼吸、颈静脉怒张、心音遥远等临床表现时，应考虑心包积液或填塞可能，应尽快行超声检查以确诊。张力性气胸也是导致胸外梗阻性休克的常见原因，一旦形成张力性气胸，患者可出现低氧血症和低血压休克，若不及时行胸腔穿刺减压可很快发生呼吸心脏骤停。

知识点4：梗阻性休克的治疗原则

梗阻性休克的治疗原则是解除梗阻和提高氧输送。

知识点5：梗阻性休克的呼吸循环支持的急诊处理

对有低氧血症的患者，采用鼻导管或面罩吸氧。合并呼吸衰竭时，可使用无创性机械通气或经气管插管后行有创通气。机械通气时应尽量减少正压通气对循环系统的不良影响。若确诊为肺栓塞，应尽可能避免其他有创检查手段，以免在抗凝或溶栓治疗过程中出现局部大出血。

患者若出现心功能不全、心输出量降低，但血压尚正常，可给予具有一定血管扩张作用和正性肌力作用的药物，如多巴酚丁胺；若出现血压下降，可增大剂量或使用其他血管升压药物，如去甲肾上腺素等；若有明显右心功能不全，液体负荷疗法需谨慎，过多的液体负荷可能会加重右心室扩张进而影响心输出量。

知识点6：梗阻性休克解除梗阻的急诊处理

若为心包填塞应尽快在超声引导下行心包穿刺抽液或局限性心包探查术；若为心脏破裂等活动性出血导致的心包填塞，应尽快剖胸探查；张力性气胸应尽快行胸腔穿刺减压，紧急穿刺减压后可放置胸腔闭式引流管持续引流气体液体，穿刺部位为患侧锁骨中线第二肋间隙，穿刺点应紧挨下肋上缘，以免损伤肋间神经和血管。

药物溶栓或手术取栓是解除肺栓塞的根本手段。临床上常用的溶栓药物有尿激酶和rt-PA，rt-PA的用法：50～100mg持续静脉滴注2小时。若存在药物溶栓禁忌或溶栓失败，可以手术取栓或介入取栓。

第七节　心源性休克

知识点1：心源性休克的概念

心源性休克是由于心脏泵血功能发生障碍，导致心输出量降低，引起组织灌注不足、缺血缺氧的临床综合征。心源性休克仍然是目前急性心肌梗死院内死亡的首要原因。

知识点2：导致心脏泵血功能障碍的原因

（1）急性心肌梗死：①泵衰竭；②机械性并发症：乳头肌断裂导致急性二尖瓣反流、急性室间隔穿孔、左心室游离壁破裂。

（2）右心室心肌梗死。

（3）心肌收缩力严重下降：重症心肌炎、心肌挫伤、原发性心肌病晚期、围产期心肌病、脓毒症、恶性心律失常。

（4）前向血流的机械性梗阻：主动脉狭窄、肥厚梗阻性心肌病、二尖瓣狭窄、左房黏液瘤、肺栓塞。

（5）左心室输出后的反流：腱索断裂、急性主动脉瓣关闭不全。

知识点3：心源性休克的病理生理特征

（1）心脏泵功能衰竭：心脏泵功能衰竭是心源性休克的最主要原因。

（2）心脏结构异常：急性乳头肌功能不良、腱索断裂、急性室间隔穿孔、心室游离壁破裂等导致心腔内血流受阻或反流，引起心输出量急剧下降，从而导致休克。

（3）异常的全身炎症反应：急性心梗后，机体释放全身性炎症介质而导致全身炎症反应综合征（SIRS），包括多种细胞因子与诱生型一氧化氮合酶。

知识点4：心源性休克的临床表现

患者大多有心悸、气短的心脏症状。大部分心源性休克为急性心肌梗死所致，患者可有胸痛、胸闷，且持续时间长，休息或含化硝酸甘油不能缓解疼痛，同时可伴有大汗、恶心、呕吐等症状，严重者可表现为呼吸困难、端坐呼吸、咳粉红色泡沫痰、晕厥、意识淡漠、濒死感等。重症心肌炎可有发热、咳嗽等上感症状。

询问病史可发现既往有冠心病或其他危险因素（肥胖、高血压、高脂血症或糖尿病等），有原发性心肌病、瓣膜病、长期药物滥用等病史。女性患者应注意是否处于围产期。

知识点5：心源性休克的诊断依据

（1）持续的低血压，收缩压<90mmHg，持续至少30分钟。

（2）心脏指数降低［$<2.2L/(min \cdot m^2)$］伴或不伴肺动脉楔压升高（>18mmHg）。

（3）精神状态改变、皮肤湿冷、少尿等组织低灌注的表现。结合心源性休克的危险因素：高龄（>70岁）、女性、大面积的梗死、近端冠状动脉左前降支闭塞、前壁心肌梗死、多支血管病变、左心室功能降低（左室射血分数<30%）、既往有心梗、充血性心衰、糖尿病的病史等，更有利于心源性休克的诊断。

知识点6：心源性休克的鉴别诊断

心源性休克应与其他原因导致的休克相鉴别。应首先排除低血容量性休克，再依次排除脓毒症、梗阻、过敏或神经原因所致休克。值得注意的是心源性休克可能和其他休克合并存在，如急性大面积心肌梗死并发心室游离壁破裂导致心包填塞，心源性和梗阻性休克并存。另外，应对心源性休克的病因进行鉴别可通过病史、症状、体征，结合辅助检查不难找到心源性休克的病因。

知识点7：心源性休克急诊治疗的早期常规支持

休克患者应给予高流量吸氧、常规心电监护、建立静脉通道、常规安置导尿管，有条件时置入动脉导管，以便连续精确地监测血压。呼吸衰竭给予机械通气，无创持续气道正压通气（CPAP）或双水平气道正压通气（BiPAP）可提供暂时的气道支持，适合于血流动力学稳定且配合的患者，必要时进行气管内插管和有创通气，尽快处理缺氧、低血容量、心律失常和电解质紊乱。

急性心肌梗死患者应给予抗血小板治疗，阿司匹林300mg嚼服，氯吡格雷300mg口服，必要时给予肝素抗凝。收缩压>90mmHg时可予硝酸甘油持续滴注或硝酸甘油片舌下含化，同时给予吗啡3mg静脉注射以控制心绞痛。急性心肌梗死伴心源性休克或心源性休克高危因素的患者禁用β受体阻滞剂。

知识点8：心源性休克急诊治疗的循环支持

（1）容量复苏：右心室梗死导致低血压时应充分扩容。心源性休克患者无心衰症状和肺水肿表现时，可行小剂量液体负荷试验，快速给予生理盐水100~250ml后观察反应。若患者出现肺水肿表现，应限制液体；若通过液体治疗低灌注未获明显改善或出现肺水肿，则考虑使用血管升压药或正性肌力药物。

（2）血管活性药：正性肌力药虽不能改善心源性休克预后，但可在重建冠脉血流和恢复左心室功能前起到暂时的稳定作用，同时使用血管升压药与正性肌力药，效果更好。升压药首选去甲肾上腺，多巴胺可增加心源性休克的病死率，应慎用多巴胺。正性肌力药物首选多巴酚丁胺，由于其有扩血管的效应，患者收缩压过低时应慎用。米力农可增加心肌收缩力，同时有扩张血管作用，严重低血压时也应慎用。当药物仍无法纠正休克时，应考虑采用主动脉内球囊反搏术（IABP）进行机械性支持。

（3）主动脉内球囊反搏术：主动脉内球囊反搏术（IABP）主要用于急性心肌梗死、重症心肌炎合并心的源性休克的循环支持。

（4）经皮左心室辅助装置：心源性休克经过血管重建、药物治疗和IABP支持仍无法改善时，可考虑使用经皮左心室辅助装置，做为心脏移植前的过渡支持手段。

知识点9：心源性休克的急诊病因治疗

（1）早期血管重建：对于并发心源性休克的急性心梗患者，早期血管重建包括经皮冠状动脉介入疗法（PCI）或冠脉旁路移植手术（搭桥术）是治疗的首选方法。

（2）溶栓治疗：对于并发心源性休克的急性心梗在重建和再灌注上的疗效不如对单纯急性心梗好。急诊心导管介入或急诊冠脉搭桥手术是并发心源性休克的急性心梗再灌注治疗的首选方法。急诊冠脉介入治疗后心源性休克的生存率最高，其次是溶栓联合IABP，单纯溶栓治疗生存率最低。如果无条件进行冠脉介入或搭桥手术或患者需要较长时间的转运才能到达有条件的医院，可给予溶栓治疗。

第八节 感染性休克

知识点1：感染性休克的概念

感染性休克又称中毒性休克或败血症性休克，是由各种病原微生物及其代谢产物（包括内毒素、外毒素、抗原-抗体复合物等）引起，以微循环障碍为主要改变的急性循环衰竭。临床上出现面色苍白、四肢湿冷、脉搏细速、血压下降、尿量减少、神志改变等症状。

知识点2：感染性休克的病因

感染性休克的病原微生物包括细菌、病毒、真菌、寄生虫、螺旋体、立克次体，以及这些病原微生物的代谢产物，其中以革兰阴性菌为多见，也可见于革兰阳性菌。

知识点3：感染性休克的发病机制

当机体感染（如革兰阴性杆菌）后，细菌内毒素和其细胞壁的脂多糖复合物进入循环：①刺激肾上腺释放儿茶酚胺类物质；②兴奋交感神经；③增加机体对儿茶酚胺的敏感性，便引起静脉收缩，继而小动脉收缩，外周血管阻力增加，心排出量下降，称“低排高阻型”，即“湿冷型”休克。

知识点4：感染患者警惕发生休克的情况

（1）老年体弱与婴儿患者。

（2）原患白血病、恶性肿瘤、肝硬化、糖尿病、尿毒症、烧伤等严重疾病者。

（3）长期应用肾上腺皮质激素等免疫抑制药物发生感染者。

（4）感染严重者。

（5）并非胃肠道感染而吐泻频繁或胃肠道出血，非中枢神经系统感染而有神志改变、大量出冷汗、心率快或出现心房颤动者。

知识点5：感染性休克的诊断

（1）有感染性疾病史。

（2）感染征象有寒战、高热、躁动不安。

（3）神志改变有表情淡漠、烦躁、昏迷。

（4）面色及皮肤苍白、大汗、肢体皮肤湿冷、毛细血管充盈时间延长。

（5）心音低钝、率速、心律紊乱，脉搏细弱；血压下降，脉压缩小。

（6）尿量减少甚至无尿。

（7）呼吸呈过度通气。

（8）吐泻频繁或胃肠出血等。

（9）血白细胞计数多在 20×10^9/L 以上，易查见中毒颗粒。

知识点6：感染性休克的鉴别诊断

感染性休克主要与其他病因导致的休克类型鉴别，如心源性休克、低血容量性休克、过敏性休克、创伤性休克等。一般根据病史、临床表现及必要的实验室检查，不难鉴别。

知识点7：感染性休克的一般治疗

（1）体位：最有利的体位是头和腿抬高30°或与平卧位相交替。如有心衰、肺水肿则取半卧位。

（2）吸氧：一般多采用鼻导管给氧，氧流量2~4L/min，必要时可用面罩给氧、加压给氧，其吸入的氧浓度可更高。

（3）保暖。

（4）昏迷患者应注意吸痰，保持呼吸道通畅，保护角膜，预防压疮。

（5）降温：感染性休克伴有高热患者应及时降温。可采用冷敷、酒精擦浴等物理降温方法；在应用物理降温效果不显著且无休克征象时可考虑应用药物降温。常用的药物有：柴胡注射液1次2~4ml，肌注，每日1~2次；阿司匹林0.5g加冷水或冰水200ml，保留灌肠。

（6）建立必要的监测项目：①中心静脉压（CVP）：正常值为0.49~1.18kPa（5~12cmH_2O）；②测肺动脉楔压（PAWP）；③留置导尿管测尿量：尿量<25ml/h常提示肾血流不足；④心电监护；⑤定期做动脉血气分析；⑥血红细胞、血红蛋白、血细胞比容及白细胞计数分类。

知识点8：感染性休克的抗感染药物应用

一般宜联合用药，据感染部位、脓液性状、涂片检菌等选择抗菌药，如金葡菌感染可选用邻氯青霉素、新青霉素Ⅱ和头孢噻吩等药物；肠道需氧菌可选用庆大霉素、卡那霉素、丁胺卡那霉素、妥布霉素等；厌氧菌感染选用甲硝唑（灭滴灵）、克林霉素等。

知识点9：感染性休克的感染灶处理

一般应在抗休克好转后再处理病灶，可采取充分引流脓液、清除坏死组织或切除病变组织。有绞窄性肠梗阻、重症胆管炎存在时可边抗休克、边手术。

知识点10：感染性休克的扩充血容量治疗

感染性休克的扩充血容量常用碳酸氢钠林格液、复方氯化钠溶液、生理盐水等15~30分钟内静脉滴注500~1000ml，然后低分子右旋糖酐500ml静脉滴注，30~60分钟的扩容量一般达750~1500ml。

知识点11：感染性休克的纠正酸中毒

感染性休克时应早期、积极补碱，开始以5%碳酸氢钠150~250ml静脉滴注，争取时间做动脉血气分析，二氧化碳结合力，并根据补碱公式计算；开始计算为总量的一半，剩余部分应在动态监测下调整剂量补给，以免矫枉过正。有高碳酸血症、肝功能严重损害时避免使用碳酸氢钠。

知识点12：合理应用血管活性药物治疗感染性休克

经扩容、纠酸后，血压仍不回升，休克症状未改善者宜用血管活性药物。

（1）α受体阻滞剂：①苄胺唑啉0.1~0.5mg/kg，加入100ml葡萄糖溶液中静滴；②苯苄胺0.5~1.0mg/kg，加入200ml葡萄糖中静滴；③氯丙嗪0.5~1.0mg/kg，肌注或加入200ml葡萄糖溶液中静滴。适用于伴有高热、惊厥及中枢神经系统高度兴奋的休克患者。但对老年动脉硬化及有呼吸抑制者不宜用。

（2）β受体兴奋剂：常用多巴胺调整血管舒缩功能，10~20mg加入100ml葡萄糖溶液中静滴。具有增强心肌收缩力，增加心搏出量、肾血流量和尿量，轻度增高动脉压，并有抗心律失常的作用。

（3）抗胆碱能药物：具有解除血管、气管、支气管痉挛，兴奋呼吸中枢，抗迷走神经兴奋，提高窦性心律作用。①阿托品：0.03~0.05mg/kg，静注，10~20分钟1次；②山莨菪碱：0.03~0.05mg/kg，10~20分钟1次；③东莨菪碱：0.03~0.05mg/kg，静注，10~20分钟1次。

知识点13：感染性休克的肾上腺皮质激素治疗

在使用有效抗生素治疗的基础上，早期使用较大剂量的皮质激素，缓慢静脉注射，疗程宜较短。可用地塞米松，每天20~40mg，分次静脉注射或静脉滴注；也可用氢化可的松，每天0.2~0.6g静脉滴注。

知识点14：感染性休克时对重要脏器功能的维护

（1）增强心肌功能：除快速给强心药外，为使输液不至加重心功能不全，可先给血管解痉剂（如苄胺唑啉）与多巴胺或去甲肾上腺素使用。大剂量肾上腺皮质激素也有一定作用，同时给氧，纠正酸中毒和电解质的紊乱以及给能量合剂纠正细胞代谢失衡状态。

（2）维护呼吸功能，防治ARDS：经鼻导管或面罩间歇加压给氧。保持呼吸道通畅，必要时及早考虑气管插管或切开行辅助呼吸（间歇正压）。

（3）肾功能的维护：在有效心搏血量和血压重逢之后，如患者仍持续少尿，可快速静注20%甘露醇100~200ml或静注呋塞米40~100mg，若仍无效可按急性肾功能衰竭处理。

（4）脑水肿的防治：给予脑血管解痉剂（莨菪碱类、皮质激素），并给渗透性脱水剂（甘露醇）和高能合剂以恢复钠泵功能。

（5）DIC 治疗：一经确诊，应在抗休克、控制感染基础上早给予肝素 0.5~1.0mg/kg，静注或静滴，4~6 小时 1 次；双嘧达莫（潘生丁）每日 150~200mg 口服；丹参注射液每日 20~40ml，稀释后静滴；抑肽酶 2 万~4 万 U，静注，每 4~6 小时 1 次。

第三十一章 呼吸衰竭

第一节 急性呼吸衰竭

知识点1：呼吸衰竭的概念

呼吸衰竭是指各种肺内、外疾病引起肺通气和（或）换气功能障碍，导致人体在静息状态下不能维持有效的气体交换，发生缺氧伴（或不伴）二氧化碳潴留，产生一系列生理功能紊乱与代谢障碍的临床综合征。

知识点2：急性呼吸衰竭的概念

急性呼吸衰竭（ARF）是指原呼吸功能正常情况下，由于各种致病因素突发或者迅速发展，短时间内呼吸功能迅速恶化，引起通气或换气功能严重损害。

知识点3：急性呼吸衰竭的病因

参与呼吸运动过程的各个环节，包括呼吸中枢、运动神经、呼吸肌、胸廓、胸膜、肺和呼吸道的病变，都会导致急性呼吸衰竭。老年人急性呼吸衰竭最常见的原因是心源性肺水肿。

知识点4：急性呼吸衰竭的临床表现

急性呼吸衰竭的临床表现主要为呼吸困难，发绀，精神神经症状，水、电解质紊乱和酸碱平衡失调，循环系统症状，其他脏器功能障碍，动脉血气分析，引起呼吸衰竭基础疾病的临床症状与体征。

知识点5：呼吸衰竭的诊断

呼吸衰竭的临床症状和体征无特异性，明确诊断有赖于动脉血气分析。在海平面标准大气压、静息状态呼吸空气条件下，动脉血氧分压<60mmHg，或伴有二氧化碳分压>50mmHg，并排除心内解剖分流和原发于心排血量降低等因素，即为呼吸衰竭。

知识点6：从通气治疗的角度划分急性呼吸衰竭

（1）肺衰竭的标志是低氧血症，通常是由于严重的通气/灌注比例失调引起的，其典型病例为 ARDS。

（2）通气泵衰竭的标志是低氧血症基础上出现高碳酸血症，其常见的典型病例是慢性阻塞性肺疾病（COPD），也可由中枢神经系统、周围神经系统或者呼吸肌的功能障碍引起。

知识点 7：按动脉血气分析结果划分急性呼吸衰竭

按动脉血气分析结果分Ⅰ型呼吸衰竭和Ⅱ型呼吸衰竭：

（1）Ⅰ型呼吸衰竭：是指缺氧而无二氧化碳潴留（PaO_2<60mmHg，$PaCO_2$ 降低或者正常），常见于引起肺换气障碍（通气/血流比例失调、肺动-静脉分流和弥散功能障碍等）的疾病，如严重肺部感染、急性肺栓塞等。

（2）Ⅱ型呼吸衰竭：是指缺氧伴二氧化碳潴留（PaO_2<60mmHg，$PaCO_2$>50mmHg），是由于肺泡通气不足所致，单纯通气不足，缺氧和二氧化碳潴留的程度是平行的，若伴换气功能损害，则缺氧更为严重，如慢性阻塞性肺病急性加重期（AECOPD），需通过增加肺泡通气量才能改善。

知识点 8：急性呼吸系统的治疗原则

Ⅰ型和Ⅱ型呼吸衰竭的病因机制不同，所以各自的治疗原则和目标也不同。Ⅰ型呼吸衰竭的机制是低氧血症，治疗的重点是充分的氧气治疗和适当的通气支持；Ⅱ型呼吸衰竭的机制是低氧血症的基础上出现高碳酸血症，治疗的重点是足够的通气支持和适当浓度的氧气治疗。总的治疗原则是在保持呼吸道通畅前提下，改善肺泡通气、纠正缺氧和二氧化碳潴留、控制感染、防治多器官功能不全、纠正酸碱失衡和水电解质紊乱等并发症。

知识点 9：建立人工气道的方法

建立人工气道的方法主要有 3 种，即口咽导管法、气管插管法和气管切开法。

知识点 10：氧疗

氧疗是改善缺氧的主要措施，是通过增加吸入氧浓度来纠正患者缺氧状态的治疗方法。其机制是通过吸氧提高肺泡内氧分压（PaO_2）增加肺泡膜两侧氧分压差，增加氧的弥散能力，以提高动脉氧分压和氧饱和度，改善组织缺氧。吸氧还可以降低肺动脉高压，减轻右心负担，解除低氧血症的异常代谢状态。

（1）氧疗方法：包括鼻导管或鼻塞吸氧、口罩吸氧、鼻罩吸氧、面罩吸氧及头罩吸氧、机械通气正压给氧和高压氧等方法，可根据患者的实际情况及救治条件选用。

（2）吸入氧浓度（FiO_2）：Ⅰ型呼吸衰竭因换气功能障碍应吸入较高浓度（>35%）的氧，Ⅱ型呼吸衰竭因通气功能障碍应持续吸入低浓度（<30%）的氧。吸入氧浓度计算的经

验公式为：FiO_2（%）= 21+4×氧流量（L/min）。由于此公式未考虑吸呼时间比和分钟通气量的因素，故在长吸呼比和低分钟通气量时，其实际 FiO_2 低于计算值。

（3）氧疗的并发症：氧中毒、二氧化碳潴留和吸入性肺不张。

知识点 11：机械通气

增加肺泡通气量，改善肺换气功能是治疗急性呼吸衰竭的根本，机械通气是目前实现该目标最主要的策略之一。根据病因和病理生理变化，选择不同的通气方式和模式，合理的调节各种通气参数和吸入氧浓度，达到既能改善通气和换气功能，又能减少或避免机械通气的不良反应的目的。

（1）应用指征：①经积极治疗后病情恶化。②意识障碍。③呼吸形式严重异常，如呼吸频率>35 次/分或<6～8 次/分，或呼吸节律异常，或自主呼吸微弱或消失。④血气分析提示严重通气和（或）氧合障碍，PaO_2<50mmHg，尤其是充分氧疗后仍<50mmHg。⑤$PaCO_2$ 进行性升高，pH 动态下降。

（2）通气方式：①无创正压通气（NPPV）：临床主要应用于意识状态较好的急性呼吸衰竭，或作为从 IPPV 撤离的呼吸衰竭患者的序贯治疗。②有创正压机械通气（IPPV）：通过气管插管或气管切开建立人工气道进行机械通气的方法，是临床抢救急性呼吸衰竭等危重疾病的重要手段。

（3）并发症：呼吸机相关肺损伤、呼吸机相关肺炎、呼吸机相关的膈肌功能不全。

知识点 12：急性呼吸衰竭的病因治疗

病因治疗是治疗急性呼衰的根本所在。由于引起急性呼吸衰竭的病因及基础疾病各异，应针对不同病理生理进行及时合理的治疗，才能提高救治的成功率，降低病死率。

知识点 13：急性呼吸衰竭的一般处理

应注意补充水分和电解质，补充的量及性质应根据不同病因决定。急性呼吸衰竭患者酸碱失衡以呼吸性酸中毒最为常见，并多伴不同程度的代谢性酸中毒。除积极改善通气外，应根据血气分析结果，酌情应用 5%碳酸氢钠。患者由于摄入不足或代谢失衡，往往存在营养不良，需保证充足的营养和热量的供给。

知识点 14：急性呼吸衰竭的常规治疗

急性呼衰患者经急诊抢救处理后应转入 ICU 或 EICU，加强重要脏器的功能监护与支持，预防和治疗肺动脉高压、肺源性心脏病、肺性脑病、肾功能不全、消化道功能障碍、DIC 等，特别注意预防 MODS 的发生。

第二节 急性呼吸窘迫综合征

知识点1：急性呼吸窘迫综合征的概念

急性呼吸窘迫综合征（ARDS）是在多种原发病和诱因作用下发生的严重急性呼吸衰竭，以广泛肺实质细胞损伤为特点，以非心源性肺水肿和顽固性低氧血症为特征的临床综合征，是急性呼吸衰竭的一种特殊类型。

知识点2：急性呼吸窘迫综合征的病因

可由心源性因素以外的各种肺内外致病因素引起。随着对ARDS认识的不断提高，发现引起ARDS损伤的因素多，涉及面广，既可由直接损伤引起，如吸入胃内容物、淹溺、吸入有毒气体、各种病原体引起的弥漫性肺部感染、肺挫伤等，又可由间接损伤所致，如休克、SIRS、代谢紊乱、药物过量、大量输血输液等，其中严重感染、创伤和休克是导致ARDS最主要的病因。

知识点3：急性呼吸窘迫综合征的病理生理特征

常由于多种炎症细胞（巨噬细胞、中性粒细胞和淋巴细胞等）介导的肺脏局部炎症反应和全身炎症反应失控所致的肺泡毛细血管内皮细胞和肺泡上皮细胞损伤，毛细血管基底膜通透性增加，造成肺泡内富含蛋白的液体渗出、肺间质广泛充血水肿和肺泡内透明膜形成，出现以肺容积减少、肺顺应性下降、通气/血流（V/Q）比例失调为主的病理生理改变，临床上表现为急性呼吸窘迫、难治性低氧血症和非心源性肺水肿。

知识点4：急性呼吸窘迫综合征的特点

ARDS不是一个独立的疾病，而是一个连续发展的、复杂的临床综合征，发病急骤、进展迅速、损害广泛、预后严重、病死率高，常常是多器官功能不全（MODS）在肺脏的表现，其早期表现为急性肺损伤（ALI）。

知识点5：与ARDS密切相关的动态病理变化过程

与ARDS密切相关的动态病理变化过程为：原发病→SIRS→ALI→ARDS→MODS→MOF，因此早期发现和诊断ARDS，及时采取处理措施，可能阻断病情的进展和恶化。

知识点6：ARDS的危险因素

（1）肺内因素：①常见：胃内容物吸入性肺炎等重症肺部感染；②少见：肺挫裂伤，吸入刺激性气体，淹溺，氧中毒，放射性肺损伤。

（2）肺外因素：①常见：严重肺外感染所致的脓毒症，重度非胸部创伤，休克，大量输血、输液；②少见：重症急性胰腺炎，体外循环，弥散性血管内凝血，中毒。

知识点7：肺内因素所致的ARDS

早期损伤发生在肺泡上皮细胞；支气管肺泡灌洗液（BALF）中明显增高；富含蛋白的水肿液充满肺泡，透明膜形成；斑片状密度增高实变影，且两肺不对称，重力依赖性分布，支气管充气征较多见；肺顺应性明显降低，胸壁顺应性较高；PEEP可导致肺泡的过度牵拉膨胀；较难复张；吸入一氧化氮后明显改善氧合。

知识点8：肺外因素所致的ARDS

早期损伤发生在肺毛细血管内皮细胞；周围血中增高为主；肺毛细血管通透性增高，微血管充血和肺间质水肿；磨砂玻璃样模糊阴影多于实变影，多位于两肺靠近肺门区的中间部分；胸壁弹性阻力升高；PEEP可促使肺泡复张，改善气体交换；容易复张；吸入前列环素 I_2 后明显改善氧合。

知识点9：急性呼吸窘迫综合征的诊断线索

诊断ARDS的主要线索：①存在引起ARDS危险因素的患者，突然出现进行性呼吸频数（窘迫），难以纠正的严重缺氧，伴有烦躁、焦虑、出汗等；②胸部X线片呈快速多变的发展过程，早期可无异常表现或者可见边缘模糊的肺纹理增多，继之很快出现斑片状浸润阴影，大片阴影中可见支气管充气征，后期出现肺间质纤维化的改变；③动脉血气分析的典型改变为 PaO_2 降低，$PaCO_2$ 降低，pH升高；④床旁肺功能发现肺顺应性明显降低，死腔通气量比例（V_D/V_T）增加（严重病例可达到60%），一般无呼气流速受限。

知识点10：ARDS的诊断标准

ARDS的诊断标准：①具有发病的高危因素；②急性起病，呼吸频数和（或）呼吸窘迫；③低氧血症：氧合指数（PaO_2/FiO_2）≤200mmHg（PaO_2/FiO_2≤300mmHg可诊断ALI）；④胸部X线片示双肺浸润阴影；⑤肺毛细血管楔压（PAWP）≤18mmHg或临床上能除外心源性肺水肿。

知识点11：ARDS与急性肺动脉栓塞的鉴别诊断

急性肺动脉栓塞常有长期卧床、高凝状态、手术或者分娩后周围静脉（尤其下肢深静脉和盆腔静脉）血栓性栓塞或者右心内血栓形成的病史，突然出现呼吸困难，伴有咳血痰、胸痛和发绀等，可出现右心室扩张和右侧心力衰竭的表现，严重者晕厥、血压下降甚至休克。发病早期心电图常提示右心负荷过重，典型心电图表现为 $S_{I}Q_{III}T_{III}$。D 二聚体检测明显升高。胸部 X 线片可见楔形浸润阴影，其基底部连及胸膜。放射性核素肺通气灌注扫描诊断阳性率较高，选择性肺动脉造影或者肺动脉 CT 造影检查可以确诊。

知识点 12：ARDS 与特发性肺间质纤维化的鉴别诊断

特发性肺间质纤维化常表现为隐袭性、进行性、活动后呼吸困难，呼吸浅快，听诊可闻及吸气相 Velcro 音，可有杵状指，晚期出现发绀，氧疗效果不理想。早期胸部 CT 或者 X 线片可见磨砂玻璃样改变，以中、下肺的周边肺野为著，中后期可见肺野内弥漫性网格状或者结节状阴影，严重者呈蜂窝肺改变。

知识点 13：ARDS 与大片肺不张的鉴别诊断

大片肺不张常有引起肺不张的基础疾病，如气道分泌物阻塞或者气道受压等，胸部 CT 或者 X 线片可见沿支气管肺叶（段）走行的较规则且局限的实变阴影，内无支气管气柱征。

知识点 14：ARDS 与自发性气胸的鉴别诊断

自发性气胸起病前常有持重物、屏气或者剧烈体力活动等诱因，突然一侧胸痛、气促、轻咳少痰，体检发现气管向健侧移位，患侧胸廓饱满或隆起，呼吸运动与触觉语颤减弱，叩诊鼓音，听诊呼吸音减弱或者消失。胸部 X 线片可明确诊断。

知识点 15：ARDS 与上气道阻塞的鉴别诊断

上气道阻塞是由于炎症、外伤、肿瘤、异物等原因引起的喉或者气管的骤然阻塞，表现为急性吸气性呼吸困难，明显吸气相“三凹征”，与 ARDS 鉴别一般不难。

知识点 16：ARDS 的治疗原则

ARDS 的治疗至今尚无特效治疗方法。目前主要根据其病理生理变化和临床表现进行对症和支持治疗。治疗原则：积极治疗原发病，氧疗，机械通气，调节体液平衡。随着治疗方法的不断创新，将其治疗分为机械通气治疗和非机械通气治疗，前者主要包括肺保护通气策略、体外膜肺氧合（ECMO）和高频振荡通气（HFOV）等，后者主要包括限制性液体管理、神经肌肉阻滞剂、糖皮质激素、一氧化氮、活化蛋白 C（APC）、β_2 受体激动剂、营养添加剂、他汀类药物等。

知识点 17：ARDS 的常规治疗

ARDS 常规的治疗包括进行生命体征监护、氧疗、合理的液体平衡、保护性机械通气和充分肺复张、治疗原发病、对症和营养支持等。

知识点 18：ARDS 的转归

ARDS 的病死率较高，一般在 50%～60%，多数 ARDS 死亡归因于基础疾病（脓毒症）和 MODS，而非原发性呼吸衰竭。ARDS 患者平均住院时间为 1 个月，约有 1/3 的患者在发病的前 3 天内死亡，康复者大部分能完全恢复，部分留下肺纤维化，但是多数不影响生活质量。

第三十二章　急性肾衰竭

知识点1：急性肾衰竭的概念

急性肾衰竭（acute renal failure，ARF）是指肾小球滤过功能在短时间（几小时至几天）内突然下降而出现水、电解质和酸碱平衡失调及含氮废物蓄积为主要特征的一组临床综合征，这种下降可发生于原先肾功能正常的患者，也可在原先慢性肾疾患的基础上肾功能突然急性恶化。

知识点2：急性肾衰竭的病因

急性肾衰竭的病因复杂，首选应该考虑肾损害的原因是肾前性、肾实质性还是肾后性。肾前性是指肾脏灌注不足所致肾损害，肾实质性则是由肾脏本身的疾病所致，而肾后性则是由于尿路梗阻所致。急诊的目标是发现引起肾功能损害的潜在原因，减少进一步的损害，纠正肾衰竭引起的代谢性影响。

知识点3：急性肾衰竭的肾前性因素

（1）低血容量：①出血；②容量缺失（腹泻、呕吐、不恰当利尿、烧伤等）。

（2）肾血管性低灌注：①非甾体类抗炎药物/选择性环氧化酶-2抑制药；②血管紧张素转换酶抑制药/血管紧张素Ⅱ受体抑制药；③腹主动脉瘤；④肾动脉狭窄或闭塞；⑤肝肾综合征。

（3）低血压：①心源性休克；②分布性休克。

（4）水肿状态：①心力衰竭；②肝硬化；③肾病综合征。

知识点4：急性肾衰竭的肾性因素

（1）肾小球疾病：①炎症：感染后肾小球肾炎、冷球蛋白血症、风湿性紫癜病、系统性红斑狼疮、抗中性粒细胞胞质抗体相关肾小球肾炎、抗肾小球基膜病；②血栓：弥散性血管内凝血、血栓性微血管病。

（2）间质性肾炎：①药物诱导：非甾体类抗炎药、抗生素；②浸润性淋巴瘤；③肉芽肿：肉状瘤病（结节病）、结核病；④感染相关：感染后、肾盂肾炎。

（3）肾小管损伤：①缺血：长时间肾低灌注；②毒素：药物（如氨基糖苷类）、造影剂、色素、重金属等；③代谢：高钙血症、球蛋白轻链；④结晶：草酸盐、尿酸盐。

（4）血管性病变：①血管炎；②冷球蛋白血症；③结节性动脉炎；④血栓性微血管病；⑤胆固醇栓子；⑥肾动脉或肾静脉血栓。

知识点5：急性肾衰竭的肾后性因素

（1）内源性因素：①腔内的：结石、血块、乳头坏死；②管壁内的：尿道狭窄、前列腺增生或肿瘤、膀胱肿瘤、放射性狭窄。

（2）外源性因素：①盆腔肿瘤；②腹膜后纤维化。

知识点6：急性肾损伤的RIFLE标准

（1）GFR标准：①肾损伤危险：血肌酐增加1.5倍或GFR下降>25%；②肾损伤：血肌酐增加2倍或GFR下降>50%；③肾衰竭：血肌酐增加3倍或GFR下降>75%或血肌酐>355μmol/L或急性升高44.2μmol/L；④肾功能丧失：持续肾功能完全丧失>4周；⑤终末期肾病：持续肾功能完全丧失>3个月。

（2）尿量标准：①肾损伤危险：<0.5ml/(kg·h)，持续6小时；②<0.5ml/(kg·h)，持续12小时；③<0.3ml/(kg·h)，持续24小时或无尿24小时。

知识点7：急性肾小管坏死的典型病程

急性肾小管坏死的典型病程分为4个期。

（1）起始期：又称肾前性期。患者因为低血压、缺血、脓毒症、应激和肾毒素等因素导致肾灌注不足，尿量减少，但尚未发生明显的肾实质损伤。

（2）维持期：又称少尿期，典型的为7~14天，但也可短至几天，长至4~6周。肾小球滤过率保持在低水平。

（3）多尿期：肾小管细胞再生，修复，肾小管完整性恢复。

（4）恢复期：与肾小球滤过率相比，肾小管上皮细胞功能（溶质和水的重吸收）的恢复相对延迟，常需数月后才能恢复。

知识点8：急性肾衰竭的临床表现

（1）肾前性急性肾衰竭：患者常伴随有口干、直立位轻度头痛、尿量减少等症状。呕吐、腹泻、出汗、排尿、出血、发热会导致循环血容量下降而诱发急性肾衰竭。脓毒症、胰腺炎、烧伤和肝衰竭则会引起体液渗漏至第三间隙而导致肾前性肾衰竭。任何原因引起的心衰加重或代偿性充血性心衰的过度利尿也会导致急性肾衰竭。生理或认知能力下降而引起的液体摄入不足和低血容量也易引起急性肾衰竭，可以表现为精神状态的改变。

（2）肾实质性肾衰竭：心脏骤停、严重脓毒症以及任何其他原因引起的低血压和微循环缺血都可能出现缺血性急性肾损伤。结晶性肾病、肾结石、肾乳头坏死可表现为腰痛和血尿。有横纹肌溶解以及溶血可能性者，也可能发生急性肾衰竭。尿色变深、水肿、伴或不伴有发热、不适、皮疹等全身症状，尤其是曾经有咽炎或皮肤感染者，应考虑急性肾小球肾炎的可能。发热、关节痛、皮疹常见于急性间质性肾炎。急性肾动脉闭塞通常会有典型的腰部疼痛，而逐渐出现的肾动脉狭窄则大多无症状。咳嗽、呼吸困难、咯血症状很有可能是肺肾综合征。

（3）肾后性肾衰竭：对于有明显的危险因素者，如膀胱颈阻塞（前列腺疾病、神经源性膀胱等）、输尿管梗阻（结石、血块、肿瘤或输尿管外压迫等），应高度怀疑肾后性肾衰竭。无尿往往提示有尿路梗阻可能，交替性少尿和多尿是梗阻的特征性表现。

知识点9：急性肾衰竭的诊断

急性肾衰竭常导致持续性血浆肌酐增高，常伴有少尿或无尿。临床上，由于直接测量肌酐清除率（GFR）并不实际，因而血浆肌酐水平的检测成为最常用的评估指标。在对急性肾衰竭患者进行诊断和鉴别诊断时，应进行全面的病史回顾。

对于急性肾衰竭患者应立即建立静脉通道并进行心电监护，检查血常规、肾功能、肝功能、血糖、肌酸激酶、血钙和尿酸、动脉血气以及床旁膀胱超声检查等。导尿并留取尿液进行尿渗透压、电解质检查有助于鉴别肾前性和肾实质性肾衰竭。心电图检查有助于发现高钾血症和房颤等心律失常，后者可能与肾脏栓塞性疾病有关。胸部X线片检查可帮助发现容量负荷过重、转移性癌和肺肾综合征。急诊超声检查不仅可了解肾脏大小，而且可发现泌尿系统梗阻的证据，对诊断肾后性ARF具有重要价值。

知识点10：肾前性及急性肾小管坏死的尿液诊断指标

（1）肾前性：①尿比重：>1.018；②尿渗透压：>500mmol/L；③尿钠浓度：<20mmol/L；④血尿素氮/血肌酐：>20；⑤滤过钠分数：<1；⑥尿沉渣：透明管型。

（2）急性肾小管坏死：①尿比重：<1.015；②尿渗透压：<350mmol/L；③尿钠浓度：>20mmol/L；④血尿素氮/血肌酐：<20；⑤滤过钠分数：>1；⑥尿沉渣：棕色颗粒管型。

知识点11：急性肾损伤总体治疗原则

急性肾损伤总体治疗原则是消除诱因、促进肾恢复、防治并发症、降低病死率。具体而言，①RIFLE分级中危险时期，应消除诱因、明确诊断、保护肾；②损伤时期，应尽早实施血液净化治疗，预防并发症的发生；③衰竭时期，应积极血液净化治疗，有效治疗各种并发症，减少病死率；④丧失时期，应避免再次出现各种诱因，积极治疗原发病，促进肾修复；⑤终末期肾病时期，应定期血液净化治疗或实施肾移植。

知识点12：血液净化的目的

（1）尽早清除体内过多的水分、毒素。

（2）纠正高钾血症和代谢性酸中毒以稳定机体的内环境。

（3）有助于液体、热量、蛋白质及其他营养物质的摄入。

（4）有利于肾损伤细胞的修复和再生。

（5）清除过量的炎性介质。

知识点 13：急性肾损伤时血液净化的适应证

急性肾损伤时血液净化的适应证包括：①少尿或无尿 2 小时以上；②出现尿毒症症状，且非手术治疗无效；③肌酐清除率下降 50%以上或在原肾功能不全基础上又下降超过 15%，血肌酐 442μmol/L 以上；④血钾≥6. 5mmol/L；⑤难以纠正的代谢性酸中毒；⑥出现肺水肿、脑水肿等症状。

知识点 14：急性肾损伤的血液净化治疗方式

急性肾损伤的血液净化治疗方式包括：①腹膜透析；②血液透析，主要指间歇血液透析；③血液滤过和血液透析滤过；④持续性肾脏替代治疗，对于重症患者最常用的是持续性静脉-静脉血液透析滤过；⑤血浆吸附和血浆置换。

第三十三章　脓毒症与 MODS

知识点 1：脓毒症的概念

脓毒症是指由感染引起的全身炎症反应，是严重感染、创伤、烧伤、休克、大手术后常见的并发症。

知识点 2：脓毒症的病理生理过程

脓毒症的病理生理过程分为以下 5 个阶段：

（1）感染损害阶段：①宿主因素；②先天性和后天性免疫；③细菌因素。

（2）最初的全身炎症反应阶段。

（3）失控的全身炎症反应阶段。

（4）代偿性抗炎反应阶段。

（5）免疫调节的衰竭阶段。

知识点 3：全身炎症反应综合征的定义

ACCP/SCCM 会议提出的定义：全身炎症反应综合征（SIRS）——对多种严重临床损伤的全身炎性反应，具有下列 2 种或 2 种以上表现。①体温>38℃或<36℃；②心率>90 次/分；③呼吸频率>20 次/分或 $PaCO_2$<32mmHg；④白细胞计数>12×10^9/L 或<4×10^9/L，或未成熟（杆状核）白细胞>10%。

知识点 4：严重脓毒症的概念

严重脓毒症是指具有器官功能障碍、低灌注或低血压的脓毒症。低灌注和灌注异常包括，但不限于乳酸酸中毒、少尿或急性神志改变。

知识点 5：脓毒症休克的概念

脓毒症休克是指具有低血压的严重脓毒症，虽经充分液体复苏但仍具有低灌注，可以包括但不限于乳酸酸中毒、少尿或急性神志异常。应用正性肌力或血管收缩药物的患者在低灌注或器官功能障碍时可能不具有低血压，但仍被认为脓毒症休克。

知识点6：多器官功能障碍综合征

多器官功能障碍综合征（MODS）是指具有器官功能障碍的急性危重患者，如不治疗则无法维持体内平衡。即严重损伤、感染、休克和病理产科等原发病发生后，同时或序贯地发生2个以上器官功能失常甚至衰竭的临床综合征。

知识点7：脓毒症与MODS的监护

根据不同目的，监护应包括生命体征的评价、影像学监测、血流动力学监护及高危患者的呼吸、氧供功能的监护等。血流动力学监护的目的是重复或持续地监测循环功能，以便于对循环问题及时明确诊断、尽早治疗。

知识点8：脓毒症与MODS的治疗

（1）病因治疗：即控制致病因素。

（2）支持治疗：良好的支持治疗是降低严重脓毒症患者病死率的重要措施。

知识点9：严重脓毒症的病因

严重脓毒症是引起急性肺损伤（ALI）或急性呼吸窘迫综合征（ARDS）的常见原因，其他原因包括肺炎、胃内容物的误吸、肺挫伤、高容积和高压力支持的机械通气、严重创伤、大量输血、药物过量、重症急性胰腺炎和吸入性损伤等，均需要进行呼吸功能支持。

知识点10：呼吸功能支持的目标

呼吸功能支持的目标是改善或维持气体交换，纠正低氧血症，提高全身氧输送，防治组织缺氧。可根据病情采用面罩持续气道内正压给氧、无创机械通气、有创机械通气治疗。

知识点11：脓毒症与MODS患者的复苏目标

复苏目标为当临床诊断为严重感染时，应积极进行早期液体复苏，6小时内达到复苏目标：①中心静脉压（CVP）8～12mmHg；②平均动脉压≥65mmHg；③尿量≥0.5ml/（kg·h）；④中心静脉血氧饱和度（$ScvO_2$）≥70%或混合静脉血氧饱和度（SvO_2）≥65%。

注：机械通气和腹压高患者，将CVP 12～15mmHg作为复苏目标。

知识点12：脓毒症与MODS患者的血管活性药物与正性肌力药物支持的目的

（1）提高血压是脓毒症休克应用血管活性药物的首要目标。

（2）改善内脏器官灌注，内脏器官灌注减少是休克的主要病理生理特点，也是最终导致 MODS 的主要原因。

知识点 13：理想的血管活性药物的概念

理想的血管活性药物应符合：①迅速提高血压，改善心脏和脑血流灌注；②改善肾和肠道等内脏器官血流灌注。在一般情况下，使用升压药要求平均动脉压（MAP）升高到>60～65mmHg。随着主动脉舒张压的升高，冠状动脉血供得以改善，但血流阻力的升高并不直接增加氧输送。对于严重脓毒症患者，由于存在心肌收缩力下降，如果不增加心肌收缩力或降低前负荷，每搏量可能会降低，因此需要使用正性肌力药，以改善心排血量和每搏量，特别是对于脓毒症性心肌病患者。

知识点 14：脓毒症与 MODS 患者的肾替代治疗措施

脓毒症与 MODS 患者的肾替代治疗措施包括间断血液透析和持续性 RRT（CRRT）。后者在理论上具有多种优势，如更好地控制液体、更少地影响血流动力学和更稳定地调节代谢。

知识点 15：糖皮质激素在脓毒症休克中的应用

（1）脓毒症休克患者不推荐使用大剂量糖皮质激素，每日氢化可的松的剂量≤300mg。

（2）对于经足够液体复苏治疗仍需升压药来维持血压的脓毒症休克患者，推荐静脉使用糖皮质激素，氢化可的松 200～300mg/d，分 3～4 次或持续给药，持续 7 天。

（3）促肾上腺皮质素（ACTH）刺激试验有助于判断脓毒症休克患者的肾上腺皮质功能，但临床医师不应该等待 ACTH 刺激试验的结果后再考虑给予糖皮质激素的治疗。

（4）无休克的全身性感染患者，不推荐使用糖皮质激素。但对于长期服用糖皮质激素或有内分泌疾病的患者，则继续使用维持量或冲击量的激素。

第三十四章 多 发 伤

第一节 多发伤的定义和病理生理学特点

知识点1：多发伤的定义

多发伤可定义为同一致伤因子引起的两处或两处以上的解剖部位或脏器的创伤，且至少有一处损伤是危及生命的。凡符合以下伤情2条以上者可定为多发伤：

（1）头颅伤：颅骨骨折，伴有昏迷、半昏迷的颅内血肿，脑挫伤，颌面部骨折。

（2）颈部伤：颈部外伤伴有大血管损伤、血肿、颈椎损伤。

（3）胸部伤：多发肋骨骨折、血气胸、肺挫伤，心、大血管、气管破裂，膈疝。

（4）腹部伤：腹腔内出血，腹内脏器破裂，腹膜后大血肿。

（5）泌尿生殖系统损伤：肾破裂，膀胱破裂，子宫破裂，尿道断裂，阴道破裂。

（6）复杂性骨盆骨折或伴休克。

（7）脊椎骨折、脱位伴脊髓伤，或多发脊椎骨折。

（8）上肢肩胛骨、长骨骨折，上肢离断。

（9）下肢长管状骨干骨折，下肢离断。

（10）四肢广泛皮肤撕脱伤。

单纯的脊椎压缩性骨折、轻度软组织伤、手足骨折等，因对整体影响不大，不应作为多发伤的条件。

知识点2：多发伤的致伤因素与病理特征

多发伤具有创伤部位多、伤情严重、组织破坏广泛和生理扰乱大的特点。各种致伤因素引起不同的病理特征，如工、矿事故，建筑倒塌造成的挤压或撞击常发生多处肋骨骨折、脊柱骨折、挤压综合征等；高处坠落伤，常有骨折和胸腹多脏器联合伤。偶尔在很轻微的创伤情况下，如平地跌倒、自行车跌下等，当时未发现严重创伤，但随后却出现肝脾延迟性破裂、迟发性颅内出血等严重情况。

知识点3：多发伤应激反应剧烈的原因

多发伤常有失血性或创伤性休克，反射性兴奋交感-肾上腺髓质系统，释放大量去甲肾上腺素和肾上腺素，使心跳加快加强，以提高心排出量；外周小血管收缩，内脏、皮肤及四肢血流量减少，血管内外的体液转移来调节心血管的功能和补偿血容量的变化，以保证心脑能得到较好的血液灌注。低血容量使肾血流量减少，激活肾素-血管紧张素-醛固酮系统，增加钠和水的重吸收；另外，下丘脑-垂体系统分泌大量的抗利尿激素，也促进远端肾小管对水的重吸收，与醛固酮协同作用维持血容量。但如果失血量大，持续时间长，失血得不到及时纠正，组织在低灌注状态下释放活性物质，使毛细血管通透性增加，有效循环血量减少；由于缺血缺氧、ATP 减少，造成容量进一步丢失，使血流动力学紊乱、休克加重。

知识点 4：多发伤免疫功能紊乱的原因

机体遭受严重创伤后，破坏或缺血缺氧组织激活并释放血管活性物质和炎性介质、活性裂解产物，导致异常炎性反应，抑制免疫功能，尤其是细胞免疫功能。严重创伤、出血性休克引起肠黏膜缺血水肿，局部坏死，肠道屏障遭到破坏，肠道通透性增高和免疫功能抑制，使肠道内细菌及毒素穿过肠黏膜上皮细胞或间隙进入固有层，侵入淋巴、血流，并扩散至全身致肠源性感染。

知识点 5：多发伤引起高代谢状态的表现

多发伤后发生的应激性反应，可导致机体高代谢状态，一般在伤后第三天就会出现，可持续 14~21 天。高代谢反应包括心血管和代谢两个方面变化，表现为：①心率加快，心输出量增加，外周循环阻力下降；②血中白细胞增加；③静息能耗增加，氧耗量增加，糖类、脂类和外周氨基酸的利用增加；④糖代谢紊乱，糖原分解、脂肪动员，血糖升高；⑤肌肉蛋白严重分解，尿氮丢失，血尿素氮升高，负氮平衡显著；⑥血浆中游离脂肪酸和游离氨基酸浓度升高而进行分解。高代谢状态若不加控制，将发展成为 MODS。

知识点 6：发生 MODS 的原因

严重创伤及创伤性休克是 MODS 的一个重要诱因，在休克的基础上并发感染将加速 MODS 的进程。

第二节　多发伤的临床特点

知识点 1：创伤的部位与临床表现的内在联系

头部创伤主要是神志的变化，严重者出现昏迷；面、颈部创伤则应注意气道阻塞而导致的窒息；胸部创伤主要（>85%）是肋骨骨折引起的血气胸和肺挫伤；腹部创伤常见实质性脏器破裂引起内出血，以及空腔脏器穿破所致的腹膜炎。

知识点 2：休克发生率高

由于多发伤损伤范围广、创面大、失血多，创伤的应激反应剧烈，以及剧烈的疼痛，易发生失血性或创伤性休克，发生率高达 50%~80%。有时与心源性因素，如心脏压塞、心肌挫伤、创伤性心肌梗死等同时存在。

知识点 3：严重低氧血症

多发伤早期低氧血症发生率很高，甚至高达 90%，尤其是颅脑伤、胸部伤伴有休克或昏迷者，PaO_2 可降至 30~40mmHg。多发伤早期低氧血症可分为两种类型：①呼吸困难型，患者缺氧明显，极度呼吸困难，辅助呼吸肌收缩明显，此型呼吸困难是由于通气换气障碍引起；②隐蔽型，此型呼吸困难是由于循环障碍全身氧供不足、脑缺氧而引起；临床缺氧体征不明显，仅表现为烦躁不安、呼吸增快；随着休克的纠正 PaO_2 将显著改善。

知识点 4：易继发感染

多发伤后机体的免疫功能受到抑制，伤口污染严重，肠道细菌移位，使用侵入性导管等因素导致继发感染的发生率极高，而且多发伤的感染多为混合感染，菌群包括革兰阳性菌、革兰阴性菌及厌氧菌，还容易发生耐药菌和真菌的感染。

知识点 5：易发生 MODS 和 MOF

由于休克、感染及高代谢反应，多发伤极易并发 MODS 和多器官功能衰竭（MOF），死亡率高。器官衰竭发生的顺序依次是肺、肝、胃黏膜与肾。衰竭的脏器数目越多，死亡率越高。

知识点 6：容易漏诊

多发伤常常是开放伤与闭合伤、明显外伤与隐蔽外伤并存，加之时间紧迫，容易发生漏诊。腹部伤是最常见的漏诊、误诊部位，即使在剖腹探查中，术者满足于一两处伤的发现，而导致腹膜后脏器如胰、十二指肠、升降结肠损伤的漏诊。多发伤时如漏诊胸、腹、腹膜后三腔内出血，往往失去抢救机会，应引起临床医师注意。

第三节　多发伤的救治组织系统

知识点 1：急救网格体系的形成

建立健全相应的救治组织机构是提高严重多发伤救治水平的基础，尤其对事故现场急救的组织协调更为重要。组织有效的现场抢救必须依赖于建立各种形式的急救网络组织。一般以城市急救中心为轴心，按区域规划和医疗力量，建立若干分中心，形成纵横交织的、有机的急救网络体系。

知识点 2：多发伤的救治组织系统的组成

遇有灾害事故，能够在卫生行政部门和急救中心组织协调下，迅速组成一支具有严密组织、训练有素的急救队伍，及时奔赴现场，进行急救。同时，要依靠社会支援来协同抢救、转送和疏散伤员，并向有关领导报告：①事故发生的地点、类别和性质；②伤员人数及伤情；③抢救动态及效果。

知识点 3：多发伤的救治组织系统救治原则

严重多发伤伤员的现场初期急救和及时迅速地转运到有条件的医院进行决定性治疗是十分重要的，尤其是灾害事故有大批伤员时有组织和有效地进行抢救和分送，是减少死亡率的关键。当急救人员到达现场后，应迅速建立现场临时指挥部，组织协调现场抢救，核实并了解灾害性质。根据伤员人数以及现场动态，提出具体抢救措施，遇有大批伤员时可调动邻近的第二阶梯医疗单位人员和救护车辆来现场增援抢救，调集的医务人员，原则上要求应具有较丰富的临床经验和较强的应急及独立工作能力。

知识点 4：提高多发伤的救治组织系统的水平

为提高多发伤的抢救水平，降低死亡率和伤残率，务必加强急诊外科的组织管理，应在急诊科建立一支训练有素的急诊外科队伍，负责多发伤的抢救，对抢救或手术后的伤员直接入急诊 ICU 监测及治疗，待伤情稳定后，再转入有关科室进行进一步康复。

第四节 多发伤的检查与诊断

知识点 1：多发伤的诊断要求

多发伤的诊断必须简捷，强调早期诊断，不得因诊断耽误必要的抢救；但多发伤的诊断又必须全面，不致遗漏隐蔽的致命伤。

知识点 2：对多发伤患者的检诊程序

对多发伤患者必须按照“抢救-检查-治疗”的程序，首先抢救危及生命的创伤，如心脏骤停、气道阻塞、大出血、休克等；抢救同时进行初步的体格检查。为了不遗漏重要伤情，Freeland 等建议急诊医师应牢记“CRASH PLAN”以指导检查，具体包括：C（心脏），

R（呼吸），A（腹部），S（脊髓、脊柱），H（头颅），P（骨盆），L（四肢），A（动脉），N（神经）。熟记上述9个英文字母，在紧急情况下，可在几分钟内对呼吸、循环、消化、泌尿、脑、脊髓以及四肢骨髓各系统进行必要的检查；待生命体征稳定时，再对可疑的隐蔽性损伤进行重点或特殊检查。依据伤情，可进一步行X线片、B超、CT、MRI等检查，以减少漏诊或误诊的机会。

知识点3：迅速判断威胁多发伤患者生命的征象

在抢救现场或急诊室，急诊医师首先要对伤者进行快速的检查，特别是神志、面色、呼吸、血压、脉搏、瞳孔等生命体征和出血情况，确认伤者是否存在呼吸道梗阻、休克、大出血等致命性损伤。对心跳呼吸骤停者，应立即进行心肺复苏；神志不清者，要保持呼吸道通畅，观察并记录患者的神志、瞳孔、呼吸、脉搏和血压的变化。

知识点4：对多发伤患者的后续诊断

待生命体征稳定后，进一步询问病史，进行仔细的体格检查、实验室检查及特殊检查，以获得尽可能准确的诊断。

知识点5：对多发伤患者的动态观察

多发伤是一种变化复杂的动态损伤，初期检查得出的结论可能是不全面的，必须进行动态观察。再评估的重点有：腹膜后脏器的损伤，如十二指肠破裂、胰腺损伤，隐性大出血，继发性颅内、胸内、腹腔内出血等。

知识点6：对多发伤患者的伤情评估

正确评价多发伤伤情严重程度，判断其预后和制定抢救方案极为重要的依据，目前创伤伤情严重度的评估方法很多，但各有利弊。

第五节 多发伤的治疗原则

知识点1：多发伤的现场急救原则

急救人员必须迅速到达现场，去除正在威胁伤者生命安全的因素。现场急救的关键是气道管理、心肺脑复苏、包扎止血、抗休克、骨折固定及安全地运送，使伤者能活着到医院。

知识点2：多发伤患者的生命支持

（1）呼吸道管理：多发伤患者如出现窒息，不及时解除，将迅速致命。建立人工气道最可靠的方法是气管插管，能完全控制气道、防止误吸、保证供氧及便于给药。对有颈椎骨折的患者，颈部不能过伸，紧急情况下可行环甲膜穿刺术，然后行气管切开术。

（2）心肺脑复苏：对于多发伤患者如伴有胸骨骨折、多发肋骨骨折、血气胸、心脏压塞、心肌破裂，可行开胸心肺复苏。

（3）抗休克治疗：多发伤患者到急诊科时大多伴有休克。在控制外出血的基础上，根据血压、脉搏、皮温、面色判断休克程度进行抗休克治疗，要迅速建立两条以上的静脉通路，必要时行深静脉穿刺置管术，便于输液和监测。

知识点3：对多发伤患者各脏器损伤的处理

当患者的生命体征稳定或基本稳定后，应进一步处理各系统脏器的损伤。

（1）颅脑损伤的处理：有颅脑损伤者，应注意防治脑水肿，可用20%甘露醇、呋塞米脱水，或用胶体液提高胶体渗透压。限制输液量，这与抗休克措施相矛盾，应兼顾两者，灵活掌握。如明确有颅内血肿，应尽早开颅减压，清除血肿。

（2）胸部损伤的处理：有反常呼吸者，可局部加压固定，或用呼吸机正压通气。有血气胸者，行胸腔闭式引流，当置管后一次引出1000～1500ml以上血量，或3小时内引流速度大于200ml/h，应行剖胸探查术。心脏损伤者，应及时手术修补。

（3）腹部损伤的处理：多发伤应密切注意腹部体征，必要时行B超检查或腹穿，有指征及时剖腹探查。

（4）四肢、骨盆和脊柱脊髓损伤的处理：多发伤患者90%以上合并骨折。四肢开放性骨折应尽早行清创和内固定手术；对于闭合性骨折可采用骨牵引、石膏固定等方法，待患者情况稳定后再做进一步处理。骨盆骨折合并血管、神经和盆腔内脏器损伤时，应及时手术治疗。

知识点4：多发伤手术治疗的特点

多发伤患者伤情危重，常伴有失血性或创伤性休克、中枢神经系统功能障碍、呼吸循环功能衰竭等。这些紊乱或功能障碍常常相互影响、形成恶性循环，及时手术可以阻断恶性循环，使患者脱离危重状态。但如果处理不当，手术本身也是一种创伤，可加重恶性循环、进而加重病情。必须严格选择手术适应证，把握手术时机，合理安排手术先后的顺序。

知识点5：多发伤的手术类型

（1）紧急手术：该类手术不能拖延，如心脏贯通伤、大血管伤，手术越快越好，目的是修补出血部位，制止大出血。这些患者入院时血压很低，甚至测不到，随时有生命危险，许多患者将死在运送手术室过程中，所以需立即就地进行手术。

（2）急诊手术：如脾破裂、肝破裂、子宫破裂、硬膜外血肿、开放性骨折、大面积清创等患者，可拖延 2~3 小时，待病情进一步诊断明确后或血压恢复到一定水平，做好较充分的术准备后进行手术。

（3）择期手术：手术的目的是为了改善治疗效果，可在生命体征完全平稳后再进行。

知识点 6：多发伤的手术顺序

多发伤往往有两个以上的部位需要手术，手术顺序主要根据受伤器官的严重性和重要性来决定。一般是按紧急、急性、择期的顺序，如果同时都属紧急或急性时，可按下列顺序进行：

（1）严重的颅脑外伤伴有胸腹内脏器损伤都需要紧急手术处理，应分组同时进行。

（2）胸腹联合伤可同台分组行剖胸及剖腹探查术。多数情况下，胸腔内虽无大出血，但有肺组织损伤及漏气，可先做胸腔闭式引流，再行剖腹探查术。如伴有脊髓受压，可在胸腹部手术完毕后翻身行椎板减压脊髓探查术。

（3）四肢开放性骨折需急诊手术处理，应在剖腹剖胸术后进行，闭合性骨折可择期处理。同时有开放伤和闭合伤，如时间未超过 8 小时，应先行无菌的闭合伤，再进行污染的开放伤和空腔脏器破裂手术。

知识点 7：多发伤 I 期手术治疗的概念

所谓多发伤 I 期手术治疗，是指在伤者的生命体征稳定或趋于稳定时，对两个或两个以上的损伤部位分组同台行手术治疗。

知识点 8：多发伤 I 期手术治疗的优点

多发伤 I 期手术治疗与传统的分期治疗相比，有明显的优越性：①减少并发症的发生率，降低死亡率；②加速患者康复，缩短住院时间；③树立抢救中的整体观，消除推诿现象。

知识点 9：多发伤的营养支持

创伤后机体处于高代谢状态，能量消耗增加，大量蛋白质分解，负氮平衡，如不能及时纠正，患者易发生感染和 MODS。因此，创伤后必须给予营养支持治疗，对消化道功能正常者，以口服为主；昏迷或不愿进食的患者，可采用鼻饲或造瘘，或给予胃肠外营养。

知识点 10：多发伤的防治感染

早期对局部创口进行彻底清创处理，选用适当的抗生素，以预防感染发生；一旦发生，应及时处理感染病灶，针对性选择抗生素。

知识点11：多发伤并发症的治疗

多发伤患者常并发休克、感染或MODS，死亡率极高，关键在于预防。一旦发生，应积极治疗。

第七篇
非创伤急诊

第三十五章　呼吸系统急诊

第一节　咯　　血

知识点 1：咯血的概念

咯血是指喉以及喉以下呼吸道或肺组织出血，并经口腔咳出，表现为痰中带血或咯鲜血，大多由呼吸系统和心血管系统疾病引起。咯血量的多少与病情的严重程度并不完全一致，但大咯血必须紧急处理，否则可以致命。

知识点 2：影响咯血患者预后凶险的因素

影响咯血患者预后凶险的因素有：①既往有肺功能障碍史；②无力咳出血块，大量血液滞留在肺部；③出血急速，大量血液丢失；④合并有其他疾病等。

知识点 3：咯血的机制

各种病因导致咯血的机制不同，常见的机制有：①血管壁通透性增加；②血管壁侵蚀、破裂；③病变引起血管瘤破裂；④肺血管内压力增加；⑤止、凝血机制障碍；⑥机械损伤。

知识点 4：咯血的病因

（1）感染：①急性支气管炎、慢性支气管炎；②坏死性肺炎：葡萄球菌、流感、肺炎克雷伯；③肺脓肿；④足分枝菌病：曲霉菌病；⑤肺结核、非结核分枝杆菌；⑥阿米巴病。

（2）支气管扩张症：①囊性纤维化；②支气管结石症。

（3）动、静脉畸形。

（4）心脏病因：①左心衰竭；②二尖瓣狭窄；③主动脉瘤；④支气管血管瘘。

（5）肺栓塞或梗死。

（6）血管炎：①肺韦格纳肉芽肿；②肺出血肾炎综合征；③系统性红斑狼疮。

（7）肿瘤：①支气管来源的癌肿；②支气管腺瘤；③支气管内良性肿物；④支气管内转移癌。

（8）外伤：①肺挫伤；②经皮肺穿刺活检；③经气管活检。

（9）药物因素：①血小板糖蛋白Ⅱb/Ⅲa拮抗药；②强效纯可卡因；③青霉胺；④呋喃妥因；⑤异氰酸。

（10）其他原因：①肺毛细血管瘤；②特发性肺含铁血黄素沉着症；③异物吸入；④支气管中心性肉芽肿。

知识点5：咯血的病史特点

注意有无肺结核病史、反复咯脓血痰史、心脏病病史等。中老年吸烟男性血痰应警惕支气管肺癌；青少年咯血应注意结核病等。

知识点6：依据咯血量判断病情和病因

支气管肺癌多为血痰或小量咯血（<100ml/d）；肺结核、支气管扩张、二尖瓣狭窄多为中等量咯血（100~300ml/d）；大咯血多为支气管动静脉出血（>300ml/d），常见于肺结核空洞、支气管扩张、风湿性心脏病伴重度二尖瓣狭窄等。

知识点7：咯血的伴随症状和体征

咯血的伴随症状和体征有：①伴发热者多为结核、肺炎、肺脓肿等感染性疾病；②伴急性胸痛者多见肺炎、肺梗死，慢性胸痛多见于支气管肺癌等；③伴杵状指（趾）可见于支气管肺癌、支气管扩张等。

知识点8：咯血的特殊检查

（1）胸部X线片检查：多数肺疾病常规胸部X线片可发现病变，必要时可行断层摄影。胸肺CT有助于鉴别诊断。

（2）病原学检查：痰培养可检出致病菌。

（3）细胞学检查：对诊断支气管肺癌有重要帮助。

（4）纤支镜检查：可确定出血部位及咯血病因。严重心肺功能损害、大咯血时不宜进行此项检查。

（5）肺血管造影检查：肺动脉造影或选择性支气管动脉造影可明确出血部位，后者还可进行栓塞止血治疗。

（5）其他：心电图、肺核素扫描、MRI 等。

知识点 9：咯血的鉴别诊断

（1）呕血：为上消化道出血经口吐出，常有上腹不适、恶心症状。吐出物常为暗红血块或咖啡渣液，混有食物残渣，pH 呈酸性，多伴有黑便，有消化性溃疡、肝硬化病史或出血性胃炎病史等。咯血多见于肺结核、支气管扩张、支气管肺癌、风湿性心脏病二尖瓣狭窄等疾病，有胸闷、咽痒等。咯出血液多为鲜红色，混有泡沫痰液，pH 呈碱性，数日后仍痰中带血。

（2）鼻咽口腔出血：口咽鼻腔检查多可发现出血灶。

知识点 10：痰中带血或小量咯血的治疗

痰中带血或小量咯血的治疗要点为：对症治疗为主。休息，镇静，必要时应用止咳剂和常规止血剂。尽快查明病因，并针对病因治疗。

知识点 11：中量或大咯血的基本治疗

中量或大咯血的基本治疗内容有：卧床休息，酌情补液，大咯血应及时输血；消除紧张情绪，防治感染及病因治疗等。

知识点 12：中量或大咯血药物治疗

（1）垂体后叶素：可收缩肺小动脉，降低肺静脉压而止血。一般以 10U 溶于 20～30ml 生理盐水，缓慢静注，而后以 10～20U 加入 5%葡萄糖液 500ml 静脉滴注。高血压、冠心病、孕妇忌用。

（2）其他止血药：如氨甲苯酸（止血芳酸，PAMBA），氨甲环酸（止血环酸，EACA），酚磺乙胺（止血敏），卡巴克洛（安络血），维生素 K 等均可常规应用。

（3）纤支镜止血：由纤支镜注入止血剂如肾上腺素冷盐水、凝血酶原或纤维蛋白原等。因纤支镜管腔较细不宜用于大咯血止血。

（4）支气管动脉栓塞：大咯血多来自支气管动脉或其分支破裂。此法对不宜手术而保守治疗无效的致命性大咯血有重要意义。先行选择性支气管动脉造影，明确出血部位，注入明胶海绵等栓塞剂。注意防止脊髓损伤。

（5）急诊外科手术：仅用于内科综合治疗无效或有窒息危险的病例。对晚期肺癌、非肺疾病性出血、严重肺功能不全者以及无法明确出血部位时，不宜手术。

知识点13：咯血窒息的原因

常见于出血量过大而来不及咳出；年老、衰弱或应用镇静剂后无力咳嗽或咳嗽反射差而无法咳出；极度紧张致喉痉挛；毁损肺及心肺功能极差者。

知识点14：咯血窒息的临床表现

咯血窒息前感胸闷、气憋显著加重，唇甲发绀，面色苍白，冷汗淋漓，极度烦躁不安，甚至濒死感，随即呼吸浅促或停止。

知识点15：咯血窒息的救治

救治咯血窒息的关键在于疏通呼吸道，维持肺功能。应立即体位引流，可取头低脚高45°俯卧位，迅速排出积血；用较粗有侧孔的鼻导管插入气道，边进边吸，尽量深达隆突；尽快用硬质镜气管插管，便于吸引和给氧。呼吸停止时应用呼吸兴奋剂和人工呼吸，必要时可行双腔气管插管，将健侧血吸净后，于健侧行机械通气。

第二节　支气管哮喘

知识点1：支气管哮喘的概念

支气管哮喘简称哮喘，是一种由嗜酸性粒细胞、肥大细胞、淋巴细胞等多种炎症细胞和细胞组分参与的气道慢性变应性炎症性疾病。

知识点2：支气管哮喘的特征

以气道高反应性和广泛的可逆性气道阻塞为特征，表现为季节性反复发作的带有哮鸣音的呼气性呼吸困难或顽固性咳嗽。哮喘急性发作或加重是指哮喘症状突然出现或进行性加重。

知识点3：哮喘持续状态的概念

哮喘严重发作经常规治疗持续24小时仍不能缓解者称为哮喘持续状态。

知识点4：重症哮喘的概念

哮喘持续状态以及发作时即很危重的情况统称重症哮喘，如不采取有效治疗，患者可死于呼吸衰竭。

知识点5：支气管哮喘的病因

（1）外源性哮喘：尘螨、霉菌、皮毛、花粉、烟雾、刺激性气体、药物等多种致敏原可引起过敏体质者速发性或迟发性哮喘发作。

（2）内源性哮喘：气道感染、吸入冷空气或刺激性气体、药物、运动、情绪激动等均可诱发气道高反应者的哮喘发作。

知识点6：支气管哮喘的临床表现

急性发作表现为不同程度的呼吸困难。

（1）轻度发作仅活动时气短，可平卧。呼吸稍快，无出汗，肺部有中度喘鸣音。

（2）中度发作稍事活动即有气短，喜坐位，伴有出汗、焦虑或烦躁。心率增快，呼吸快而费力，肺部有明显哮鸣音。

（3）重度发作者休息时也有气短，常前倾坐位、烦躁不安、大汗、发绀等。呼吸频率>30次/分，辅助呼吸肌活动及胸骨上窝凹陷。常有奇脉，心率明显增快（>120次/分），肺部显著哮鸣音。

（4）极重度发作者上述症状加重，不能讲话，常转入嗜睡或意识模糊，甚至抽搐、昏迷，呼吸肌疲劳，胸腹矛盾运动，心动过缓，呼吸减慢甚至停止。肺部哮鸣音反而减低或不能闻及。

知识点7：支气管哮喘的检查

（1）实验室检查

①血气分析：轻度时 $PaCO_2$、SaO_2 在正常范围；中度时 SaO_2 下降，但>90%，$PaCO_2$ 正常；重度及极重度发作时 PaO_2<60mmHg，$PaCO_2$>45mmHg，SaO_2<90%。

②肺功能：轻度发作者用支气管舒张剂后PEF（峰流速值）或 $FEV_{1.0}$（1秒钟用力呼气量/用力肺活量）在70%~80%；中度为50%~70%；重度<50%。

③血常规：嗜酸性粒细胞可增多。合并感染时白细胞总数及中性粒细胞可增多。

④痰中可见较多嗜酸性粒细胞。血清IgE和嗜酸性粒细胞阳离子蛋白（ECP）增高。

（2）特殊检查

①胸部X线片：发作时可见肺气肿征。并发肺部染、肺不张、气胸及纵隔气肿时，胸部X线片可见相应表现。

②心电图：无缺血性心脏病表现。

知识点8：支气管哮喘的鉴别诊断

（1）心源性哮喘：常见于高血压、冠心病、重度二尖瓣狭窄等，咳粉红色泡沫痰，两肺有广泛哮鸣音和湿啰音。左心扩大，心率增快，心尖部舒张期奔马律。胸部X线片可见肺水肿表现。强心、扩管、利尿治疗有效。必要时可试用氨茶碱解痉，但忌用肾上腺素。

（2）肺嗜酸性粒细胞浸润症：哮喘症状较轻，常有发热，胸部 X 线片可见多发性、此起彼伏的淡薄斑片浸润阴影。肺活检有助于鉴别诊断。

（3）还需与喘息型支气管炎、支气管肺癌相鉴别。

知识点 9：支气管哮喘的分期

根据临床表现哮喘可分为急性发作期、慢性持续期和临床缓解期。慢性持续期是指每周均不同频度和（或）不同程度地出现症状（喘息、气急、胸闷、咳嗽等）；临床缓解期系指经过治疗或未经治疗症状、体征消失，肺功能恢复到急性发作前永平，并维持 3 个月以上。

知识点 10：控制支气管哮喘发作的治疗

轻度发作可用 β_2 受体激动剂吸入或口服，并口服茶碱；中重度以上发作者可应用糖皮质激素、茶碱静脉滴注及 β_2 受体激动剂吸入等联合用药及综合治疗，尽快控制发作。

知识点 11：支气管哮喘的基础治疗

（1）镇静剂：原则上不用，仅在情绪高度紧张、$PaCO_2$ 偏低时酌情用小剂量镇静剂。机械通气者可予足量镇静剂，以达到减少呼吸功耗、改善通气的疗效。

（2）维持水、电解质平衡：哮喘持续发作时由于大汗及呼吸道大量水分被排出，应补充足够液体及电解质，一般补液 2500～3000ml/d，但对心血管病患者和老年人应注意补液量及速度。补液原则为先快后慢、先盐后糖、见尿补钾。

（3）氧疗：一般鼻导管或面罩给氧。低氧血症应予高流量吸氧，使 PaO_2>80mmHg，并注意湿化。若一般给氧低氧血症不能纠正，或 $PaCO_2$ 增高，应行机械通气。

（4）纠正酸中毒：重症者因缺氧常出现代谢性酸中毒，必要时可用5%碳酸氢钠静脉滴注。计算公式为：所需 5% 碳酸氢钠液（ml）=［正常 BE（-3mmol/L）-实测 BE（mmol］/L）×0.4×体重（kg）。

（5）祛痰：口服溴已新或氯化铵合剂，也可用雾化吸入促进排痰。对重症者应协助翻身拍背，助引流排痰，必要时用导管吸痰。

（6）抗感染：合理选用抗生素。

（7）病因治疗。

第三节　气　　胸

知识点 1：气胸的概念

气胸是自发性或外伤导致脏层或壁层胸膜破裂，引发空气进入胸膜腔内并积聚过多，对正常肺组织产生压迫所造成的病症。

知识点2：气胸的分类

（1）按照原因或产生机制可分为自发性气胸、继发性气胸、外伤性气胸和月经性气胸。

（2）按病理生理变化可分为闭合性（单纯性）、开放性（交通性）和张力性（高压性）。

知识点3：自发性气胸的概念

自发性气胸是指在没有创伤或人为因素的情况下，肺组织及脏层胸膜自发性破裂，空气进入胸膜腔引起的胸膜腔积气。

知识点4：自发性气胸的病因

多由肺尖胸膜下微小疱或肺大疱自发破裂，或先天性肺尖脏层胸膜发育不全，产生胸膜腔积气。临床上以瘦长体型男性青年多见，平时胸部X线片常无异常发现。

知识点5：继发性气胸的病因

（1）慢性气道阻塞：形成胸膜下肺气肿性大疱，在气道压力增高时自发破裂导致胸膜腔积气。多见于长期吸烟、慢性咳嗽的老年人，是慢性阻塞性肺疾病（COPD）的重要并发症。

（2）肺结核病：结核性纤维瘢痕形成，局限性气肿疱破裂或结核空洞破裂等引起。

（3）肺部感染：常见于金葡菌肺炎、真菌性肺炎、肺包虫病、卡氏肺孢子菌肺炎等的并发症。

（4）弥漫性肺间质纤维化、肿瘤胸膜转移等引起。

（5）月经性气胸：见于年轻女性月经前后。机制不明，可能与子宫内膜异位有关。

（6）其他：机械通气时压力过高等。

知识点6：气胸的症状

症状轻重与气胸发生快慢、肺组织压缩程度及肺部原发病情况有关。典型者多突发胸痛，性质为锐痛或刺痛，可向腋下、肩臂放射，继而感胸闷，严重者气急，可有刺激性干咳。自发性血气胸时合并面色苍白、心悸、休克等。部分病例患者胸痛不明显，仅活动后气短。COPD者可仅表现为气喘加重而易漏诊。

知识点7：气胸的典型体征

肺组织压缩>30%时，患侧胸廓呼吸运动减弱。肋间隙饱满，叩诊呈鼓音，呼吸音减弱或消失。右侧气胸时肝浊音界消失；左侧气胸时心浊音界消失，可闻及与心搏一致的噼啪音，即 Hamman 征。少量气胸需仔细体检，局部仅叩诊反响增强或呼吸音减弱。大量气胸时常有呼吸增快及气管向健侧偏移。张力性气胸者呼吸困难明显，常在头颈、胸及腹部有皮下气肿的捻发感。严重自发性血气胸者多有心动过速、面色苍白、下胸叩诊呈实音，甚至血压下降等表现。

知识点8：气胸的鉴别诊断

（1）急性心肌梗死：左侧自发性气胸胸痛应与急性心肌梗死鉴别。后者无气胸征，有心电图、cTNI 等心肌坏死标志物的动态变化。

（2）急性胸膜炎：无气胸体征，多有发热，X 线片检查见胸膜炎或胸腔积液表现。

（3）支气管哮喘发作：肺部有哮鸣音，无气胸体征，但应警惕其并发气胸。

（4）急性肺栓塞：常有下肢深静脉血栓或盆腔静脉炎、骨折、房颤或长期卧床史。体检无气胸征。胸痛同时伴有发热、咯血、呼吸困难。CT、MRI 及核素扫描等有助于鉴别。

知识点9：气胸的胸腔排气治疗

解除肺组织压迫，使肺尽早复张。

（1）少量气胸（肺组织压缩 30%以下）而症状不重者，可暂不抽气，密切观察，让积气自行吸收。但慢性肺功能不全者少量气胸即可导致明显呼吸困难，并可诱发呼吸衰竭，故肺组织压缩 20%也应排气治疗。

（2）中等量以上单纯性气胸应抽气治疗。抽气应 1 次<800ml，以利胸膜破口愈合。

（3）交通性气胸、张力性气胸应作胸腔闭式引流。

（4）自发性血气胸多为胸膜粘连带撕裂所致，出血量较大时应早开胸手术，结扎出血灶，清除积血。

（5）突发张力性气胸时，可用消毒橡胶指套或安全套剪一瓣形口系于穿刺针尾端，插入胸膜腔进行急救并利于搬运。

知识点10：气胸的对症处理及防治并发症

（1）急性气胸应卧床休息，限制活动。有条件者应吸氧，促进积气吸收。止咳，必要时镇痛。可予抗生素预防感染。

（2）纵隔气肿、皮下气肿等可随气胸好转数日后逐渐吸收。严重者可针头抽气或于胸骨上窝部皮肤切口排气，但需防止感染。

知识点11：气胸的手术适应证

适应证主要包括开放性气胸、慢性气胸、复发性气胸、血气胸、双侧气胸以及张力性气胸闭式引流失败等。手术的目的是解除肺不张，降低复发率。

第四节　急性肺栓塞

知识点 1：急性肺栓塞的概念

急性肺栓塞是指由各种栓子突然堵塞肺动脉主干或其分支，导致以急性肺循环和呼吸功能障碍为主要病理生理特征的临床综合征。

知识点 2：肺血栓栓塞症的概念

肺血栓栓塞症（pulmonary thromboembolism，PTE）是肺栓塞的一种类型，是来自静脉系统或右心的血栓阻塞肺动脉或其分支所致的疾病，以肺循环和呼吸功能障碍为其主要临床和病理生理特征。肺血栓栓塞症为 PE 最常见的类型，占急性肺栓塞中的绝大多数，通常所称的肺栓塞即指肺血栓栓塞症。

知识点 3：肺栓塞的栓子来源

（1）血栓：占 82.2%，主要来源于：①深静脉血栓；②右心房、右心室的附壁血栓。

（2）细菌性栓子：见于感染性心内膜炎、起搏导管感染及骨髓炎等。

（3）癌栓：以肺、胰腺、消化道和生殖系恶性肿瘤易发，白血病、淋巴瘤等也可发生。

（4）脂肪栓：多见于下肢长骨骨折，也见于心肺复苏术后、体外循环术等。

（5）其他：羊水、空气、寄生虫卵及成虫等也是栓子的常见来源。

知识点 4：急性肺栓塞的易患因素和发病条件

（1）年龄：50~65 岁发病率最高，致命性发病中约 90%的患者在 50 岁以上。

（2）心脏病：40%病例有心脏病，尤以风心病最多见。

（3）长期卧床、严重创伤、大手术后、静脉曲张、长时间乘车乘飞机等。

（4）肥胖、癌肿、妊娠、口服避孕药。

知识点 5：急性肺栓塞的病理生理特征

肺栓塞发生后，栓子阻塞肺动脉及其分支，可由其直接阻塞作用引起呼吸生理及血流动力学改变，也可由心肺的反射效应以及神经体液介质的变化导致多种功能代谢异常。肺栓塞对机体的影响主要取决于栓子的性质、肺动脉堵塞的范围和速度以及是否存在心肺基础疾患。

知识点6：急性肺栓塞的临床表现

（1）急性肺心病：表现为突发呼吸困难、发绀、濒死感、右心衰竭、低血压、肢端湿冷，见于突然栓塞2个肺叶以上的患者。

（2）肺梗死：表现为突发胸痛、呼吸困难、咯血及胸膜摩擦音或胸腔积液。

（3）不能解释的呼吸困难：原因不明的呼吸困难及气促，尤以活动后明显，是肺栓塞最常见的临床表现之一。

（4）慢性反复性肺血栓栓塞症：发病隐匿、进展缓慢的重度肺动脉高压和右心功能不全。

（5）猝死：少部分患者表现为猝死，常见于大块栓子栓塞肺动脉主干。

（6）肺部体征：常出现呼吸急促、发绀、肺部啰音等，也可以在合并肺不张或胸腔积液时出现相应的体征。此外，有相当一部分患者无肺部体征。

（7）循环系统体征：心动过速，严重者出现血压下降甚至休克，颈静脉充盈或异常搏动，肺动脉瓣第二音（P_2）亢进及分裂，三尖瓣区收缩期杂音。

（8）其他体征：可以有发热，多在38.5℃以下，合并感染时可有高热。肺血栓栓塞症的患者常可见下肢深静脉血栓形成的体征。

知识点7：急性肺栓塞的辅助检查

（1）血气分析：常表现为呼吸性碱中毒伴低氧血症。血气分析正常不能除外诊断。

（2）心电图检查：典型表现为$S_{I}Q_{III}T_{III}$，电轴右偏。但更多见的是非特异性ST-T改变及心律失常等。

（3）胸部X线片检查：多正常或大致正常。有肺梗死时，可见楔形阴影。有时可见并发肺不张或胸腔积液的表现。

（4）血生化检验：血常规可见中性粒细胞增多，肌酸肌酶、胆红素轻度升高，肌钙蛋白阳性。

（5）超声心动图：对诊断不具特异性，但可以除外其他原因引起的右心室压力升高。偶可见到肺动脉内血栓。

（6）D-二聚体：具有较高的敏感性，阴性结果可以除外诊断，而阳性结果则需做更进一步检查。

（7）通气/灌注（V/Q）肺扫描：典型表现为呈肺段分布的灌注缺损，与通气显影不匹配。

（8）螺旋CT和电子束CT肺血管造影（CTPA）：能够发现肺段以上的肺动脉内栓子。

（9）磁共振肺动脉造影（MRPA）：对肺段以上的肺动脉栓塞敏感性和特异性均较高。

（10）肺动脉造影：是肺栓塞症诊断的金标准，直接征象有肺动脉内对比剂充盈缺损伴或不伴有轨道征的血流阻断；间接征象有肺动脉对比剂流动缓慢，局部低灌注、静脉回流延迟等。

（11）下肢静脉血栓形成的检查：①血管超声多普勒检查：常用于检查股静脉、腘静脉和胫后静脉，该方法的准确性为93%；②静脉造影：常见血流梗阻、侧支循环形成、静脉瓣功能不全、血流逆流入浅静脉及浅静脉代偿性增粗、扭曲等。

知识点8：PTE与急性冠状动脉综合征（ACS）的鉴别诊断

部分PTE患者因血流动力学变化，可出现因冠状动脉供血不足所致的心肌缺氧，表现为胸闷、心绞痛样胸痛，心电图有心肌缺血样改变，易被误诊为心绞痛或心肌梗死。ACS有其自身发病特点，冠脉造影可见冠状动脉粥样硬化、管腔阻塞证据，心肌梗死时心电图和心肌酶水平有相应的特征性动态变化。需注意，PTE与ACS有时可合并存在。

知识点9：PTE与肺炎的鉴别诊断

当PTE有咳嗽、咯血、呼吸困难、胸膜炎样胸痛，出现肺不张、肺部阴影，尤其同时合并发热时，易被误诊为肺炎。肺炎有相应肺部和全身感染的表现，如咯脓性痰、寒战、高热、外周血白细胞显著增高、中性粒细胞比例增加等，抗菌治疗可获疗效。增强CT是非常好的鉴别手段。

知识点10：PTE与特发性肺动脉高压等非血栓栓塞性肺动脉高压的鉴别诊断

慢性血栓栓塞性肺动脉高压（thromboembolic pulmonary hypertension，CTEPH）通常肺动脉压力高，出现右心肥厚和右心衰竭，需与特发性肺动脉高压相鉴别。CTPA等检查显示CTEPH有肺动脉腔内阻塞的证据，放射性核素肺灌注扫描显示呈肺段分布的肺灌注缺损，而特发性肺动脉高压则无肺动脉腔内占位征，放射性核素肺灌注扫描正常或呈普遍放射性稀疏。CTEPH亦需与其他类型肺动脉高压相鉴别。

知识点11：PTE与主动脉夹层的鉴别诊断

PTE可表现胸痛，部分患者可出现休克，需与主动脉夹层相鉴别，后者多有高血压，疼痛较剧烈，胸部X线片常显示纵隔增宽，心血管超声和胸部CT造影检查可见主动脉夹层征象。

知识点12：急性肺栓塞的紧急抢救

肺栓塞发病后的1~3天内最危险，患者应收入监护病房，应对患者的呼吸、心率、血压、血气等进行严密监测。卧床、给氧、止痛，可用吗啡5~10mg皮下或肌内注射，或罂粟碱30~60mg肌内注射或口服。

知识点 13：急性肺栓塞的抗休克治疗

应用血管活性药物，如去甲肾上腺素、多巴胺等，并适当扩容。最好有床边血流动力学监测。

知识点 14：急性肺栓塞的抗心衰治疗

肺动脉高压明显而无血压下降者可用硝普钠、硝酸甘油或钙离子拮抗剂等。

知识点 15：急性肺栓塞的抗凝治疗

用于确诊或高度可疑肺血栓栓塞而无抗凝禁忌者。

（1）普通肝素：2000～5000U 或按 80U/kg 静脉注射，后以 18U/(kg·h) 速度持续静脉滴注，再根据 APTT 或 ACT 调整用量，使 INR 值为 1.5～2.5。连用 5～10 天，以后可用口服抗凝药维持。禁忌证为近 2 个月内有脑出血、恶性高血压、肝肾功能不全及活动性出血性疾病等。

（2）低分子肝素：不能监测 APTT 而肾功能正常者，可用低分子肝素替代肝素，1 次 100U/kg，皮下注射，1～2 次/天。

（3）华法林：肝素或低分子肝素治疗 5～10 天后，可口服华法林 3～5mg/d，调整剂量使 INR 值为 2.0～3.0。

知识点 16：急性肺栓塞的溶栓治疗

在起病 5～14 天内进行，需右心导管监测血流动力学。

（1）适应证：①2 个肺叶以上的大块肺栓塞者；②不论肺动脉血栓栓塞部位及面积大小，只要血流动力学有改变者；③并发休克和低灌注者；④原有心肺疾病的次大块肺血栓栓塞引起循环衰竭者；⑤有呼吸窘迫症状（包括呼吸频率增加，SaO_2 下降等）的肺栓塞患者；⑥有窦性心动过速、心悸等症状的肺血栓栓塞症患者。

（2）禁忌证：活动性出血、颅内新生物、2 个月内有脑卒中史以及近期大手术、创伤、分娩、有创性检查（穿刺）、妊娠、房颤、链球菌感染、出血体质等情况。

（3）溶栓时机：起病 48 小时内即开始溶栓治疗可取得最大疗效，但对于那些有症状患者在 6～14 天内行溶栓治疗仍有一定作用。

（4）溶栓药物：①尿激酶：20000U/kg 静脉滴注 2 小时；②链激酶：负荷量 250000U/kg，静脉注射 30 分钟，随后以 100000U/(kg·h) 速度静脉注射 24 小时；③重组组织型纤溶酶原激活剂（rt-PA）：50mg，静脉滴注 2 小时。

知识点17：肺动脉取栓术的作用

肺动脉取栓术用于致命性的肺动脉主干或主要分支堵塞的大面积肺栓塞症。

知识点18：下腔静脉放置滤器的作用

下腔静脉放置滤器适用于有抗凝治疗禁忌证、充分抗凝治疗失败后及高危患者。

知识点19：急性肺栓塞的预后

肺栓塞部位、范围和原发病的情况决定预后。约10%肺栓塞者在急性期死亡。

第五节 胸腔积液

知识点1：胸膜腔的概念

胸膜腔是指胸膜的脏层和壁层之间存在有一个潜在的腔隙。正常人胸膜腔内有5~15ml液体将两层胸膜分开，在呼吸运动时起润滑作用，有利于肺扩张，帮助肺维持在一个膨胀状态，同时可降低吸气做功。

知识点2：胸腔积液的概念

胸膜腔液体量并非固定不变，正常人每24小时有500~1000ml液体生成与再吸收，两者处于平衡状态。任何因素造成其生成增多和（或）再吸收减少，出现胸膜腔内液体增多时称为胸腔积液，简称胸水。

知识点3：胸膜腔的解剖特点

胸膜由层间皮细胞组成，外观平滑，半透明状，由结缔组织、纤维弹性组织、淋巴及血管的网状结构所支撑。壁层胸膜覆盖于胸壁、膈肌和纵隔的表面，它的血供来源于体循环，并含有感觉神经。脏层胸膜覆盖于肺表面包括叶间裂，它的血供来源于低压的肺循环，且不含感觉神经。

知识点4：胸腔积液的病因

（1）漏出液：①充血性心力衰竭（右心衰竭或全心衰竭）；②上腔静脉阻塞；③缩窄性心包炎；④肝硬化；⑤肾病综合征；⑥急性肾小球肾炎；⑦腹膜透析；⑧黏液性水肿；⑨药物过敏；⑩放射反应。

（2）渗出液：①浆液性：感染性疾病，包括结核性胸膜炎、细菌性肺炎（包括膈下感染)、病毒感染、真菌性感染和寄生虫感染；恶性肿瘤，包括胸膜间皮瘤、各种肿痛转移至胸膜，最常见有肺癌、乳腺癌和淋巴瘤；肺栓塞；结缔组织疾病包括肉芽肿等；气胸；Meigs综合征；胸部手术后；②脓胸：结核性脓胸；肺部感染引起脓胸；外伤、食管穿孔、气胸、胸膜腔穿刺术后继发化脓性感染；③血胸：恶性肿瘤包括胸膜间皮瘤和胸膜转移瘤；外伤；血气胸（包括粘连带撕裂）；胸主动脉瘤破裂；冠状动脉搭桥术后；肺栓塞；④乳糜胸：外伤致胸导管破裂；丝虫病；癌细胞致胸导管阻塞。

知识点5：胸腔积液的发病机制

胸腔积液的发病机制有胸膜毛细血管静水压增高、胸膜毛细血管通透性增加、胸膜毛细血管内胶体渗透压降低、壁层胸膜淋巴回流障碍、损伤性胸腔积液。

知识点6：胸腔积液的原有基础疾病

胸腔积液的病因较多，胸腔积液出现多伴有基础疾病，包括肺、胸膜、心血管、肾脏、肝脏及全身性疾病等，因此仔细询问病史且体格检查，对于胸腔积液的病因诊断十分重要。

知识点7：胸腔积液引起的症状

少量胸腔积液可无明显症状或仅有胸痛，并随呼吸运动疼痛加剧；胸腔积液300～500ml或以上时，可感胸闷或轻度气急；随着胸腔积液增多，胸闷、气急逐渐加剧；大量胸腔积液时，可出现呼吸困难和心悸，但胸痛缓解或消失。

知识点8：胸腔积液引起的体征

胸腔积液体征与胸腔积液的多少有关。少量胸腔积液时，可无明显体征或仅因胸痛所致患侧胸部运动受限，胸式呼吸减弱，患侧可闻及胸膜摩擦音及呼吸音减弱；中等量以上胸腔积液时。患侧叩诊浊音，呼吸音减弱，触觉语颤减弱；大量胸腔积液尚可伴有气管向健侧移位。

知识点9：胸部CT对胸腔积液诊断的适用

（1）胸部X线片难以显示的少量胸腔积液。

（2）通过病灶密度观察可将局限包裹性积液与肺实质病变加以鉴别。

（3）显示胸腔积液的同时可了解肺组织受压和肺实质是否存在病变。

（4）可显示纵隔、气管与淋巴结情况。

知识点10：胸腔积液的超声检查

胸腔积液在B超图像中呈暗区或无回声区，较易区分，但在积液甚少时，B超图像不能很好显示，识别较难，不及胸部CT敏感。B超检查对确定有无胸腔积液以及积液量、部位、胸膜腔穿刺的定位均有重要价值。B超引导下胸膜腔穿刺可用于局限性胸腔积液或粘连分隔胸腔积液。

知识点11：胸腔积液诊断与鉴别诊断应遵循的3个步骤

通过综合分析方可得出正确的诊断：首先确定是否为胸腔积液；其次区分是漏出液还是渗出液；最后明确其病因。

知识点12：漏出液与渗出液的鉴别

漏出液和渗出液的鉴别可依据Light标准：1972年Light等首次提出区别漏出液和渗出液的Light标准，其标准有3条：①胸腔积液/血清蛋白比值>0.5；②胸腔积液/血清乳酸脱氢酶（LDH）比值>0.6；③胸腔积液血清LDH>200U/L。凡符合以上3条中任何1条者可诊断为渗出液，1条都不符合者为漏出液。

知识点13：漏出液的病因

（1）充血性心力衰竭是最常见的病因，由于胸膜腔毛细血管静水压增高所致，多为双侧胸腔积液，而且右侧较多。

（2）肾病综合征是由低蛋白血症导致胶体渗透压降低以及静水压增高，常发生于双侧胸膜腔，可随着蛋白丢失的纠正而改善。

（3）肝硬化的腹腔积液通过膈肌上小孔或淋巴结进入胸膜腔，多为右侧胸腔积液。

（4）其他如急性肾小球肾炎、缩窄性心包炎、腹膜透析、黏液性水肿、药物过敏和放射反应等。

知识点14：胸腔积液的急诊处理原则

（1）大量胸腔积液对呼吸和循环功能产生明显影响，出现心慌和气急等症状者，应予吸氧，并立即抽胸腔积液以减轻症状。

（2）对于外伤或气胸引起血性胸腔积液，一般应放置胸膜腔闭式引流管，并记录引流量，同时补充血容量、抗休克和止血等处理。局部伤口也应相应处理。胸膜腔引流血性胸腔积液多时应考虑外科手术。

（3）针对病因予以相应治疗。

（4）对于脓胸应反复抽胸腔积液引流，必要时用生理盐水冲洗。脓液较多较稠时，应在肋间切开插管引流，也可做负压吸引。慢性脓胸应做外科手术。

（5）对于癌性胸腔静积液，在全身化疗的同时，胸膜腔内可注射抗癌药物。顽固性胸腔积液水能吸收者，可采用粘连疗法。

（6）经各种检查病因不明确的渗出性胸腔积液可行试验性抗结核治疗。

第六节　上气道梗阻

知识点1：呼吸道的概念

呼吸道是传送气体，排出分泌物的管道；气道从功能上可分为三部分，即小气道、较大气道和上气道。

知识点2：上气道系的概念

上气道系是指隆突以上部位的气道，包括气管、喉、咽、鼻和口腔。

知识点3：下呼吸道的构成

下呼吸道从气管起，分支为总支气管、叶、段支气管后，越分越细，待到肺泡共24级。

知识点4：上气道阻塞的概念

自喉部至气管的隆突及其邻近组织的病变，使气道发生阻塞或狭窄，引起呼吸困难，称为上气道阻塞。

知识点5：上气道阻塞的病因

上气道阻塞的病因有：异物堵塞、急性炎症、特殊感染性肉芽肿、外伤与创伤、肿瘤、声带瘫痪、气道水肿及先天性畸形性疾病均可引起上气道阻塞。

知识点6：上气道阻塞的临床症状

上气道阻塞的临床症状有：

（1）吸气性呼吸困难：这是上气道阻塞的主要症状，病情较重时，患者出现烦躁不安，不能安睡，呼吸困难严重时，则有出冷汗，脉搏细数，面色苍白或发绀等严重的缺氧症状和严重的酸中毒。

（2）吸气性喘鸣：为梗阻的显著症状，吸入的气流，通过变狭的部位，发出一种尖锐的喘鸣音，听诊时也可闻及明显的固定性喘鸣音，病情严重时，喘鸣音甚响，不用听诊器也可闻及。

（3）吸气性软组织凹陷：因吸气量减少，胸腹肌均加强运动，以助呼吸；加上胸腔内负压增加，因此，胸廓周围的软组织如胸骨上窝、锁骨上窝、各肋间隙及胸骨剑突下等处，可出现吸气性呼吸困难的三凹征。

（4）声音嘶哑：气道阻塞患者常伴有声音嘶哑的症状。

知识点7：上气道阻塞的诊断依据

根据病史，症状及体征特点，对上气道阻塞不难作出诊断。至于阻塞的病因，则应根据病情轻重，酌情考虑做有关检查。如间接喉镜和鼻镜检查、硬质支气管镜和纤支镜检查是揭示上气道阻塞的有力武器。咽喉部、气管、胸部的摄片，气管额面分层及 CT 摄片检查，能了解喉部，气管及其周围情况和受累状况，如果呼吸困难明显，不能经受上述检查，特别是由于异物吸入导致呼吸困难者，应先解除阻塞。

知识点8：流速-容积曲线（F-V 曲线）

流速-容积曲线（F-V 曲线）对上气道阻塞的诊断很有价值，可以根据 F-V 曲线变化估计病变程度，还可根据 F-V 曲线形态特点对上气道阻塞进行分类定位：

（1）固定性阻塞：病变可位于在胸腔内，也可位于胸腔外。无论在呼气相还是吸气相，其流量显著受限，呈平台状，F-V 曲线几乎成一矩形，50%肺活量时的最大呼气流量与吸气流量比值（FEF50%/FIF50%）近似于 1。

（2）胸腔外可变性阻塞：这型患者用力呼气时上气道内压大于大气压，跨壁压下降，使阻塞部位的口径增大，阻塞程度减轻，因而在用于呼气的开始阶段时呼气流量虽比正常人低，但降低不明显，而在用力吸气时上气道内压低于气道外的大气压，跨壁压升高，使阻塞部口径进一步缩小，从而加重气道阻塞，用力吸气速度明显降低，FEF50%/FIF50% >1。

（3）胸腔内可变性阻塞：此型阻塞不同之处在于胸前内上气道周围为胸内压而不是大气压，因而在用力呼吸过程中气流速度决定于气道内压与胸内压之差。用力呼气时胸内压大于气道内压，用力呼气开始阶段呼气流量明显受限，水平流量消失，曲线的前半部分呈平台状，相反，用力吸气时，胸内压低于气道内压，吸气流量减低不明显，F-V 曲线中 FEF50%/FIF50%<1。

上述流速-容积曲线测定不适用因吸入异物而突然发作的上气道受堵的病例。

知识点9：上气道阻塞的治疗

（1）氧气吸入：先给予吸氧，但这只能是辅助治疗措施。

（2）针对病因积极治疗：由炎症引起者，积极使用抗生素和激素，控制炎性肿胀，解除梗阻。

（3）异物摘除：若异物阻塞气道，应立即应用喉镜、纤支镜或硬质气管镜取除，及时解除阻塞和治疗引起的合并症。

（4）气管切开：气道阻塞若来自气管以上部位，则可行气管切开来解除阻塞症状，肿瘤若位于声门下的气管则亦可在不影响切开术的情况下气管切开解除症状，然后再给予相应的治疗。对于气道内因刺激性气体和化学毒剂引起的气道创伤、气道内痂皮和假膜脱落阻塞气道者亦可行气管切开。缓解症状和去除脱落的假膜、痂皮，以能改善通气。

（5）激光治疗气道阻塞：多选用 YAG-激光治疗肿瘤，亦可用高频电刀烧灼治疗，使气道阻塞解除，通气功能改善，取得一定的近期疗效。

（6）扩张器的应用：对狭窄部位施用扩张术治疗，可解除阻塞症状，达到治疗症状的目的。

（7）手术治疗：对喉部及其周围的病灶以及气管的肿瘤，在有手术条件情况下，均可行手术治疗。

第三十六章 循环系统急诊

第一节 急性冠状动脉综合征

知识点1：急性冠状动脉综合征的概念

急性冠状动脉综合征（ACS）是指在冠状动脉粥样硬化的基础上，斑块破裂，其表面出现破损或裂纹，继而血管痉挛，血小板黏附聚集，局部血栓形成，导致冠状动脉血流显著减少或完全中断而引发的一组急性或亚急性心肌缺血的临床综合征。包括不稳定型心绞痛（UA）、非ST段抬高性心肌梗死（NSTEMI）和ST段抬高性心肌梗死（STEMI），是心源性猝死的最主要原因。

知识点2：急性心肌梗死的概念及临床表现

急性心肌梗死（AMI）是指冠状动脉血供急剧减少或中断，使相关心肌发生缺血性坏死。主要临床表现为持久性胸骨后疼痛，心电图及血清心肌酶呈典型AMI的进行性改变。心律失常、心力衰竭、心源休克为本病严重的临床表现。

知识点3：急性冠状动脉综合征的病因

（1）在冠状动脉粥样硬化基础上发生血栓形成，或粥样斑块破裂出血。

（2）偶为冠状动脉痉挛、栓塞、炎症、先天性畸形致冠状动脉口阻塞。

（3）也可因严重休克、脱水、急性大出血、外科手术或严重心律失常等致心排血量骤降、冠状动脉灌注锐减引起。饱餐、过分激动、寒冷常可为本病的诱因。

知识点4：急性冠状动脉综合征的病理特征

（1）冠状动脉病变：冠状动脉有弥漫性粥样硬化斑块，至少1支，多数2支，也可3~4支受累，使管腔狭窄达75%以上或完全闭塞，大多有血栓形成。因冠状动脉痉挛引起管腔狭窄者，有的患者可无粥样硬化病变。

（2）心肌病变：冠状动脉闭塞后20~30分钟，只有少数心肌坏死，1~12小时内，大部分心肌呈凝固性坏死，心肌间质充血、水肿并伴有多量炎性细胞浸润。随后坏死心肌纤维逐渐溶解，形成肌溶灶。坏死组织1~2周开始吸收，逐渐有肉芽组织形成，并逐渐纤维化，6~8周形成瘢痕而愈合。

知识点5：急性冠状动脉综合征的先兆症状

50%~80%的患者发病前数日或数周有乏力、胸部不适，活动时心悸、气急，新发心绞痛或原有心绞痛加重、发作较频、持续时间较长且服用硝酸酯类药物疗效差，心绞痛时可伴恶心、呕吐、大汗等。

知识点6：急性冠状动脉综合征发病时的症状

发病时的症状有：①心前区疼痛；②胃肠道症状；③心律失常；④心力衰竭；⑤低血压和休克；⑥全身症状。

知识点7：陈旧性心肌梗死的标准

符合下列任何一条标准，即可诊断陈旧性心肌梗死：

（1）伴或不伴症状的病理性Q波，同时排除了非缺血性病因。

（2）影像学检查发现局部心肌丢失的表现如室壁变薄并丧失收缩功能，同时排除非缺血性病因。

（3）病理检查发现陈旧性心肌梗死。

知识点8：急性冠状动脉综合征的血常规检查

不稳定型心绞痛和非ST段抬高型心肌梗死血常规检查可无变化，急性ST段抬高型心肌梗死起病24~48小时后白细胞可增至（10~20）$\times10^9$/L，中性粒细胞增多，嗜酸性粒细胞减少，红细胞沉降率增快，C反应蛋白（CRP）增高，可持续1~3周，起病数小时至2天内血中游离脂肪酸水平增高。

知识点9：血清心肌损伤标志物

中高危组不稳定型心绞痛血浆肌钙蛋白cTnI水平可升高，但不超过正常值上限2倍；AMI心肌损伤标志物均会出现明显的升高，且其增高水平与心肌梗死范围及预后明显相关，①在心肌梗死后1.5~2小时即可增高，12小时达高峰，24~48小时内恢复正常。②肌钙蛋白I（cTnI）或T（cTnT），起病3~4小时后升高，cTnI于11~24小时达高峰，7~10天降至正常，cTnT于24~48小时达高峰，10~14天降至正常。肌钙蛋白增高是诊断心肌梗死的敏感指标。③磷酸肌酸激酶同工酶CK-MB，起病后4小时内增高，16~24小时达高峰，3~4天恢复正常。

知识点10：急性冠状动脉综合征的心电图检查

非ST段抬高型心肌梗死是指心电图上无病理性Q波，仅有ST-T演变的急性心肌梗死，根据急性期心电图特征可分为2种类型：①ST段压低型：无病理性Q波，发作时ST段呈水平型或下斜型压低≥1mm，但aVR导联（偶见于V_1导联）ST段抬高，可伴有对称性T波倒置，ST段和T波常在数日至数周后恢复。②T波倒置型：发作时T波对称性深倒置，无病理性Q波，也无明显ST段移位，T波改变1~6个月内恢复。

急性ST段抬高型心肌梗死心电图ST段弓背向上呈墓碑状，在面向坏死区周围心肌损伤区的导联上出现ST段抬高（肢体导联抬高≥2mm，V_1~V_4抬高≥3mm）；在面向透壁心肌坏死区的导联上出现宽而深的Q波（病理性Q波）；在面向损伤区周围心肌缺血区的导联上出现T波倒置。在背向心肌梗死区的导联则出现相反的改变，即R波增高、ST段压低和T波直立并增高。ST段抬高型心肌梗死心电图常出现动态性改变，在起病数小时内，心电图可无异常或出现巨大高耸的T波或斜升ST段；数小时后，ST段明显抬高，呈弓背向上，与T波前支相连形成单向曲线，数小时至48小时内出现病理性Q波，R波振幅降低，是为急性期改变，Q波在3~4天内稳定不变，70%~80%的病理性Q波在心梗恢复后永久存在。心梗早期如不进行治疗干预，ST段抬高持续数日至两周左右，逐渐回到基线，T波变为平坦或倒置，是为亚急性期改变；数周至数月后，T波对称性倒置，波谷尖锐，可永久存在，亦可在数月至数年内逐渐恢复，是为慢性期改变。

知识点11：放射性核素检查

（1）^{201}Ti心肌显像及负荷试验：^{201}Ti随冠状动脉血流很快被正常心肌细胞摄取，静息状态下的灌注缺损区主要见于心肌梗死后的瘢痕区，可用于诊断慢性期或陈旧性心梗，冠状动脉供血不足部位的心肌，则明显的灌注缺损仅见于运动后缺血区，不能运动的患者，可用腺苷或多巴酚丁胺做负荷试验，变异型心绞痛发作时缺血区常显示明显的灌注缺损。利用坏死心肌细胞中的钙离子能结合放射性锝焦磷酸盐或坏死心肌细胞中的肌凝蛋白可与其特异性抗体结合的特点，静脉注射^{99m}Tc-焦磷酸盐或^{111}In-抗肌凝蛋白单克隆抗体，进行心肌热点扫描或照相，可显示心肌梗死的范围，急性心肌梗死后12小时，坏死心肌开始摄取并持续7天，故一般用于诊断急性心肌梗死。

（2）心血池显像：是利用核素标记的蛋白或红细胞等从静脉注入，因其短期内不透过血管壁，均匀地分布在心腔与大血管内，通过闪烁照相可显示心脏房室腔的形态、大小、心室壁与室间隔的厚度、大血管形态及其功能状态、左心室射血分数以及显示室壁局部运动障碍等。常用的方法有门电路血池扫描和首次通过技术。

知识点12：冠状动脉造影

冠状动脉造影的主要目的是评价冠状动脉血管的解剖、数量和畸形，冠状动脉病变的有无、严重程度和病变范围，评价冠状动脉功能性的改变，包括冠状动脉的痉挛和侧支循环的有无，同时可以兼顾左心功能评价。在此基础上，可以根据冠状动脉病变程度和范围进行介入治疗，评价冠状动脉搭桥术和介入治疗后的效果，并可以进行长期随访和预后评价。

知识点 13：螺旋 CT 血管造影（CTA）

CTA 对冠状动脉狭窄病变、桥血管、开口畸形、支架管腔、斑块形态均显影良好，对钙化病变诊断率优于冠脉造影，但阴性者不能排除冠心病，阳性者应进一步行冠脉造影检查。CTA 可作为冠心病高危人群无创性筛查及冠脉支架术后随访手段。

知识点 14：血管内超声（IVUS）

IVUS 可以准确掌握血管的管壁形态及狭窄程度，尤其是在冠心病的介入性诊疗中有很高的指导价值。血管内超声是利用导管将一高频微型超声探头导入血管腔内进行探测，再经电子成像系统来显示心血管组织结构和几何形态的微细解剖信息。因此，血管内超声不仅可准确测量管腔及粥样斑块或纤维斑块的大小，更重要的是它可提供粥样斑块的大体组织信息，在显示因介入治疗所致的复杂的病变形态时明显优于造影。

知识点 15：急性冠状动脉综合征与急性肺动脉栓塞的鉴别诊断

急性肺动脉栓塞可有胸痛、咯血、呼吸困难和休克，并有右心负荷急剧增加表现。应注意与右室梗死鉴别，后者不咯血、心电图为右室梗死图形、血清心肌酶明显升高等可与之区别。

知识点 16：急性冠状动脉综合征与急腹症的鉴别诊断

急性胰腺炎、溃疡病、急性胆囊炎、胆石症，均有上腹疼痛，并可伴休克。但经仔细询问病史、体格检查、心电图检查、B 超检查，血清心肌酶和血尿淀粉酶测定等可以鉴别。

知识点 17：急性冠状动脉综合征与主动脉夹层的鉴别诊断

主动脉夹层起病急、胸痛剧烈，向背、肋腹、腰和下肢放射，可有下肢暂时性瘫痪、偏瘫和主动脉瓣关闭不全表现。胸部 X 线平片、B 超、CT、MR 综合结果提示，主动脉影增宽或呈块影可以确诊，并且心电图非 AMI 样改变，也无血清心肌酶升高。

知识点 18：急性冠状动脉综合征的治疗目标

总的目标是迅速改善紧急症状，防止严重心律失常、心力衰竭、心源性休克，抢救梗死区边缘带，缩小梗死面积；防止梗死面积扩大，降低死亡率，有利远期预后。

知识点 19：急性冠状动脉综合征的治疗原则

（1）降低心肌氧耗量：如镇静、止痛、减轻心脏负荷、降低心肌兴奋性。

（2）增加心肌氧供：如吸氧、溶栓、扩管、PTCA。

（3）保护心肌细胞：如使用 ATP、CoA、CoQ10、细胞色素 C、FDP、含镁极化液。

（4）尽量避免使用增加心肌氧耗的药物，如强心苷。

（5）及时纠正心律失常、心力衰竭、心源性休克。

（6）急诊科就地紧急处理，待病情相对稳定后收入 CCU 或 ICU。

第二节　急性左心衰竭

知识点 1：急性左心衰竭的概念

急性左心衰竭是指由于急性心脏病变引起心肌收缩力明显降低或心室负荷加重而导致心排血量急骤降低导致组织器官灌注不足和急性肺淤血综合征。

知识点 2：急性左心衰竭的临床表现

临床以上急性左心衰常见，主要表现为急性肺水肿。急性右心衰较少见，可发生于急性右心室梗死或大面积肺梗死。

知识点 3：急性左心衰竭的病因及发病机制

病因及发病机制有：①急性弥漫性心肌损害；②急性容量负荷过重；③急性压力负荷过重。

知识点 4：急性左心衰竭的病理生理特征

病理生理基础为心脏收缩力突然严重减弱，心排血量急剧减少或左心室瓣膜性急性反流，左心室内压迅速升高，肺静脉回流不畅。由于肺静脉压快速升高，肺毛细血管压随之升高使血管内液体渗入到肺间质和肺泡内形成急性肺水肿。

知识点 5：急性左心衰竭的症状

急性左心衰竭发病急骤，主要为急性肺水肿。突发严重呼吸困难，呼吸频率常达 30～40 次/分，强迫坐位、面色灰白、发绀、大汗、烦躁，同时频繁咳嗽，咳粉红色泡沫状痰。极重者可因脑缺氧而致神志模糊。肺水肿早期，出于交感神经激活致血管收缩，血压可一过性升高；但随着病情持续，血压下降。严重者可出现心源性休克。

知识点6：急性左心衰竭的体征

听诊时两肺布满湿啰音和哮鸣音，心尖部第一心音减弱，频率快，同时有舒张早期第三心音而构成奔马律，肺动脉瓣第二心音亢进。

知识点7：急性左心衰竭的胸部X线片检查

胸部X线片可显示肺淤血的程度和肺水肿，如出现肺门血管影模糊、蝶形肺门，甚至弥漫性肺内大片阴影等，还可根据心影增大及其形态改变，评估基础的或伴发的心脏和（或）肺部疾病以及气胸等。病情危重应行床旁胸片检查。肺部CT（平扫或增强）和同位素检查，对明确病变性质和鉴别诊断大面积肺栓塞有临床价值。

知识点8：急性左心衰竭的超声心动图

急诊最好采用便携式床旁心脏超声，可用以了解心脏的结构和功能、心瓣膜状况、是否存在心包病变、急性心肌梗死的机械并发症以及室壁运动失调；可测定左室射血分数（LVEF），监测急性心衰时心脏收缩/舒张功能的相关数据，判断为急性收缩性左心衰竭（LVEF≤40%）或急性舒张性左心衰竭（LVEF≥50%）。超声多普勒成像可间接测量肺动脉压、左右心室充盈压等。超声心动图有助于快速诊断和评价急性心衰，还可用来监测患者病情的动态变化，对于急性心衰是不可或缺的检查方法。

知识点9：急性左心衰竭的动脉血气分析

急性左心衰竭肺淤血明显者可影响肺泡氧气交换，常伴低氧血症。动脉血气分析监测包括PaO_2、$PaCO_2$、SaO_2、血乳酸、酸碱平衡状态、电解质等指标，对评价氧含量（氧合）和肺通气功能，判断酸碱电解质平衡状况及组织灌注水平有很大价值，对急性心衰的预后判断和指导治疗十分重要。

知识点10：心衰标志物

心衰标志物以B型利钠肽又称脑钠肽（BNP）和氨基末端脑钠肽前体（NT-proBNP）为代表，是目前公认的诊断心衰的重要客观指标。由于能在急诊床旁开展，已成为即时检验（POCT）的主要检测项目，也是急性心衰临床早期诊断的一个重要进展，可缩短急诊治疗时间窗，对于门诊、急诊怀疑心衰的病人，首先应该进行BNP检测。

知识点11：急性左心衰竭的鉴别诊断

根据典型症状与体征，一般不难诊断。注意急性呼吸困难与支气管哮喘的鉴别，咳粉红色泡沫痰和心尖部舒张期奔马律有助于诊断肺水肿，也有助于鉴别并存肺水肿的心源性休克与其他原同所致的休克。

知识点 12：急性左心衰竭的抢救时机

由于急性左心衰竭病情凶险、变化快、病死率高，应力争在发病 30 分钟内使病情得到有效控制，以降低病死率。急性左心衰竭发病后 1 小时内为抢救的黄金时间，发病 6 小时以上若未能有效治疗其病死率显著增加。

知识点 13：急性左心衰竭治疗时患者的体位

患者取坐位，双腿下垂，以减少静脉回流，减轻心脏前负荷。

知识点 14：吸氧

适用于低氧血症和呼吸困难明显（尤其指端血氧饱和度<90%）的患者。应尽早采用，使患者 $SaO_2 \geqslant 95\%$（伴 COPD 者 $SaO_2 > 90\%$）。吸氧可采用：①鼻导管吸氧：从低氧流量（1~2L/min）开始，如仅为低氧血症，动脉血气分析无 CO_2 潴留，可采用高流量给氧 6~8L/min。②面罩吸氧：适用于伴呼吸性碱中毒患者。必要时还可采用无创性或气管插管呼吸机辅助通气治疗。

知识点 15：四肢交换加压

四肢轮流绑扎止血带或血压计袖带，可降低前负荷，减轻肺淤血和肺水肿。通常同一时间只绑扎三个肢体，每隔 15~20 分钟轮流放松一个肢体。

知识点 16：迅速建立静脉通道

急救用药的主要途径是通过大静脉给药。为保证给予有效药物治疗，至少应开放 2 条静脉通道，并保持静脉通畅。必要时可采用深静脉穿刺置管，既可满足用药的需要，又能监测静脉压力。血管活性药物一般应用微量泵泵入，以维持稳定的速度和血药浓度。

知识点 17：加强监护

常规实施心电监护、无创血压及脉氧饱和度监测，病情严重者应留置导尿管。固定和维护好各种导管如深静脉导管、导尿管、气管导管以及心电监护电极片和导联线、鼻导管或面罩、指端脉搏血氧饱和度测定电极等。保持室内适宜的温度、湿度，灯光柔和，环境幽静。

知识点 18：饮食供给

患者发病初期不建议进食。病情稳定后可进易消化食物，避免一次大量进食和饱餐。在总量控制下，可少量多餐（6~8 次/天）。应用襻利尿剂情况下可不过分限制钠盐摄入量，以避免低钠血症引起的低血压。利尿剂应用时间较长的患者应补充多种维生素和微量元素和钾等。

知识点 19：出入量管理

肺淤血、体循环淤血及水肿明显者应严格限制饮水量和静脉输液速度，对无明显低血容量因素（大出血、严重脱水、大汗淋漓等）者的每天摄入液体量一般宜在1 500ml 以内，不要超过2 000ml。保持水出入量负平衡约 500ml/d，以减少水钠潴留，缓解症状。3~5 天后，如淤血、水肿明显减轻，应减少水负平衡量，逐渐过渡到出入水量平衡。在水负平衡时应注意防止发生低血容量、低血钾和低血钠等。

第三节 心律失常

一、概述

知识点 1：心律失常的概念

心律失常是指心脏冲动的频率、节律、起源部位、传导速度与激动次序的异常。

知识点 2：心律失常的分类

心律失常按其发生原理分为冲动形成异常和冲动传导异常两大类。

（1）冲动形成异常：①窦房结心律失常：窦性心过速；窦性心动过缓；窦性心律不齐；窦性停搏；②异位心律：被动性异位心律：逸搏（房性、房室交界性、室性）；逸搏心律（房性、房室交界性、室性）；主动性异位心律：期前收缩（房性、房室交界性、室性）；阵发性心动过速（房性、房室交界性、房室折返性、室性）；心房扑动、心房颤动；心室颤动。

（2）冲动传导异常：①生理性：干扰及房室分离；②病理性：窦房传导阻滞；房内传导阻滞；房室传导阻滞；束支或分支阻滞（左、右束支及左束支分支传导阻滞）或室内阻滞；③房室间传导途径异常：如预激综合征。

按照心律失常发生时心率的快慢，分为快速性心律失常与缓慢性心律失常两大类。

知识点 3：心律失常的病史诊断

有心悸症状者，可提供：①心律失常的存在及其类型；②诱因，如烟酒、咖啡、运动、精神刺激等；③心律失常发作频率程度和起止方式；④心律失常造成的影响；⑤对药物和非药物手段的反应。

知识点4：心律失常需要电生理检查的原因

（1）诊断性应用，确立心律失常及其类型，了解起源及发生机制。

（2）治疗性应用，以电刺激终止心动过速，导管射频消融。

（3）判断预后，是否易于诱发室性心动过速、有无发生心脏猝死的危险。

二、快速心律失常

知识点5：心房扑动的概念

心房扑动，简称房扑，是一种快速而规则的房性异位节律，频率300次/分，多为阵发性，为一种不稳定的心律失常，常进展为心房颤动。

知识点6：心房扑动的病因

多见于器质性心脏病，如二尖瓣狭窄、高血压性心脏病、冠心病、甲状腺功能亢进、心肌病、心力衰竭、慢性肺源性心脏病等。

知识点7：心房扑动的临床症状

（1）心房扑动的心室率不快者，患者可无症状。

（2）心室率较快时可有心悸、气促、心绞痛等症状，甚至可发生心力衰竭和低血压。

知识点8：心房扑动的临床体征

（1）心房率300次/分，可见快速的颈静脉搏动。当房室传导比例发生改变时，第一心音强度亦随之变化。

（2）按摩颈动脉窦能使房扑的心室率突然减慢，停止按摩后又恢复至原先心室率水平。

知识点9：心房扑动的心电图特征

（1）心房活动呈现规律的锯齿状扑动波，扑动波之间的等电线消失，Ⅱ、Ⅲ、aVF或V_1导联最为明显，常倒置。心房率通常为250~300次/分。

（2）心室率规则或不规则，取决于房室传导比率是否恒定。

（3）QRS波群形态正常，当出现室内差异传导或原先有束支传导阻滞时，QRS波群增宽、形态异常。

知识点10：心房扑动控制心室率的方法

可以通过给予洋地黄类、钙通道阻滞剂、β受体阻滞剂减慢心室率。

知识点11：预防心房扑动复发的方法

对非急性病因所致房扑复律后常需药物预防复发，服药时间不应短于3个月。对顽固性房扑患者可使用射频消融治疗。

知识点12：心房颤动的概念

心房颤动，简称房颤，是心房出现不协调、不规则、快而细小的乱颤。临床上将心房颤动分为急性心房颤动和慢性心房颤动。急性心房颤动指24~48小时内发生的房颤。慢性心房颤动又分为阵发性、持续性和永久性三种类型。

知识点13：心房颤动的病因

（1）多见于器质性心脏病，如风湿性心脏病、高血压性心脏病、甲状腺功能亢进心脏病、心肌病、心力衰竭、慢性肺源性心脏病以及冠心病等。

（2）急性缺氧、电解质紊乱、情绪激动、急性酒精中毒等可引起心房颤动。

（3）特发性。

知识点14：心房颤动的临床表现

（1）症状：①轻者可有心悸、胸闷、气促等不适；②重者上述症状明显加重，甚至发生急性心力衰竭、心绞痛、晕厥等；③体循环栓塞是房颤的重要临床表现，以脑梗死最常见。

（2）体征：第一心音强弱不等，心室律绝对不规则，脉搏短绌。

知识点15：心房颤动的心电图表现

（1）P波消失，心房除极混乱，呈小而不规则的基线波动，形态与振幅均变化不定，称为f波；频率为350~600次/分。

（2）心室率极不规则，通常在100~160次/分。

（3）QRS波群形态通常正常，发生室内差异性传导时QRS波群增宽变形。

知识点16：心房的复律适应证

（1）房颤时间在1年以内。

（2）瓣膜病变轻或行二尖瓣手术后2~3周房颤仍存在。

（3）甲亢已控制或其他诱发因素已去除。

（4）超声心动图示左房内径<45mm，左房内无附壁血栓。

（5）心脏无明显增大（心胸比<50%）。

知识点17：心房颤动的药物复律治疗

（1）奎尼丁：用法为第1天首剂0.2g，以后每2小时0.2g，共5次；若未转复，第2天0.3g，每2小时一次，共5次，第3天0.4g，每2小时一次，共5次，总量不超过2.0g；如仍不能转复则停止使用。因该方法可能产生严重的并发症，故目前较少应用。

（2）胺碘酮：每次0.2g，口服，3次/天，10~14天可转复。其后0.1~0.2g/d维持。对心房颤动的转复率高、副作用小、促心律失常作用少见，临床应用越来越普遍。

知识点18：心房颤动的控制心室率治疗

（1）洋地黄：毛花苷C 0.4mg稀释后缓慢静脉注射，对心房颤动伴快速心室率伴心力衰竭患者列为首选。洋地黄中毒和房颤合并预激综合征时禁用。

（2）维拉帕米：首剂5mg稀释后缓慢静脉注射，必要时可再重复一次。房颤合并预激综合征时禁用。

（3）胺碘酮：首剂150mg稀释后缓慢静脉注射（10分钟），必要时可再重复一次。

（4）β受体阻滞剂控制心室率，房颤合并预激综合征时禁用。

知识点19：心房颤动的抗凝治疗

首选华法林，宜从小剂量开始，并定期复查INR（国际标准化比值），使INR维持在2.0~3.0。对于不宜使用抗凝剂者，可应用较大剂量阿司匹林。

知识点20：阵发性室上性心动过速的临床表现

以突然发作、突然终止为特征，发作长短时间不一。症状轻重取决于心动过速的频率、持续时间以及是否伴器质性心脏病，可从心悸、焦虑、头晕，到晕厥、低血压、心绞痛和心力衰竭等。体检第一心音强度恒定，心律绝对规则。

知识点21：阵发性室上性心动过速的治疗

（1）刺激迷走神经的方法：用压舌板刺激腭垂，诱发恶心、呕吐；深吸气后屏气再用力做呼气动作（Valsava 法），或深呼气后屏气再用力作吸气动作（Muller 法）；颈动脉按摩，患者取仰卧位，先按摩右侧 5～10 秒，如无效再按摩左侧，切忌两侧同时按摩，以防引起脑缺血。

（2）抗心律失常药物：上述治疗无效者可予抗心律失常药物治疗。常用药物有：腺苷、维拉帕米、洋地黄、β 受体阻滞剂、Ⅰa、Ⅰc 类和Ⅲ类抗心律失常药。

（3）起搏治疗：上述药物失败或心动过速反复发作，可经临时心房或心室起搏终止心动过速。食管心房调搏也可有效终止发作。

（4）直流电复律：患者出现严重心肌缺血、低血压、心力衰竭的表现，或上述治疗无效者，应行同步电复律。已使用大量洋地黄治疗的患者不能电复律。

知识点 22：阵发性室性心动过速的临床表现

症状取决于心室率的快慢、心动过速持续时间、基础心脏病的有无及其严重程度。室性心动过速可表现为短暂的、无症状的、非持续性发作；或呈持续性而血流动力学稳定的发作，常出现在速率较慢或正常心脏时；也可表现为不稳定发作，可转为心室颤动。持续性室速几乎都有症状，常导致血流动力学不稳定和（或）心肌缺血。在严重心功能不全或脑血管疾病患者，频率快的室速常导致低血压、晕厥。室速的节律通常规整，也可稍不整。第一心音强弱不等。

知识点 23：阵发性室性心动过速的治疗

（1）直流电复律：对血流动力学不稳定的室性心动过速，即有血压降低、心力衰竭及意识障碍者，应予直流电复律，一般可予 50J 能量同步电复律，不成功者增加到 100～200J；对无脉室性心动过速可用 200J 非同步电复律。

（2）胺碘酮：150mg 静脉注射，随后 1mg/min 滴注 6 小时，然后 0.5mg/min。必要时可再次静脉注射 150mg。

（3）利多卡因：对临床稳定的室性心动过速，可给予利多卡因 75mg 静脉注射（1.0～1.5mg/kg），然后按 1～3mg/min 维持静脉滴注。如果不复律，20 分钟后可再予 50mg 静脉注射。

（4）其他：普鲁卡因胺。普罗帕酮可用于无器质性心脏病、心功能正常的患者；维拉帕米可用于分支型室速及短联律多形性室速。

（5）预防复发：胺碘酮、β 受体阻滞剂、美西律等。

三、缓慢性心律失常

知识点 24：病态窦房结综合征的概念

病态窦房结综合征（SSS）是指窦房结及其周围组织器质性病变或功能性障碍所形成的

起搏和传导功能异而常产生的缓慢性和（或）快速性心律失常。临床表现有三种：窦性心动过缓（持续性）、窦房传导阻滞及慢快综合征。

知识点25：病态窦房结综合征的病因

（1）冠状动脉粥样硬化性心脏病是最主要的病因。

（2）窦房结退行性病变是次要病因。

（3）心肌炎、心肌病等。

（4）迷走神经功能亢进、颈动脉窦过敏综合征等。

（5）药物如β受体阻滞剂、钙拮抗剂和其他抗心律失常药物及电解质紊乱等导致。

（6）其他。

知识点26：病态窦房结综合征的临床表现

起病隐匿，进展缓慢，部分患者可以无任何症状；严重时可引起头晕、黑蒙、晕厥、心绞痛、心力衰竭等。

知识点27：病态窦房结综合征的心电图基本特征

严重的窦性心动过缓，心率少于50次/分；窦性停搏和（或）窦房阻滞；心动过缓与心动过速交替出现；逸搏心律。

知识点28：病态窦房结综合征的诊断

SSS的诊断主要依据心电图检查及食管电生理检查。对于可疑SSS患者经心电图检查未能确诊时，可行阿托品试验协助诊断，必要时行食管电生理检查确定诊断。

知识点29：病态窦房结综合征的药物治疗

（1）阿托品：解除迷走神经对心脏的抑制，口服每次0.3mg，3～4次/天，皮下注射、静脉推注每次1～2mg。

（2）氨茶碱：对抗腺苷受体，提高窦性心率，改善心脏传导。口服每次100mg，3次/天，必要时静脉滴注。

（3）异丙肾上腺素：一般用于紧急情况时，1～2mg加入5%葡萄糖或生理盐水500ml中静脉滴注，1～4μg/min，维持有效心率。

知识点30：病态窦房结综合征的心脏起搏器治疗

（1）对于因急性心肌梗死、急性心肌炎等引起的暂时性窦房结功能紊乱可采用临时人工起搏器治疗。

（2）一般来说，严重的SSS药物治疗效果不理想，符合以下情况之一者应安装永久起搏器：①SSS伴有阿-斯综合征发作或虽无症状但心电图示窦房阻滞或窦性停搏≥3.0s；②SSS因心动过缓而伴有心力衰竭或心绞痛发作；③慢快综合征伴有阿-斯综合征或晕厥先兆症状；④SSS合并二度Ⅱ型以上的A-VB有阿-斯综合征或晕厥先兆；⑤潜在性SSS合并各种顽固性心动过速需要长期药物治疗。

知识点31：房室传导阻滞的概念

房室传导阻滞（AVB）是指心电冲动从心房向心室的传导过程中出现传导延迟、部分或全部阻断的现象。

知识点32：房室传导阻滞的病因

房室传导阻滞的病因有：①心脏疾病（如冠心病、心肌炎、心肌病）；②药物中毒、电解质紊乱；③先天性房室传导阻滞；④传导系统或心肌退行性变；⑤外伤、心脏手术以及放射治疗等均可导致房室传导阻滞。

知识点33：房室传导阻滞的临床表现

（1）一度房室传导阻滞常无症状，无体征，第一心音可变低钝。

（2）二度Ⅰ型房室传导阻滞可自觉心搏脱漏，偶有心悸、乏力。二度Ⅱ型房室传导阻滞，心室脱漏频繁时常感疲乏、头昏、胸闷、晕厥和心慌气短，且可在短期内发展到三度房室传导阻滞。第一心音可强弱不等。

（3）三度房室传导阻滞病变进展快，心室自主心律未建立，出现心室停搏时可发生晕厥。心律规则，第一心音强弱不等，偶有大炮音，脉压增大。

知识点34：房室传导阻滞的病因治疗

一度至二度Ⅰ型AVB，心室率不是很慢，对血流动力学无影响者，主要针对病因治疗。

知识点35：房室传导阻滞的药物治疗

常用于二度Ⅱ型以上AVB，心室率过慢伴有血流动力学障碍或心、脑供血不足者的紧急处理。①阿托品：口服每次0.3~0.6mg，每4小时1次；0.5~2mg静脉注射，可提高房室阻滞的心室率。本类药物适用于希氏束以上阻滞者，尤其是迷走神经张力增高者；②异丙肾上腺素：1~4μg/min持续静脉滴注维持有效心室率在60~70次/分即可。适用于任何部位的房室传导阻滞，但急性心肌梗死者慎用，因其用量过大可增加心肌耗氧量，易产生室性心律失常。

知识点36：房室传导阻滞的心脏起搏治疗

急性高度或完全AVB，药物治疗无效者，可紧急安装临时心脏起搏器。慢性或永久性高度、完全AVB，伴有心、脑供血不足症状或有阿-斯综合征发作者，安装永久性心脏起搏器是唯一长期可行的方法。

第四节　高血压危象

知识点1：高血压危象的概念

高血压危象是指原发性和继发性高血压患者在疾病发展过程中，在某些诱因的作用下，血压在短时间内（数小时或数天）显著地急骤升高（>180/120mmHg），包括高血压急症和高血压亚急症。

知识点2：高血压危象的临床类型

根据并发的靶器官损害，高血压危象常见的临床类型有：①高血压脑病；②急进型或恶性高血压；③高血压并急性脑血管病（脑出血、急性脑梗死）；④高血压并急性左心衰竭；⑤高血压并急性冠状动脉综合征（不稳定型心绞痛、急性心肌梗死）；⑥高血压并急性肾衰竭；⑦高血压并急性主动脉夹层；⑧嗜铬细胞瘤高血压危象；⑨子痫或妊娠期严重高血压；⑩其他儿茶酚胺过量综合征包括降压药物撤除综合征、颅脑创伤、烧伤、药物相互作用等。

知识点3：高血压危象的病因及发病机制

高血压急症常是因某些诱因使血压急剧升高，小动脉舒缩障碍影响重要脏器血液供应而产生的危机状态。其诱发因素很多，最常见的是在长期原发性高血压患者中血压突然升高，占40%~50%，其他情况包括急性肾小球肾炎、子痫、嗜铬细胞瘤、突然停用降压药物、颅脑损伤、结缔组织病、烧伤和某些药物等。神经过度紧张、情绪急躁、寒冷刺激、月经期及更年期内分泌失调等，常加重上述变化。其发生机制主要涉及交感神经系统活性亢进和循环儿茶酚胺过多，构成高血压急症的决定因素是血压升高的速度和是否存在并发症，而并非是单纯的血压升高程度。

知识点4：高血压危象的一般临床表现

起病迅速，头痛、气短、焦虑，血压显著增高，常以收缩压增高为主。常伴自主神经紊乱症状，如发热口干、出汗、异常兴奋、皮肤潮红或面色苍白、手足发抖等。

知识点5：高血压危象患者的体格检查

测量双臂血压。检查四肢血管搏动。听诊是否存在肾血管杂音。心肺部听诊注意心力衰竭、肺水肿体征，如肺部啰音、收缩期杂音、奔马律等。神经系统体征。检查眼底，注意视盘水肿、渗出、出血等。

知识点6：高血压危象患者的辅助检查

（1）实验室检查：尿中出现不同程度的蛋白和红细胞，随病情变化迅速出现氮质血症、低钙血症，重者出现代谢性酸中毒。肌酐和尿素氮增高，血糖可增高。突发性恶性高血压者，肾衰竭出现早且重。血中游离肾上腺素或去甲肾上腺素水平增高。

（2）眼底检查：除了慢性小动脉硬化外，急性改变有小血管节段或弥漫性痉挛，血压控制2~12周后视力可完全恢复。视乳头水肿在血压控制后2~3周才能消失，虽可出现视神经萎缩和视力减退，但常无后遗症。

（3）超声心动图、心电图、胸部X线片检查，可发现高血压心血管并发症的相应改变。

（4）CT、MRI检查：头颅CT、MRI检查对神经系统并发症有重要的鉴别诊断价值。疑主动脉夹层者行胸部CT检查。

知识点7：高血压急症与高血压亚急症的鉴别诊断

高血压急症与高血压亚急症的主要区别在于是否伴有靶器官损害，而不是血压水平。

（1）高血压急症：急性重度血压升高，伴有急性或进行性靶器官损害：①中枢神经系统：高血压脑病、颅内出血、惊厥；②心血管系统：急性左心衰、急性心肌梗死或不稳定型心绞痛、急性主动脉夹层；③其他：急性肾衰竭、子痫、嗜铬细胞瘤等。

（2）高血压亚急症：急性、重度高血压，但不伴有急性靶器官损害。患者通常无或仅有轻度的靶器官损害。

知识点8：高血压急症的紧急处理

（1）一般处理：高血压急症患者应立即进入抢救室（或收住ICU），卧床休息，避免过多搬动，室内保持安静，光线暗淡。有诱发因素者应予以去除。

（2）吸氧：病情需要时吸氧，密切注意神志改变。迅速将血压降至安全范围（160/100mmHg左右），以缓解靶器官急性损伤。

（3）监测生命体征：立即开放静脉通道，必要时进行动脉内测压，定时测量血压、心率和呼吸。

（4）准确评定血容量和颅内压：谨慎使用脱水药或快速利尿药。

知识点9：高血压急症用药期间的注意事项

（1）根据患者的基础病和用药史，个体化选择用药。

（2）立即有效地控制血压是终止进行性靶器官损害的关键。

（3）静脉给药时，患者宜取卧位，以防止直立性低血压。

（4）1小时内使平均动脉压迅速下降，但不超过25%。在以后的2~6小时，使血压下降到160/(100~110) mmHg。肾功能正常且无心、脑血管病变者在以后的24~48小时，使血压逐渐降至正常。

（5）降压过快会减少脏器的血流灌注，从而诱发或加重靶器官功能损害。

知识点10：高血压危象的预后

高血压危象常引起靶器官的功能严重障碍，甚至衰竭。因此，治疗高血压危象的当务之急，是采取迅速有效的措施，将血压降至安全范围，使损伤的脏器功能得到改善或恢复。若不能及时救治，预后不佳。

第五节　主动脉夹层

知识点1：主动脉夹层的概念

主动脉夹层是指主动脉腔内的血液通过内膜的破口进入主动脉壁中层而形成夹层血肿并沿着主动脉壁延伸分离。过去曾称本病为主动脉夹层动脉瘤，但本病并非由于主动脉壁的扩张，且病理机制、临床表现及治疗等都与主动脉瘤有很大的不同，故现在多改称为主动脉夹层血肿或主动脉夹层分离，简称主动脉夹层。

知识点2：主动脉夹层的流行病学

急性主动脉夹层多见于中老年男性，男女性比例2∶1~5∶1，3/4以上患者发病时超过40岁，近端夹层发病的高峰年龄在50~55岁，而远端夹层在60~70岁。在主动脉夹层的患者中，有62%~78%的患者有高血压。发病时年龄低于40岁的患者中，男女比例接近1∶1，而且50%女性患者在妊娠期发病。青年人中此病罕见，多见于易感性家族或患有马方综合征，结缔组织病或先天性缺损如二叶式主动脉瓣畸形、主动脉缩窄等。

知识点3：主动脉夹层的病因病理

主动脉夹层的基础病理改变为遗传或代谢异常导致的主动脉中层囊性退行性变、弹性纤维断裂、坏死，部分患者为伴有结缔组织异常的遗传性先天性心血管病，但大多数患者基本病因不清楚，可能与下列因素有关：①主动脉结构异常；②高血压；③妊娠；④炎性血管病变；⑤外伤。

知识点4：主动脉夹层的临床分型

临床上常用两种分型法，一种为传统的DeBakey分型法，将主动脉夹层分成3型，Ⅰ型：夹层起始于升主动脉并延伸至主动脉弓及降主动脉，甚至腹主动脉，此型最多见；Ⅱ型：夹层局限于升主动脉；Ⅲ型：夹层起始于降主动脉并向远端延伸可达到腹主动脉及其分支。另一种为Stanford分型法，将主动脉夹层分成2型，A型：所有累及升主动脉的夹层（包括De BakeyⅠ型和Ⅱ型）；B型：局限于降主动脉的夹层（即De Bakey Ⅲ型）。

知识点5：主动脉夹层的临床表现

本病发病2周以内为急性期，2周至2个月为亚急性期，超过2个月则为慢性期。本病临床表现错综复杂，主要取决于夹层动脉瘤的部位、累及范围、主动脉分支受累情况、是否邻近组织压迫、主动脉瓣关闭不全以及夹层破裂。

（1）疼痛：疼痛是本病突出而有特征性的症状，约96%的患者有突发、急起不能耐受的前胸或背部剧烈疼痛，呈而持续性撕裂样或刀割样疼痛。

（2）休克、虚脱与血压变化：约半数或1/3患者发病后有苍白、大汗、皮肤湿冷、气促、脉速、脉弱或消失等表现，而血压下降程度常与上述症状表现不平行。某些患者可因剧痛甚至血压增高。严重的休克仅见于夹层瘤破入胸膜腔大量内出血时。低血压多数是心包填塞或急性重度主动脉瓣关闭不全所致。

（3）心血管系统损害：①主动脉瓣关闭不全和心力衰竭；②急性心肌梗死；③心包填塞。

（4）其他系统损害：神经、呼吸、消化及泌尿系统均可受累。

知识点6：主动脉夹层的辅助检查

确诊主动脉夹层的主要辅助检查手段是：X线断层扫描（CT），CT血管造影（CTA），磁共振检查（MRI）或是直接的数字剪影血管造影（DSA）等。

（1）胸部X线片：普通胸片就可以提供诊断的线索，对于急性胸背部撕裂样疼痛，伴有高血压的患者，如果发现胸片中上纵隔影增宽，或主动脉影增宽，一定要进行进一步CTA等检查，明确诊断。

（2）主动脉CTA：CTA断层扫描可观察到夹层隔膜将主动脉分割为真假两腔，重建图像可提供主动脉全程的二维和三维图像，其主要缺点是要注射造影剂，可能会出现相应的并发症，而主动脉搏动产生的伪影也会干扰图像和诊断。

（3）主动脉 MRA：对主动脉夹层患者的诊断敏感性和特异性与 CTA 接近，核磁所使用的增强剂无肾毒性；其缺点是扫描时间较长，不适用于循环状态不稳定的急诊患者，而且也不适用于体内有磁性金属植入物的患者。

（4）数字剪影血管造影（DSA）：由于有创检查且需使用含碘造影剂，目前多只在腔内修复术中应用而不作为术前常规诊断手段。

（5）血管腔内超声：近年发展起来的诊断项目，可清楚显示主动脉腔内的三维结构，诊断准确性无疑高于传统超声，但因其为血管内操作，主要应用于微创介入治疗时对夹层破口和残留内漏的判断上。

知识点 7：主动脉夹层的诊断要点

（1）疼痛的特点表现为初发即为撕裂样剧痛。

（2）血压可不下降，在发病早期反而升高。

（3）突然出现主动脉瓣关闭不全、急腹症或神经系统障碍同时伴有血管阻塞征象。

（4）两侧脉搏搏动强弱不一，甚至一侧搏动消失。

（5）影像学检查（超声心动图、CT、MRI、主动脉造影）有助于早期诊断。

知识点 8：主动脉夹层与急性心肌梗死的鉴别诊断

急性心肌梗死的疼痛一般逐渐递增，疼痛常局限于胸骨后或向颈部及左臂放射，而主动脉夹层疼痛发作开始即为撕裂样疼痛，部位较广泛，用吗啡等镇痛药不能缓解；两病都可能有休克发生，但急性主动脉夹层发生休克时血压可不降低。结合心电图和影像学技术有助于夹层分离的诊断。

知识点 9：主动脉夹层与急性肺栓塞的鉴别诊断

急性肺栓塞临床表现为急性胸痛、胸闷，伴呼吸困难、咯血和休克等症状，与主动脉夹层症状相似，但肺栓塞常见于长期卧床、手术或分娩后的患者，选择性肺动脉造影可鉴别。

知识点 10：主动脉夹层与急腹症的鉴别诊断

腹主动脉夹层影响腹腔器官的供血，可出现各种急腹症的临床表现，需密切观察身体相关部位有无血管阻塞体征，必要时做腹部超声和主动脉造影检查鉴别。

知识点 11：主动脉夹层的治疗原则

（1）急性期患者首先给予强化的内科药物治疗。无论是否采取介入或手术治疗均应立即开始口服或静脉药物治疗。

（2）升主动脉夹层特别是影响主动脉瓣或心包内有渗液者宜急诊外科手术。

（3）降主动脉夹层急性期病情进展迅速，病变局部血管直径≥5cm或有血管并发症者应争取介入治疗置入支架（动脉腔内隔绝术）。夹层范围不大无特殊血管并发症时，可试行内科药物保守治疗。若1周不缓解或发生特殊并发症，如血压控制不佳、疼痛顽固、夹层扩展或破裂，出现神经系统损害或证明有膈下大动脉分支受累等，应立即行介入或手术治疗。

知识点12：主动脉夹层的内科治疗

（1）降压：迅速将收缩压降至<100~120mmHg或更低，可静滴硝普钠、地尔硫䓬等。

（2）β受体阻滞剂：减慢心率至60~70次/分及降低左室dp/dt，以防止夹层进一步扩展。β受体阻滞剂经静脉给药作用更快。

知识点13：主动脉夹层的外科治疗

外科治疗包括修补撕裂口，排空假腔或人工血管移植术。手术死亡率及术后并发症发生率均很高。仅适用于升主动脉夹层及少数降主动脉夹层有严重并发症者。

知识点14：主动脉夹层的介入治疗

以导管介入方式在主动脉内置入带膜支架，压闭撕裂口，扩大真腔，治疗主动脉夹层。目前，介入治疗已成为治疗大多数降主动脉夹层的优选方案，不仅疗效明显优于传统的内科保守治疗和选择性外科手术治疗，且避免了外科手术的风险，术后并发症大大减少，总体死亡率也显著降低。

知识点15：主动脉夹层的预后

多数病例在起病前后数小时至数天内死亡，在开始24小时内病死率为35%，48小时病死率为50%，出院后5年生存率为75%~82%，病变部位、治疗方法对生存率的影响无显著差异。主动脉夹层的晚期并发症包括主动脉瓣反流、夹层复发、动脉瘤形成或破裂等，因此，有必要对患者定期随访，进行认真体检以及必要的影像学检查。

第三十七章 消化系统急诊

第一节 急性胰腺炎

知识点1：急性胰腺炎的概念

急性胰腺炎是指多种病因引起的胰酶激活，继以胰腺局部炎症反应为主要特征，伴或不伴有其他器官功能改变的疾病。

知识点2：轻症急性胰腺炎的概念

轻症急性胰腺炎是指具备急性胰腺炎的临床表现和生化改变，而无器官功能障碍或局部并发症，对液体补充治疗反应良好。

知识点3：重症急性胰腺炎的概念

重症急性胰腺炎是指在急性胰腺炎的临床表现及生物化学改变的基础上，伴有持续的器官功能衰竭（超过48小时以上，不能自行恢复的呼吸系统、心血管系统或肾功能衰竭，可累及一个或多个脏器）。

知识点4：急性胰腺炎病因的相关因素

（1）早期始动病因：胆石病和胆道疾病、醉酒和暴饮暴食、胰管阻塞、手术与损伤、十二指肠乳头邻近部位病变及其他。

（2）后期病情加重因素：血液循环因素、白细胞过度激活和全身炎症反应、感染。

知识点5：急性胰腺炎的病理特征

急性胰腺炎的基本病理改变是胰腺程度不同的水肿、出血和坏死。根据胰腺的不同病理特点，将急性胰腺炎分为：

（1）急性水肿性胰腺炎：病变大多局限于胰体、尾部。病变的胰腺肿大、变硬，被膜紧张，少数患者可见被膜下脂肪散在坏死或有皂化斑。镜下见间质充血、水肿并有炎性细胞浸润，或伴有轻度出血和局灶性坏死。

（2）急性出血坏死性胰腺炎：病变以广泛的胰腺坏死、出血为特征。病变胰腺肿大、质软，出血呈暗红色，严重者胰腺变黑，分叶结构模糊，胰周组织可见散在的黄白色皂化斑或小块状脂肪坏死灶。镜下见胰腺组织呈大片凝固坏死，间质小血管壁也有坏死。坏死胰腺以局部纤维化而痊愈或转变为慢性胰腺炎，晚期坏死性胰腺组织合并感染，形成胰腺脓肿，其主要致病菌为革兰阴性杆菌，与肠道菌群移位有关。

知识点6：急性胰腺炎的临床表现

（1）患者常有胆囊炎、胆石症、胆道蛔虫病、十二指肠炎等病史，或饱餐、过量饮酒和精神刺激等因素。

（2）一般会出现恶心、呕吐等消化道症状，且呕吐后腹痛不缓解，呕吐物为十二指肠内容物。

（3）突发性上腹部持续疼痛，伴有阵发性加剧，疼痛常常放射至背部。体格检查：上腹部有明显压痛、肌紧张等腹膜刺激征，肠鸣音减弱或消失。腹胀明显，其原因主要是胰腺炎的大量渗出及产生炎症反应造成肠麻痹所致。少数患者可见左腰部青紫色斑，脐周也可呈青紫色改变。

（4）严重的患者可出现休克、肾功能衰竭、心律失常等，甚至突然死亡。

（5）其他：少数患者可出现消化道出血、呼吸急促、手足抽搐、黄疸、发热等症状。

知识点7：急性胰腺炎的实验室检查

（1）胰酶测定：血清和尿淀粉酶测定是急性胰腺炎最重要也是最有价值的诊断标准。血清淀粉酶在发病1~2小时即开始升高，24小时达到高峰，1~2天恢复正常。尿淀粉酶在发病12~24小时开始升高，下降缓慢，可持续1~2周或更长。淀粉酶的测值越高，诊断的正确率越高。但淀粉酶值的高低与病变的轻重程度并不一定成正比，如10%的急性坏死性胰腺炎患者血清淀粉酶可无明显升高。

（2）其他检查：如淀粉酶清除率与肌酐清除率的比值、外周血白细胞计数、血清脂肪酶、血钙等指标的实验室检查均对急性胰腺炎的诊断有一定的帮助。

知识点8：急性胰腺炎的特殊检查

（1）腹部X线平片：显示横结肠、胃十二指肠明显扩张、充气，还可见结肠中断征，表明有肠麻痹征象；网膜囊内渗出液积聚、左膈肌升高、左侧胸腔积液、左肺下叶不张等，反映膈肌周围及腹膜后有炎性病变。腹部X线片检查的影像学征象对诊断急性胰腺炎有帮助，但缺乏特异性，是辅助性的诊断指标。

（2）B超：B超可显示胰腺的形态学改变。在水肿型胰腺炎时，B超可显示胰腺体积增大，胰腺实质内回声不均：在进行出血坏死性胰腺炎时，B超显示胰腺明显肿大，胰腺密度不均匀，有点状或小片状低密度区，边缘轮廓不规则，胰周可见渗液积聚，常可发现胆囊或胆管结石等，对急性胰腺炎的诊断有一定的帮助。

（3）CT：CT 扫描可清晰显示胰腺的形态学改变。急性水肿性胰腺炎时，胰腺轻度肿大，边缘模糊，胰腺实质内密度稍有不均匀；出血坏死性胰腺炎时，胰腺明显肿大，密度不均匀，有点状或小片状低密度影，胰腺包膜增厚，胰周脂肪组织因坏死而呈现絮状密度影。CT 还可显示胰周的渗出、积液、胰周组织水肿，是近年来被广泛接受的敏感的诊断急性胰腺炎的方法，并对其治疗方案的选择很有帮助。

知识点 9：急性胰腺炎的诊断

诊断急性胰腺炎一般需以下 3 点中的 2 条：①具有急性胰腺炎特征性腹痛；急性、持续性腹痛（偶无腹痛）；②血清淀粉酶和（或）脂肪酶≥正常值上限 3 倍；③急性胰腺炎特征性的 CT 表现。如果患者具备急性胰腺炎特征性的腹痛，血清酶水平低于正常值上限 3 倍，必须行 CT 检查以确诊急性胰腺炎。急性胰腺炎患者可有或无其他器官功能障碍，少数患者血清淀粉酶活性正常或轻度增高。另外，应排除其他疾病。

知识点 10：急性胰腺炎的鉴别诊断

（1）胃十二指肠溃疡穿孔：80%的患者有溃疡病史，突发上腹部剧烈疼痛，很快蔓延至全腹，有明显的腹膜刺激征，肠鸣音减弱或消失，肝浊音界缩小或消失，腹部 X 线平片检查 80%可见膈下游离气体。

（2）急性胆囊炎、胆石症：上腹部绞痛、阵发性加剧，Murphy 征阳性。B 超提示胆囊肿大，囊壁水肿、增厚，多数有胆囊结石。

（3）急性肠梗阻：阵发性腹部绞痛，呕吐频繁，可见肠型及蠕动波，肠鸣音音调高亢。腹部 X 线平片检查见肠内气液平面。

（4）心绞痛：胸闷、胸痛向颈部和左上臂放射，腹部无体征，心电图异常。

知识点 11：急性胰腺炎的病程分期

大体分为 3 期，部分患者可无明显病程分期。

（1）急性反应期：起病 2 周内，可有休克、呼吸衰竭、肾功能不全、胰性脑病等。

（2）全身感染期：起病后 2 周至 2 个月，可有全身细菌感染、深部真菌感染或双重感染。

（3）残余感染期：起病 2~3 个月或以后，手术后患者可出现特殊表现，如全身营养不良；后腹膜或腹腔内存在残腔，残腔常引流不畅，窦道经久不愈，消化道瘘等。

知识点 12：急性胰腺炎的非手术治疗

尽量抑制胰腺分泌，即“胰腺休息疗法”，防止感染及 MODS 的发生。

（1）禁食和胃肠减压：目的是消除食物和胃酸刺激十二指肠分泌胰泌素、缩胆囊素等，降低各种胰酶对胰腺的“自身消化”作用，使胰腺处于“休眠状态”，从而使胰腺的急性炎症消退。

（2）输液：维持水和电解质平衡，及时纠正代谢性酸中毒。

（3）解痉、镇痛：常用镇痛剂如哌替啶（杜冷丁）、吗啡等，但吗啡可使 Oddi 括约肌痉挛，不利于胰液引流，建议用哌替啶，与阿托品、654-2 等解痉药物合用，可获得更满意的效果。

（4）抑制胰腺分泌及抗胰酶疗法：抗胆碱类药物可抑制胃酸及胰液的分泌，并能缓解 Oddi 括约肌痉挛。如 654-2 和阿托品等，有抑制胰腺分泌作用，但引起口干、呼吸道分泌物变稠，不利于排痰。H_2 受体阻滞剂如西咪替丁可抑制胃酸以减少胰液分泌。近年来发现能有效抑制胰腺分泌功能，并普遍应用于临床的药物有善宁、施他宁等。

（5）预防和治疗感染：目的是预防和防止肠道菌群移位所致的感染，一般给予能渗透进胰腺组织的广谱抗菌药，如环丙沙星、甲硝唑、头孢类抗生素等。

（6）全胃肠道外营养（TPN）：轻度急性胰腺炎经过上述处理后，症状多可减轻，只需短暂禁食，营养问题不大，不需要 TPN。但重症胰腺炎患者不但要长期禁食，而且机体处于高分解代谢状态，代谢率可高于正常的 20%～30%，再加上大量渗出，患者多处于负氮平衡状态，特别是手术后急需 TPN 补充各种营养物质，此时，不管 TPN 是否刺激胰液的分泌，它仍是治疗重症急性胰腺炎中的基本措施之一。

（7）中药治疗：对恢复肠道功能和减少肠道菌群移位有一定的疗效。可通过胃管给药，注入后夹管 2 小时，常用复方清胰汤加减银花、黄芩、生大黄等。

（8）腹腔灌洗：对腹腔内有大量渗出液者可作腹腔灌洗，使腹腔内大量含有胰酶和毒素物质的液体稀释并排出体外。

知识点 13：急性胰腺炎的手术适应证

（1）来势凶猛、病情发展快、伴有多器官功能损害，虽经积极抢救，病情继续恶化者。
（2）胰腺坏死继发感染者。
（3）合并胆道疾病者。
（4）胰腺及胰周出现脓肿者。
（5）不能排除其他外科疾病者。

知识点 14：急性胰腺炎的手术方式

（1）对虽经积极治疗，但多脏器功能不全难以纠正及病情恶化者，主要的手术方式为剖腹后吸尽腹腔内及腹膜后大量含酶和毒素的液体，放置引流管，做术后灌洗用。

（2）胰腺坏死感染：剖腹后清除坏死组织及含有坏死组织碎片的稠厚脓液，脓腔内置多根引流管，部分创口敞开以便术后充分引流和清除继续坏死的组织。对比类胰腺炎还需行胃造口及空肠造口，以利于胃肠减压和肠内营养支持。

（3）胰周脓肿：常需做左侧或右侧腰肋部斜切口，切开腹膜引流，以防脓液污染腹腔。

（4）胆源性胰腺炎：①胆源性胰腺炎不伴有胆道梗阻者，先行积极非手术治疗，待病情稳定后择期做胆道手术。②胆源性胰腺炎合并胆道梗阻或胆道感染严重者，应该早期急诊手术，在解除胆道梗阻、引流胆道的同时依病情做胆囊切除及网膜囊切开行胰腺区引流。

第二节 急性阑尾炎

知识点1：急性阑尾炎的概念

急性阑尾炎是阑尾腔由各种原因引起梗阻和细菌侵入阑尾壁而形成的感染，是最常见的外科急腹症之一，多见于青壮年，男性多于女性。

知识点2：急性阑尾炎的病因

（1）阑尾管腔阻塞：为急性阑尾炎最常见的病因。

（2）细菌入侵：由于阑尾管腔阻塞，细菌繁殖，分泌内毒素和外毒素，损伤黏膜上皮并使黏膜形成溃疡，细菌穿过溃疡的黏膜进入阑尾肌层。

知识点3：急性阑尾炎的临床病理分型

（1）急性单纯性阑尾炎：属轻型阑尾炎或病变早期。

（2）急性化脓性阑尾炎：亦称蜂窝织性阑尾炎，常由单纯性阑尾炎发展而来。

（3）坏疽性及穿孔性阑尾炎：是一种重型的阑尾炎。

（4）阑尾周围脓肿：是急性阑尾炎的并发症，属于慢性炎症增殖性改变。

知识点4：急性阑尾炎的临床表现

（1）腹痛：腹痛是急性阑尾炎的早期主要症状，开始较轻，随后逐渐加重。

（2）胃肠道症状：可有食欲减退、恶心、呕吐。少数患者在腹痛出现后有便秘或腹泻。

（3）全身症状：可有发热、头晕头痛、乏力等。

（4）体征：右下腹压痛、强迫体位、腹膜刺激征、其他体征、皮肤感觉过敏。

知识点5：急性阑尾炎的鉴别诊断

（1）溃疡病穿孔：详细询问病史很重要，多有消化性溃疡病史，发病突然，发热不明显，腹痛从上腹部开始迅速蔓延至全腹，呈持续性剧痛，且有明显的腹膜刺激征。腹部X线平片检查80%的患者有气腹。

（2）右输尿管结石：多为突发性绞痛，且向会阴部或大腿内侧放射，腹部体征和剧痛症状不一致，有肾区叩击痛、尿频、尿痛或肉眼血尿等症状。

（3）节段性肠炎：右下腹疼痛较轻，病情进展较慢，腹部体检压痛范围广，无明显局限性压痛点。有时须与结核性腹膜炎及少见的伤寒肠穿孔相鉴别。

（4）黄体破裂：对女性腹痛患者应详细询问月经史。腹痛多发生在排卵期或月经中期以后，腹痛发生突然，胃肠道症状不明显，必要时可作后穹隆穿刺或B超检查。有时还须与异位妊娠、盆腔感染性疾病相鉴别。

知识点6：非手术治疗急性阑尾炎的情况及措施

仅适用于单纯性阑尾炎急性阑尾炎的早期阶段及阑尾脓肿、妊娠早期和后期阑尾炎、高龄或合并其他严重器质性疾病及有手术禁忌证者，此类患者由于客观条件不允许手术治疗。主要措施为根据病情适当卧床休息、控制饮食、选择有效的抗生素抗感染治疗、补液和对症处理。中药治疗以消炎缓泻为主，还可进行右下腹部热敷或理疗以促使炎症吸收和减轻疼痛。

知识点7：急性阑尾炎手术的治疗原则

急性阑尾炎诊断明确后，应早期外科手术治疗，既安全，又可防止并发症的发生。早期手术系指阑尾还处于管腔阻塞或仅有充血水肿时手术切除，此时操作简易。如化脓或坏疽后再手术，操作困难且术后并发症显著增加。

知识点8：急性阑尾炎手术的选择

（1）急性单纯性阑尾炎行阑尾切除术，切口Ⅰ期缝合，亦可采取腹腔镜手术切除阑尾。

（2）急性化脓性或坏疽性阑尾炎：行阑尾切除术。

（3）阑尾周围脓肿：如无局限趋势，行切开引流，视术中具体情况决定是否可切除阑尾。

知识点9：急性阑尾炎的预后

（1）手术切除阑尾：症状、体征消失，切口愈合，无并发症。

（2）非手术治疗：一般24~48小时炎症逐渐消退，症状、体征消失，若复查血常规可恢复正常。但因阑尾未能切除，常留有病理改变以致日后复发者有待再手术治疗。

第三节 急性肠梗阻

知识点1：急性肠梗阻的概念

急性肠梗阻是指肠内容物不能正常运行、顺利通过肠道，是外科常见的急腹症之一。

知识点2：急性肠梗阻的病因

引起急性肠梗阻的病因主要有：①粘连；②腹外疝；③肿瘤。

知识点3：肠梗阻的分类

（1）根据梗阻发生的基本原因可分为机械性肠梗阻、动力性肠梗阻、血供性肠梗阻。

（2）根据肠壁的血运有无障碍可分为单纯性肠梗阻、绞窄性肠梗阻、闭襻性梗阻。

（3）按照梗阻发生的部位可分为高位小肠梗阻、低位小肠梗阻、结肠梗阻。

（4）按照肠梗阻的程度和梗阻发生的快慢可分为完全性肠梗阻、不完全性肠梗阻、急性肠梗阻、慢性肠梗阻。

知识点4：肠梗阻的病理

肠梗阻发生后，首先梗阻上段肠管蠕动增强，麻痹性肠梗阻则减弱；随后在梗阻以上部位出现大量积液和积气，肠管扩张：继之肠壁血循环出现障碍，细菌和毒素可以渗透至腹腔内，严重者，可因肠壁缺血坏死而致穿孔。此外，由于体液的丢失，可导致严重脱水、电解质紊乱、酸中毒；最终导致感染中毒性休克、多器官功能损害甚至死亡。

知识点5：急性肠梗阻的临床表现

（1）腹痛：麻痹性肠梗阻腹痛为持续性胀痛，机械性肠梗阻表现为阵发性绞痛；腹痛发作时有肠鸣音亢进或气过水声，有时可见肠型及蠕动波；若腹痛变为持续性且药物不能缓解时，应考虑有肠绞窄的可能，此时可有腹膜炎体征。

（2）呕吐：早期为反射性呕吐，呕出物为胃内容物，其后的呕吐与梗阻部位及程度有关，高位肠梗阻呕吐出现早且频繁，为胃内容物及消化液；低位肠梗阻呕吐出现晚或不明显，呕出物有臭味，患者可有不同程度脱水征。

（3）腹胀：腹胀程度与梗阻部位有关，高位梗阻腹胀不显；低位梗阻及麻痹性肠梗阻腹胀明显；闭襻性肠梗阻可出现不对称的腹胀。

（4）肛门停止排气和排便：但在高位肠梗阻或不全性肠梗阻可有少量排气、排便，有些绞窄性肠梗阻可出现血性黏液便。

（5）绞窄性肠梗阻：可出现体温升高、血压下降、脉搏细速的表现，腹穿抽吸可有血性液。

知识点6：急性肠梗阻的实验室检查

梗阻早期无明显异常，晚期可因水、电解质及酸碱平衡紊乱出现相应表现，绞窄性肠梗阻可有白细胞升高。

知识点7：急性肠梗阻的特殊检查

肠梗阻的气液平面是其特有的腹部X线平片表现，病情允许时，钡灌肠检查及小肠造影可进一步了解肠梗阻情况。B超有助于了解肠管蠕动、积液、扩张情况，判断梗阻的性质和部位、原因。CT扫描可有一些阳性发现。

知识点8：急性肠梗阻与急性胰腺炎的鉴别诊断

急性胰腺炎多有暴饮暴食、酗酒史或胆石症史。上腹痛起病急骤，腹痛剧烈，常为持续性，且向腰背部放射，早期症状常重于体征，后期也台出现腹胀。腹部X线平片检查也有肠麻痹征象，但血和尿淀粉酶常升高，CT和超声检查可见胰腺肿胀，内有不规则暗区，周围有渗液征象。

知识点9：急性肠梗阻与急性胆囊炎的鉴别诊断

急性胆囊炎具有典型的Charcot三联征，但腹痛集中在右上腹部，并常在右上腹触及肿大的胆囊，超声显像常见胆囊有结石影。

知识点10：急性肠梗阻与卵巢囊肿蒂扭转的鉴别诊断

卵巢囊肿蒂扭转有腹部持续剧痛，但在下腹部，腹胀常不明显。妇科检查可触及肿物，超声检查可见卵巢肿物呈囊性。

知识点11：急性肠梗阻的基础治疗

（1）禁食、胃肠减压。

（2）液体治疗：可根据脱水程度、尿量及尿比重、血细胞比容，血电解质、二氧化碳结合力及血气分析等调整输液量和性质，纠正脱水、电解质和酸碱平衡紊乱。

（3）预防感染和毒血症。

（4）营养支持治疗。

（5）严密监测，应用镇静、解痉剂等一般对症处理。

知识点12：急性肠梗阻的手术治疗

（1）机械性肠梗阻无绞窄者在严密观察下经非手术治疗48小时无好转时应行手术

治疗。

（2）绞窄性肠梗阻经紧急准备后应尽早手术。

（3）结肠梗阻应及早手术。

（4）只有手术才能解除病因者如先天性小肠闭锁、肠肿瘤等，以及经多次非手术治疗缓解但仍有复发可能者应手术治疗。

（5）术中根据具体情况，针对不同病因采用相应手术方式，如粘连松解术、肠排列术、肠切除肠吻合术、肠切开取异物术、肠套叠及肠扭转复位术，或梗阻近端与远端行短路吻合术。

（6）如患者全身情况差，不能耐受较长时间手术，应做肠造瘘或肠外置术，待以后再行Ⅱ期手术。应注意，切除坏死肠管前要仔细判断肠管有无生机。

（7）术后应继续进行胃肠减压，防止肠腔积气，避免吻合口裂开。

第四节　肠系膜血管栓塞

知识点1：胃肠道血液的供应来源

胃肠道的血液供应主要来自腹腔动脉、肠系膜上动脉、肠系膜下动脉以及各动脉终端与其他腹腔内动脉之间的侧支循环，血液回流则主要经各自对应的静脉系统。

知识点2：肠系膜血管栓塞的概念

肠系膜血管栓塞性疾病是一类疾病的总称，是由于各种原因引起肠系膜血管阻塞后，肠道急性或慢性血流灌注不足或回流受阻所致的肠壁缺血坏死和肠管运动功能障碍的一种综合征。

知识点3：肠系膜血管栓塞的病因及发病机制

（1）肠系膜上动脉栓塞，栓子多来自心脏，也可来自主动脉壁上粥样斑块。栓塞可发生在肠系膜上动脉开口处，也可见于动脉远端。

（2）肠系膜上动脉血栓形成，大多在动脉硬化狭窄的基础上发生，常涉及整个肠系膜上动脉，也有较局限者。

（3）肠系膜上静脉血栓形成，可继发于腹腔感染、肝硬化引起的门静脉高压导致血流淤滞、真性红细胞增多症、高凝状态、外伤或手术造成血管损伤等。

知识点4：肠系膜血管栓塞的临床表现

肠系膜上动脉栓塞的临床表现与栓塞时间有关。早期表现为脐周或上腹剧烈绞痛伴频繁呕吐，体格检查：腹软、轻压痛、肠鸣音增强。6~12小时后出现持续性腹痛、肠鸣音减弱、肠黏膜可发生坏死或溃疡，导致便血或呕咖啡样呕吐物，此时如手术解除血管阻塞，肠缺血尚可恢复。12 小时后可出现腹膜刺激征、肠鸣音消失、发热、脉速和中毒性表现，提示病变已不可逆。肠系膜动脉栓塞的部位不同，肠管缺血的范围及临床表现亦不同。栓塞发生在肠系膜上动脉入口处，可引起 Treitz 韧带以下全部小肠和右半结肠的缺血坏死。较常见的栓塞部位在结肠中动脉入口处以下，可引起大部分小肠坏死。

知识点 5：肠系膜血管栓塞的辅助检查

（1）白细胞计数明显增高，血液浓缩和代谢性酸中毒表现。

（2）腹部 X 线平片见肠道充气或有液平，晚期由于肠腔和腹腔内大量积液，腹部普遍密度增高。

（3）腹腔穿刺见血性物有助于诊断。

（4）腹部血管多普勒超声、增强 CT 对诊断有意义，腹腔血管造影对确诊意义较大，70%的患者能够发现栓塞部位。

（5）结肠镜：用于观察病变范围、程度、时期等，对于确诊也很有意义。

知识点 6：肠系膜血管栓塞的诊断及鉴别诊断

肠系膜上动脉栓塞的主要诊断依据：50 岁以上；有心脏、血管病史者；突然出现急性腹痛，呕吐、腹泻、血便等，结合辅助检查应考虑本病。本病需与急性胰腺炎、肠扭转、肠套叠、卵巢囊肿蒂扭转相鉴别。

知识点 7：肠系膜血管栓塞的治疗原则

确诊的迟早与本病的预后有密切关系。对既往有心血管病史患者，一旦突发腹部剧烈疼痛伴频繁呕吐，并出现腹部压痛与腹痛程度不相符时，即应怀疑本病。经积极准备后，应尽早行肠系膜上动脉造影。若条件不具备时，也可先行超声检查；如发现栓塞和血管痉挛时，可给予溶栓、抗凝治疗；如疗效不显著，应早行手术探查，方法有：肠系膜上动脉取栓术、腹主动脉或髂总动脉与肠系膜上动脉搭桥吻合术，术后用肝素、右旋糖酐等药物行抗凝治疗；如肠曲已坏死，需做肠切除术。对于急性肠系膜血管缺血性疾病，临床常因认识不足而误诊，且该病一旦发生广泛的肠系膜血管梗塞引起相应的肠管坏死，则预后差，病死率很高。

第三十八章 血液系统急诊

第一节 急性贫血

知识点1：贫血的概念

贫血是指人体外周血单位体积血液中的血红蛋白（Hb）量红细胞（RBC）计数及血细胞比容（HCT）低于可比人群正常值的下限，其中以血红蛋白最为可靠，也是临床上诊断贫血最常用的实验室指标。

知识点2：急性贫血的概念

急性贫血是指血红蛋白在短时间内迅速降低，多见于急性失血、急性溶血和先天性或继发性凝血机制障碍引起的出血．血红蛋白迅速下降并<60g/L成为严重急性贫血。

一、急性溶血性贫血

知识点3：溶血性贫血的概念

溶血性贫血是由于红细胞破坏速率增加（寿命缩短）超过骨髓造血的代偿能力而发生的贫血。

知识点4：溶血性贫血的分类

溶血性贫血根据溶血的场所，可分血管内溶血和血管外溶血；根据病因可分为遗传性溶血和获得性溶血。急性溶血多为血管内溶血，血管外溶血多为慢性溶血。急性溶血导致急性严重贫血，若不及时处理可危及生命。

知识点5：急性溶血性贫血的概念

急性溶血性贫血是指在短时期内红细胞大量破坏而骨髓造血功能代偿不足时发生的贫血，贫血的程度可非常严重。

知识点6：急性溶血性贫血的病因

（1）红细胞内在缺陷：主要是遗传性的红细胞膜、酶和血红蛋白中珠蛋白肽链的异常，常见有：①遗传性球形细胞增多症；②异常血红蛋白病；③海洋性贫血及葡萄糖-6-磷酸脱氢酶缺乏症（G6PD）等。还有获得性红细胞酶缺陷所致的溶血病即阵发性睡眠性血红蛋白尿（PNH）。

（2）红细胞外部因素异常：包括免疫性因素、物理和创伤性因素、化学因素、生物因素等非免疫因素。常见有：①自身免疫性溶血性贫血；②化学毒物或药物性溶血、心脏瓣膜置换术后或微血管病；③溶血性病原体感染、脾功能亢进；④血型不合的输血反应。

知识点7：急性溶血性贫血的临床表现

（1）症状：急性溶血可有严重的腰背及四肢酸痛，伴头痛、呕吐、寒战，随后高热，尿呈酱油色或红葡萄酒色，严重者可出现休克及少尿、无尿等急性肾功能衰竭表现。

（2）体征：可有高热、面色苍白和黄疸，严重者血压下降。

知识点8：急性溶血性贫血的实验室检查

（1）红细胞破坏增加：①血红蛋白下降；②血清游离胆红素增高；③尿中尿胆原增多呈强阳性而尿胆红素阴性，粪胆原增加；④血清结合珠蛋白减少（<0.7g/L）或消失；⑤血浆游离血红蛋白增高（>50mg/L），出现血红蛋白尿（尿隐血试验阳性）、含铁血黄素尿（Rous 试验阳性）；⑥血涂片见红细胞畸形，破碎血细胞增多（>2%）；⑦红细胞寿命缩短，是确定溶血最可靠的证据，用^{51}Cr 标记红细胞，测定红细胞半寿期（$t_{1/2}$）正常为 25~32 天，溶血时常小于 15 天。

（2）红细胞代偿增生：①外周血网织红细胞增多（常>0.5%）；②外周血涂片中大红细胞增多，出现幼红细胞；③骨髓幼红细胞明显增生，粒红比例倒置。

知识点9：急性溶血性贫血的一般治疗要点

急性溶血性贫血的一般治疗要点包括：①寻找和去除病因；②输血引起的急性溶血；③药物或化学物质诱发和 G6PD 缺乏症患者的急性溶血；④阵发性睡眠性血红蛋白尿；⑤镰状细胞贫血；⑥其他治疗。

二、急性再生障碍性贫血

知识点10：急性再生障碍性贫血的概念

急性再生障碍性贫血（AA）简称再障，是指由于骨髓功能衰竭，造成全血细胞减少的一种疾病，临床特征为红细胞、粒细胞和血小板减少所致的贫血、感染和出血。

知识点 11：急性再生障碍性贫血的病因

（1）药物及化学物质：①细胞毒类药物：氮芥类、环磷酰胺、甲氨蝶呤、6-巯基嘌呤、阿糖胞苷、柔红霉素等；②抗菌药：氯霉素、异烟肼等；③解热镇痛药：保泰松、阿司匹林、安乃近、美散痛等；④抗甲状腺药及抗糖尿病药：甲（丙）硫氧嘧啶、卡比马唑（甲亢平）、甲苯磺丁脲、氯磺丙脲等；⑤工业毒物：苯等。

（2）物理因素：X 线、γ 射线等。

（3）病毒感染：风疹病毒、EB 病毒、人类微小病毒 B_{19}、丙肝病毒等。

知识点 12：急性再生障碍性贫血的临床表现

急性再生障碍性贫血发病急或慢性过程急性加重，贫血进行性加剧，出血、发热和感染往往是首起或主要表现。由于粒细胞减少患者易发生感染并有不同程度的发热，多为细菌感染，也可见真菌感染，严重者可发生深部感染（如肺炎）和脓毒血症，特别注意肛周等隐蔽部位感染。血小板减少严重患者有出血倾向，常见皮肤黏膜出血、血尿及月经过多等，严重者可发生颅内出血，是重型再障的主要死亡原因之一。

知识点 13：急性再生障碍性贫血的实验室检查

（1）血象：全血细胞减少。①血红蛋白和红细胞多显著减少；②网织红细胞明显减少，<0. 5%甚至为 0；③白细胞明显减少，一般（1. 0～2. 0）$\times10^9$/L，中性粒细胞显著减少，<0. 5$\times10^9$/L，淋巴细胞对增多，多在 60%以上，有时可达 90%以上；④血小板明显减少，一般（10～20）$\times10^9$/L，严重病例常<10$\times10^9$/L。

（2）骨髓象：①增生减低或重度减低；②粒、红二系细胞均明显减少，淋细胞相对增多，可达 0. 08 以上；③粒细胞系中以成熟粒细胞最多见，形态大致正常；④红系以晚幼红最多见，成熟红细胞形态无明显异常；⑤巨核细胞明显减少，除个别病例外，多不见巨核细胞；⑥浆细胞、组织嗜碱细胞、网状细胞等非造血细胞增多。

（3）骨髓活检：红髓脂肪变，几乎全呈脂肪髓，造血组织测量<24%，平均为 1%（正常 50. 3%）。

知识点 14：急性再生障碍性贫血的鉴别诊断

（1）阵发性睡眠血红蛋白尿（PNH）不发作型（再障型）：该病临床出血较轻，网织红细胞绝对值高于正常值，外周血中可发现有核红细胞，骨髓红系增生，尿含铁血黄素阳性以及酸溶血（Ham）试验可呈阳性，中性粒细胞碱性磷酸酶活力正常或降低，与再障不同。

（2）骨髓增生异常综合征（MDS）中难治性贫血（RA）型：本病三系细胞减少，但骨髓病态造血，可见红细胞巨幼样变，核浆发育不平衡，可见淋巴样巨核细胞，粒细胞系幼稚细胞常不减少，不同于再障。

（3）急性白血病：白细胞不增高易误为再障。但白血病常有肝、脾、淋巴结肿大、胸骨压痛，骨髓中原始或幼稚细胞增多可与再障鉴别。

知识点 15：急性再生障碍性贫血的治疗

（1）继发再障应去除病因。

（2）支持治疗：当白细胞$<2\times10^9$/L 或中性粒细胞$<0.5\times10^9$/L 时，有条件应安置在无菌层流病房治疗，加强口腔等护理，忌用影响造血及血小板功能的药物及输血等。

（3）并发症治疗

①粒细胞严重减少并发感染：应予以强力抗感染治疗，选用头孢三代抗生素等。

②严重内脏出血、颅内出血者应早输血小板悬液，成分输血前宜作 HLA 配型，以免产生抗血小板及抗白细胞抗体。

（4）尽早进行骨髓、胚肝移植或抗淋巴细胞球蛋白（ALG）等免疫抑制剂治疗。

知识点 16：再生障碍性贫血的预后

有效治疗措施出现前重型再障预后极差，大多数患者 1 年内死亡，颅内出血和严重感染是主要死亡原因。但随着骨髓移植和免疫抑制治疗等有效疗法的临床应用，其预后明显改善。

第二节　出血性疾病

知识点 1：出血性疾病的概念

出血性疾病是指因止血功能缺陷引起的以自发性出血或血管损伤后山血不止为特征的疾病。

知识点 2：出血性疾病的分类

按发病机制的相关因素不同，出血性疾病的分为：

（1）血管性疾病：血管壁异常。

（2）血小板异常：血小板减少，或血小板功能异常。

（3）凝血障碍性疾病：凝血、抗凝或纤溶异常。

（4）复合性止血机制异常。

知识点 3：出血性疾病的病因

引起出血的最主要原因有血小板量或质的异常和凝血异常，血管异常、纤溶亢进及循环中抗凝物质增多等因素次之。

（1）遗传性出血性疾病患者往往有终身出血倾向，在手术、外伤、月经或分娩期间可能引起严重甚至致命性出血。

（2）获得性出血疾病主要与免疫异常、疾病病理过程或药物应用有关。药物引起的出血性疾病一般可分为急性和慢性。急性出血的发病机制多为凝血因子含量显著减少；慢性出血则可因凝血因子生成减少或消耗增加、血小板数量减少或功能异常、血管受损等不同机制所致。

知识点4：出血性疾病的临床表现

（1）病史：包括性别、发病年龄、出血诱因、部位、基础疾病及用药史、家族史、职业及环境。

（2）症状及体征：出血部位以皮肤黏膜、鼻腔、齿龈、呼吸道、消化道、泌尿道、阴道等较常见。

（3）根据不同病因，可有贫血、发热、黄疸、关节畸形、蜘蛛痣、血压改变以及肝、脾、淋巴结肿大、胸骨压痛等。

知识点5：出血性疾病的筛选试验检查

（1）血管异常：出血时间（BT）、毛细血管脆性试验。

（2）血小板异常：血小板计数、血块收缩试验、BT、毛细血管脆性试验。

（3）凝血异常：凝血时间（CT）、活化部分凝血活酶时间（APTT）、凝血酶原时间（PT）、凝血酶时间（TT）等。

知识点6：出血性疾病的诊断方法

（1）从病史与出血特点确定病因。

（2）从实验室检查确定病因。

知识点7：出血性疾病的治疗

（1）治疗病因或控制诱因。

（2）止血治疗：补充血小板和相（或）相关凝血因子、止血药物应用、出血局部处理。

（3）其他治疗：基因疗法、抗凝治疗、血浆转换、手术治疗。

第三节　特发性血小板减少性紫癜

知识点1：特发性血小板减少性紫癜的概念

特发性血小板减少性紫癜（ITP）又称为特发性自体免疫性血小板减少性紫癜（IATP），系以血小板减少和出血为主要特征的出血性疾病。本病发病主要由于自身抗体与血小板结合，引起血小板生成期缩短。临床上分急性型和慢性型，两型在年龄、病因、发病机制和预后方面均各不相同。

知识点2：特发性血小板减少性紫癜的病因和发病机制

（1）免疫因素：ITP的发病机制与血小板特异性自身抗体有关。急性型多发生在病毒感染后，被认为是一种自然免疫防卫反应引起的免疫复合物病，细菌感染、药物等亦可引起；慢性型是一组自身免疫病。

（2）肝和脾的作用：①血小板滞留于脾；②脾脏能产生血小板特异性IgG；③肝破坏受抗体作用较重的血小板。

（3）其他：雌激素可增加脾脏对血小板的吞噬和破坏作用；抗血小板抗体与巨核细胞上的相关抗原结合，损害巨核细胞对血小板的生成。

知识点3：特发性血小板减少性紫癜的临床表现

（1）急性型：①病史：起病急骤，多见于儿童，秋冬季多发，起病前1~3周常有呼吸道病毒或细菌感染史；②症状与体征：出血常较重，轻者出现皮肤黏膜淤点、鼻出血、牙龈出血、女性月经过多，重者可见大片皮肤淤斑，口腔、舌面可见血泡，破后渗血不止，血肿或消化道、泌尿道出血。偶有视网膜出血，颅内出血可危及生命。急性型病情多为自限性，一般4~6周，95%的患者可自行缓解。

（2）慢性型：①病史：起病隐袭，成人多见，尤以中青年女性多见；②症状与体征：可有皮肤淤点、淤斑，女性患者可有月经过多、贫血，很少有口腔血泡、血肿及消化道、泌尿道出血。急性发作时症状加重，亦可致颅内出血。慢性型呈反复发作过程，自发性缓解少见，即使缓解也不完全。

知识点4：特发性血小板减少性紫癜的实验室检查

（1）血小板计数：急性型常低于$20\times10^9/L$，慢性型可轻度减少（$Plt<80\times10^9/L$）、中度减少（$Plt<50\times10^9/L$）和重度减少（$Plt<20\times10^9/L$）。

（2）骨髓检查：骨髓中巨核细胞数正常或增多，有血小板形成的巨核细胞减少。急性型幼稚型巨核细胞增多。慢性型颗粒巨核细胞增多，可有空泡和退行性变。

（3）其他：血小板寿命缩短，急性型仅1～6小时，慢性型2～4天，出血时间延长，血块回缩不佳，束臂试验阳性。血小板相关抗体（PA IgG、PA IgM、PA IgA）、血小板相关补体（PAC3）、免疫复合物常增高。

知识点5：特发性血小板减少性紫癜的诊断标准

（1）多次化验检查血小板减少。

（2）脾脏不增大或仅轻度增大。

（3）骨髓检查有巨核细胞增多或正常，有成熟障碍。

（4）具有下列5项中任何1项者：①泼尼松治疗有效；②切脾治疗有效；③血小板相关IgG（PA IgG）增多；④血小板相关C3（PAC3）增多；⑤血小板寿命测定缩短。

（5）排除继发性血小板减少性紫癜。

知识点6：特发性血小板减少性紫癜的紧急治疗

有严重黏膜出血或颅内出血，或疑有颅内出血、血小板计数$<10\times10^9$/L者应紧急治疗。

（1）输血小板：成人10～20单位/次，有效作用为1～3天。

（2）静脉输注大剂量丙种球蛋白（IVIG）：0.4g/(kg·d)，连用5天。

（3）血浆置换：短期内血浆交换，每日3L，3次以上，适用于无法控制的出血或采用各种治疗无效时。

（4）静脉滴注甲泼尼龙：1g/d，在30分钟内静脉滴注，连续3天后改泼尼松口服1～2mg/kg或30～60mg/d，待血小板恢复正常或接近正常后逐渐减量，维持量5～10mg/d，维持治疗3～6个月。

（5）脾切除：出血持续存在并威胁生命时应当紧急切脾，是抢救颅内出血患者、降低ITP死亡率的迅速而有效的治疗方法。

第四节 过敏性紫癜

知识点1：过敏性紫癜的概念

过敏性紫癜是一种常见的毛细血管变态反应性疾病，由于机体对某些致敏物质发生变态反应，导致毛细血管脆性及通透性增加，血液外渗，产生皮肤、黏膜及某些器官出血，又称出血性毛细血管中毒症、许兰-亨诺紫癜或紫癜（HSP）。

知识点2：过敏性紫癜的流行病学

过敏性紫癜多见于青少年，多见于7～14岁儿童，男性发病略多于女性，春、秋季发病者较多。

知识点3：过敏性紫癜的病因

（1）感染：细菌性感染，特别是β溶血性链球菌所致的上呼吸道感染多见，其次为病毒及寄生虫感染。

（2）食物中异性蛋白质：多见于鱼、蟹、虾、蛋、牛乳等食品。

（3）药物：如抗生素、磺胺类、异烟肼、解热镇痛药等，以及昆虫叮咬、接触花粉、接种疫苗等。

（4）其他：血管壁的自身抗原、花粉、尘埃、菌苗或疫苗接种、虫咬、受凉及寒冷刺激等。

知识点4：过敏性紫癜的病理特征

过敏性紫癜基本病变为广泛的毛细血管及小动脉炎症，可引起皮下黏膜及浆膜下组织的血管周围浸润及血浆样渗出，主要累及皮肤、肾、浆膜和滑膜等。肾脏可呈弥漫性或局灶性肾小球肾炎改变，过敏性紫癜肾脏损害与免疫复合物有关，电镜检查肾小球血管系膜有免疫复合物沉着，经免疫荧光证明主要是IgA（少量为IgG及IgM）、补体C3、纤维蛋白、纤维蛋白原。

知识点5：过敏性紫癜的临床表现

过敏性紫癜主要见于儿童及青少年，起病前1~3周常有上呼吸道感染史或服用特殊食物、药物史。常以皮肤紫癜为首症，多见于肢体，尤其下肢伸侧，呈对称性，分批出现，可反复发作。紫癜特点为紫红色，高出皮肤表面，有时融合成片，重者可融合成大泡，中心可有出血性坏死。紫癜前后可有关节痛、腹痛、腰痛和血尿、黑便等。

知识点6：过敏性紫癜的临床分型

（1）紫癜型：皮肤反复出现淤点、瘀斑，最多见于双下肢及臀部，对称分布、分批出现，微痒，少数病例可伴眼睑、口唇、手足等局限性血管性水肿。

（2）关节型：紫癜出现前后有关节酸痛或肿胀，多见于膝、踝关节，可呈游走性，可有积液，但愈后无后遗症。

（3）腹型：腹痛呈发作性胀痛或持续性钝痛，位于脐周及下腹部，可伴恶心、呕吐、腹泻、便血，一般无肌紧张及反跳痛，少数患者可诱发肠套叠。

（4）肾型：表现为血尿、蛋白尿、管型尿，常伴高血压或水肿，可分4种类型：①迁延型肾炎；②肾病综合征；③慢性肾小球肾炎；④急进型肾炎，个别可发生尿毒症。

（5）混合型：具有2种以上类型的特点。

知识点7：过敏性紫癜的诊断要点

（1）发病前1~3周有低热、咽痛、全身乏力或上呼吸道感染史。

（2）典型四肢皮肤紫癜（高于皮面），可伴腹痛、关节肿痛、血便及血尿。

（3）血小板计数、功能及凝血相关检查正常。

（4）活检发现粒细胞浸润（小动脉和小静脉壁有粒细胞浸润）。

（5）排除其他原因所致的血管炎及紫癜。

知识点8：过敏性紫癜的鉴别诊断

（1）急腹症：过敏性紫癜（腹型）在皮肤紫癜出现前常有脐周及下腹发作性绞痛及持续性钝痛，易误诊为外科急腹症。过敏性紫癜常有相关病史，腹痛时无肌紧张及反跳痛与外科急腹症不同，但诱发肠套叠时可出现相应的症状和体征，应谨慎鉴别。

（2）风湿性关节炎：在皮肤紫癜出现前难与本病鉴别，但当皮肤紫癜出现后则鉴别不难，关节型紫癜无关节畸形。

（3）肾炎：主要依据肾组织活检及依靠病史和皮肤紫癜改变与肾炎鉴别。

知识点9：过敏性紫癜的抗敏治疗

（1）抗组胺药物和钙剂：主要用于荨麻疹或血管神经性水肿者。

（2）肾上腺皮质激素：对胃肠道血管炎和重型过敏性紫癜有一定效果。

（3）免疫抑制剂：适用于肾型患者。

（4）其他：腹痛时可用阿托品或山莨菪碱解痉止痛；维生素C、路丁等能增加毛细血管抵抗力，降低渗透性及脆性。

知识点10：过敏性紫癜的预后疗效参考标准

（1）痊愈：症状、体征消失，一年内无复发。

（2）有效：症状体征消失或明显改善，但1年内有1次以上复发。

（3）无效：症状、体征无改善。

第三十九章　内分泌系统和营养代谢性疾病急诊

第一节　糖尿病急症

知识点 1：糖尿病酮症酸中毒的概念

糖尿病酮症酸中毒（DKA）是由于体内胰岛素缺乏、胰岛素拮抗激素增加引起糖和脂肪代谢紊乱，以高血糖、高酮血症和代谢性酸中毒为主要改变的临床综合征，是糖尿病（DM）最常见的急性并发症，也是内科常见危象之一。

知识点 2：糖尿病酮症酸中毒的常见诱因

糖尿病酮症酸中毒以 1 型糖尿病患者多见，2 型糖尿病在一定诱因下也可发生。常见诱因有：①各种感染；②各种应激状态；③胰岛素停用或减量；④饮食失调，进食含糖或脂肪过多的食物，或进食碳水化合物过少（<100g/d）；⑤精神紧张、创伤、过度劳累；⑥伴有拮抗胰岛素的激素分泌过多；⑦部分患者找不到诱因。

知识点 3：糖尿病酮症酸中毒的临床表现

早期患者原有糖尿病症状加重，如乏力、口渴、多饮、多尿、疲倦等加重；继而食欲减退、极度口渴、恶心、呕吐、尿量显著增加；常伴头痛、烦躁、嗜睡、呼吸深快、呼气中含有烂苹果味；后期呈严重失水征、皮肤弹性差、眼球下陷、脉细速、血压下降、四肢厥冷，终至昏迷。少数患者可出现急性腹痛（呈弥漫性腹痛），有时易误诊为急腹症。

知识点 4：糖尿病酮症酸中毒的鉴别诊断

（1）低血糖昏迷：无口渴、多饮、多尿，查血糖明显低于正常，尿糖阴性是其特点，不难鉴别，但是否糖尿病患者在治疗中使用降糖药物过量，应通过病史来判断。

（2）乳酸性酸中毒：多见于 50 岁以上 2 型 DM 患者，在使用双胍类降糖药过程中或在 DKA 时伴发。如酸中毒严重而酮症相对较轻，血酮增高不明显，应想到本症，应测定血浆乳酸。当>2.9mmol/L，属可疑；>5.0mmol/L，有诊断意义。

（3）急性脑血管病：单纯急性脑血管病除有偏瘫的定位体征外，血糖、尿糖正常或仅轻微升高，酮体多正常。但如原有糖尿病伴发脑血管病时，是否并发酮症酸中毒，亦应测检血糖、尿糖及尿酮体是否异常升高。

知识点5：DKA的治疗原则

DKA的治疗原则是补充胰岛素、补液、纠正电解质紊乱、消除诱因和防治并发症。

知识点6：高血糖高渗状态的主要诱因

主要诱因有感染、脑血管病、严重肾脏病变、血液或腹膜透析、应用利尿剂或糖皮质激素，或疾病早期因口渴而饮用大量含糖饮料，甚至输入葡萄糖液而诱发或促使病情恶化。

知识点7：高血糖高渗状态的临床表现

（1）有或无糖尿病史，可找到其一种或几种诱因存在。

（2）起病时常常先有多饮、多尿、食欲减退、恶心、呕吐和软弱无力。

（3）重度脱水或处于休克状态，而尿量不但不少甚或无尿（渗透性利尿所致）。

（4）神经精神症状：进行性意识障碍、嗜睡，局部抽搐或癫痫样大发作、幻视、失语，严重者昏迷。

知识点8：高血糖高渗状态的治疗原则

高血糖高渗状态的治疗原则是积极补液、小剂量胰岛素治疗，以恢复血容量、纠正脱水和高渗状态；纠正糖及代谢紊乱；消除诱因，防治并发症，降低病死率。

知识点9：低血糖症的病因

（1）胰岛素过多：常见为胰岛素瘤，或为糖尿病使用降糖药物超过所需要量。

（2）反应性低血糖：原因不明的功能性低血糖症，见于早期糖尿病、婴幼儿期低血糖症。

（3）对抗胰岛素的内分泌激素不足：肾上腺皮质功能减退、垂体前叶功能减退、胰岛A细胞减退。

（4）肝脏疾病：重症肝炎、肝硬化，以及肝癌晚期、慢性淤血肝等。

（5）中毒：乙醇、荔枝中毒及水杨酸中毒、磺胺中毒等。

知识点10：低血糖症的临床表现

（1）交感神经兴奋症状：由于血糖下降刺激肾上腺激素大量释放，常表现为交感神经过度兴奋的症状，包括心悸、饥饿、软弱、手足颤抖、皮肤苍白、出汗、心率增快、血压轻度升高。以上症状多发生在血糖下降较快时，血糖下降缓慢者这些症状可不明显。而只表现脑功能障碍症状。

（2）脑功能障碍：是低血糖最突出的症状，因脑细胞对低糖的耐受力极低。轻者精神不集中、思维和语言迟钝，稍重时有头晕、视物不清、步态不稳、嗜睡、幻觉、躁动、易怒、行为怪异等精神失常表现，严重时有肌肉颤动及运动障碍，甚至癫痫样抽搐、瘫痪，最后昏迷。查体可见体温降低、肌张力低下、瞳孔对光反射消失。

（3）及时进食或注射高渗糖可缓解症状。

知识点11：低血糖症的鉴别诊断

（1）胰岛外肿瘤所致低血糖：如原发性肝癌晚期、肺癌、肾上腺癌、纤维瘤或纤维肉瘤等。引起低血糖的原因可能由于癌瘤分泌胰岛素样生长因子或癌瘤对葡萄糖利用过度有关。鉴别要点为血浆胰岛素不高，且有原发癌瘤的临床表现，可助鉴别。

（2）其他内分泌腺所致的低血糖：多见于垂体前叶或肾上腺皮质功能减退，各有其原发病特有的临床表现。

（3）肝病所致的低血糖：有明显肝病证据。

（4）精神异常和癫痫：血糖不低，血浆胰岛素水平不高，注射葡萄糖不能缓解便可鉴别。

知识点12：低血糖症的治疗

（1）低血糖发作时的治疗：轻者经进食糖水或糖果，重者静脉注射50%葡萄糖60～100ml，低血糖症状可即缓解，严重者尚需继续静脉滴注5%～10%葡萄糖直至患者能进食，必要时可加氢化可的松100mg于输液中滴入，或胰高血糖素1～2mg肌内注射。

（2）病因治疗：手术摘除肿瘤。

第二节　甲状腺急症

知识点1：甲状腺危象的概念

甲状腺危象，主要是在诱因作用下使原有甲亢症状加重，突出表现为高热、腹泻、心动过速和神经精神症状（如谵妄甚至昏迷），又称甲亢危象。

知识点2：甲状腺危象的病因

甲状腺危象的主要病因有：①感染；②各种外科手术；③神经、精神因素；④放射性^{131}I治疗中少数可出现危象；⑤挤压甲状腺过度；⑥突然停用抗甲亢药物；⑦洋地黄中毒；⑧代谢异常：如糖尿病酮症酸中毒，高渗性昏迷以及胰岛素引起的低血糖等。

知识点3：甲状腺危象的发病机制

（1）单位时间内甲状腺激素合成、分泌过多。

（2）甲状腺手术时挤压甲状腺，使甲状腺素释放过多。

（3）肾上腺皮质功能减退：甲亢患者糖皮质激素代谢加速、肾上腺皮质负担过重，日久其功能低下，甚至衰竭。用糖皮质激素治疗有效，故推测甲亢危象的发生与肾上腺皮质功能减退有关。

知识点4：甲状腺危象的临床表现

甲状腺危象多表现为原有的甲亢症状加重，突出表现有高热、心血管症状、胃肠道症状、神经精神症状。

知识点5：甲状腺危象的治疗原则

甲状腺危象的治疗原则有：①支持治疗；②抑制甲状腺激素合成；③延缓甲状腺激素释放；④阻断外周 T_4 向 T_3 转化；⑤积极治疗原发病，去除诱因。甲亢危象处理应个体化，如处理不及时常在48小时内死亡。

知识点6：甲状腺功能减退危象的概念

甲状腺功能减退危象，是指由于多种因素导致体内甲状腺激素减少或甲状腺激素抵抗而引起的全身性低代谢综合征，简称甲减。

知识点7：黏液性水肿昏迷的概念

黏液性水肿昏迷是指未控制的甲减患者的一种致命性并发症，系因体内甲状腺激素严重缺乏引起机体代谢过程极度减慢，突出表现为低代谢性脑病。

知识点8：甲状腺功能减退危象的病因与诱因

甲状腺功能减退危象的病因不明。寒冷、感染、创伤、手术、麻醉、镇静安眠药等常为发病诱因。

知识点9：甲状腺功能减退危象的临床表现

（1）多数患者有甲减病史，临床有黏液性水肿的特征性表现。

（2）低体温：约80%以上的患者有明显的体温降低，当降至34℃以下时，以测量肛温为最准确，患者十分畏冷。

（3）神经精神障碍症状：多数患者昏迷逐渐形成，开始呈嗜睡状态，异常安静、不说话，严重者呈木僵状态，数日内即可深昏迷，呼吸微弱、无自主运动、肌张力松弛、腱反射消失及 Babinski 征阳性，约 1/4 的病例昏迷前可有癫痫样大发作。

知识点 10：甲状腺功能减退危象的治疗

（1）给氧，保持呼吸道通畅，必要时使用人工呼吸机。

（2）甲状腺激素替代治疗：首先给予左甲状腺素（LT_4），昏迷患者应静脉滴注，首剂 LT_4 100～200μg 静脉滴注，以后每天 50μg 静脉滴注，待患者心率、血压、体温及精神状态改善到神智清晰时可改用干甲状腺片剂口服，每 4～6 小时 1 次，每次 20～30mg，病情稳定后改成维持量 60～120mg/d，分次口服，终身服用。

（3）糖皮质激素：甲减昏迷时皮质醇每天 200～300mg 静脉滴注，待病情好转后迅速减量至停用。

（4）其他治疗：①注意保暖，但不必加温，一般支持治疗；②在患者稀释性低钠血症时，不应补过量液体；③预防与控制感染。

第四十章 水、电解质代谢和酸碱平衡失常急诊

第一节 概 述

知识点1：正常情况下人的体液

水和电解质是构成体液的主要成分。正常的体液有一定的含量、一定的分布、一定的电解质浓度以及一定的酸碱度。保持水、电解质和酸碱平衡，是维护机体内在环境稳定、进行正常新陈代谢必不可少的重要条件。

知识点2：人体内水的含量

水作为体内各种成分的溶剂，构成了体液的主要成分，总体液量在正常人约占体重的44%~85%，儿童期含量高于成人，新生儿期可达75%~80%，成人为55%~60%，男性比女性略高5%。

知识点3：水在人体内的分布

分为细胞外液（占体重的20%~25%，其中包括血浆占体重的4%~5%，组织间液占体重15%~20%）和细胞内液（占体重的35%~40%）两部分。体内水的分布相对恒定，细胞外液和细胞内液、组织间液和血浆之间通过不断交换，保持着动态平衡。

知识点4：人体内水的出入量

正常机体每日水的排出和摄入是相对恒定的。成人每日需水量1500~3000ml（把1500ml定为生理需要量），或每天30~40ml/kg，或按每日摄入热量估算即1ml/kcal。

知识点5：人体内摄入水量的来源

饮料和食物是人体内摄入水量的主要来源；另外一小部分是机体在新陈代谢过程中，糖类、蛋白质、脂肪三大物质在生物氧化过程中所生成的水，称为内生水，每天生成量约300ml。

知识点6：人体内水的排出途径

（1）肾脏排尿：肾脏在调节水的排出中起主要作用。正常成人每天要排出机体在代谢中产生的固体产物35~40g，每天尿量不应少于500~600ml，才能将其溶解排出。

（2）皮肤蒸发和肺呼出水分：在调节体温的过程中，皮肤每天约蒸发水分500ml，肺脏在呼吸过程中，每天约蒸发水分350ml。

（3）肠排粪：成人胃肠道每天分泌消化液达8000ml，其中含有一定数量的电解质。

知识点7：细胞内外液中电解质的组成

细胞外液的主要阳离子是 Na^+，阴离子是 Cl^- 和 HCO_3^-。细胞内液的主要阳离子为 K^+，阴离子为 HPO_4^{2-} 和蛋白质。

知识点8：血浆中电解质钠离子的作用

钠离子（Na^+）是细胞外液中最主要的阳离子（占90%以上），为维持细胞外液容量和晶体渗透压的重要因素。钠增多可引起水肿，减少时可造成脱水或血容量不足；钠可增强神经-肌肉的兴奋性。血浆中钠离子浓度为142mmol/L。

知识点9：血浆中电解质钾离子的作用

钾离子是细胞内液中最主要的阳离子（占98%）。它能维持细胞内液的渗透压，参与细胞的正常代谢。虽然细胞外液中含量不高，但其生理作用极为重要，钾能增强神经、肌肉的应激性，但对心肌却起抑制作用。血浆中钾离子的浓度为3.5~5.5mmol/L。

知识点10：血浆中电解质钙的作用

钙可抑制神经、肌肉的兴奋性，过低时抑制性减弱，兴奋性增强，可出现手足搐搦，甚至肌痉挛，过高时神经肌肉兴奋性减低；钙也参与血液凝固。正常血清钙的浓度为2.25~2.75mmol/L。

知识点11：血浆中电解质镁的作用

镁几乎都存在于细胞内，仅有1%存在于细胞外液中，是碳水化合物的蛋白质代谢中的重要辅酶，对心血管系统和神经系统有抑制作用。正常血清镁的浓度为1mmol/L。

知识点12：血浆中电解质氯和碳酸氢根的作用

细胞外液中两种主要的阴离子，与钠离子共同维持晶体渗透压、稳定含水量。为了保持细胞外液阴离子浓度恒定，碳酸氢根常对氯的增减起代偿作用，即氯离子增多时碳酸氢根减少，氯离子减少时碳酸氢根则代偿地增加。碳酸氢根为体内碱储备。故其增减可影响酸碱平衡，如剧烈呕吐的患者，丢失大量氯离子后，碳酸氢根代偿增加而引起低氯性碱中毒。正常血清氧的浓度为103mmol/L；碳酸氢根的浓度为27mmol/L。

知识点13：体液平衡的调节

体液在正常情况下有一定的容量、分布和电解质离子浓度。机体必须保持它们的稳定，才能进行正常的新陈代谢。机体主要通过肾来维持体液的平衡，保持内环境稳定，肾的调节功能受神经和内分泌反应的影响。一般先通过下丘脑-垂体后叶-抗利尿激素系统为恢复和维持体液的正常渗透压，然后退过肾素-醛固酮系统来恢复和维持血容量。但是，血容量锐减时，机体将以牺牲体液渗透压的维持为代价，优先保持和恢复血容量，使重要生命器官的灌注得到保证，维持生命。如果这种调节功能因疾病、创伤等各种因素的影响而受到破坏，水和电解质的紊乱便会形成，体液失衡可以表现为容量失调、浓度失调或成分失调。

知识点14：容量失调的概念

容量失调是指体液的等渗性减少或增加，仅引起细胞外液量的改变，而发生缺水或水过多。

知识点15：浓度失调的概念

浓度失调是指细胞外液内水分的增加或减少，以致渗透微粒的浓度发生改变，也就是渗透压发生改变，如低钠血症或高钠血症。

知识点16：正常血液的酸碱度

正常血液酸碱度（pH值）维持在7.35~7.45之间，平均7.4，是细胞代谢所必需的环境。

知识点17：保持体液酸碱平衡的途径

机体通过以下3种方法调节体液酸碱平衡：

（1）缓冲系统的调节：缓冲系包括：①细胞内磷酸盐缓冲系；②红细胞内血红蛋白缓冲系；③血浆内蛋白缓冲系和碳酸氢盐缓冲系。

（2）肺调节：肺是排出挥发性酸的主要器官，受血液中二氧化碳分压（PCO_2）的影响，调节二氧化碳的排出量，以维持碳酸氢钠与碳酸的正常比值，当血液中二氧化碳分压降低或pH值升高时，呼吸中枢受到抑制，呼吸变浅变慢，二氧化碳排出减少；当血液中二氧化碳分压升高或pH降低时，呼吸中枢兴奋，呼吸加深加快，二氧化碳排出增多。

（3）肾调节：肾是调节酸碱平衡的重要器官，主要是调节血液中碳酸氢盐的浓度。肾的主要作用是排出氢离子，回收钠离子和碳酸氢根离子。

第二节 水钠代谢失调

知识点1：脱水按细胞外液的渗透压不同分为的类型

以失水为主者，称为高渗（原发）性脱水；以失钠为主者，称为低渗（继发）性脱水；水、钠各按其在血浆中的含量成比例丢失者，称为等渗性脱水。

知识点2：高渗性脱水的概念

高渗性脱水，又称急性缺水或混合性缺水，是指以失水多于失钠，血清钠常高于150mmol/L，细胞外液呈高渗状态。

知识点3：高渗性脱水的病因

（1）主动或被动摄入水不足：①水源断绝；②不能或不会饮水；③渴感障碍。

（2）多途径丢失水分过多：①过度通气经肺失水；②经皮肤失水；③中枢性或肾性尿崩症经肾大量失水，失水发生在肾单位的最远侧部分，近侧大部分钠离子已经被重吸收。单纯失水时机体的总钠含量可以正常。

知识点4：高渗性脱水的临床表现

（1）轻度：除口渴外，其他缺水症状可不明显，失水量相当于体重的2%~4%。

（2）中度：极度口渴、乏力、尿少、尿比重高、唇干舌燥、皮肤弹性差、眼窝下陷，常出现烦躁，缺水量为体重的4%~6%。

（3）重度：上述症状进一步加重，少尿或无尿、脉搏快而弱，常发生休克及脑高钠障碍，缺水量超过体重的6%。

知识点5：高渗性脱水的诊断依据

（1）病史和临床表现。有失水多于失钠的病史及脱水的临床表现。

（2）血液浓缩，血清钠在150mmol/L以上。

（3）尿比重高。

知识点6：高渗性脱水的治疗

高渗性脱水可给予5%葡萄糖溶液或0.45%氯化钠溶液补液。先根据临床表现估计失水量，然后按每丧失体重的1%补液400～500ml计算，将计算量的一半+日常需水量（2000ml）作为当然补给量，余下可在第2天补给。补液过程中应监测血钠浓度。同时病因治疗。在尿量超过40ml/h后开始补钾。

知识点7：低渗性脱水的概念

低渗性脱水，又称慢性或继发性脱水，是指以失钠多于失水，血清钠浓度<130mmol/L，细胞外液渗透压<280mmol/L。

知识点8：低渗性脱水的病因

（1）呕吐、腹泻、胃肠和胆胰瘘或长期胃肠吸引后丢失大量消化液。

（2）大创面慢性渗液，如大面积烧伤后渗出而发生的低钠。

（3）使用大量利尿剂而未注意补充钠盐。

（4）肾上腺皮质功能不全时，尿钠排出增多。

（5）等渗性缺水时补充水分过多。

知识点9：低渗性脱水的临床表现

（1）轻度：血清钠低于135mmol/L，可出现乏力头晕、手足麻木、口渴不明显，尿Na^+减少，每千克体重缺氯化钠0.5g。

（2）中度：血清钠低于130mmol/L，除上述症状外，尚有恶心、呕吐、脉搏细速、血压不稳或下降、浅静脉萎陷、站立性晕倒。尿少，尿中几乎不含钠和氯，每千克体重缺氯化钠0.5～0.75g。

（3）重度：血清钠低于120mmol/L，患者神志不清、肌痉挛性抽搐、腱反射减弱或消失，出现木僵，甚至昏迷。常发生休克，尿中不含钠和氯，每公斤体重缺氯化钠0.75～1.25g。

低渗性脱水一般均不口渴，可发生休克和代谢产物潴留。

知识点10：低渗性脱水的诊断依据

（1）依据病史及临床表现。有低渗性体液丢失和不同程度缺水表现。

（2）血清钠低于135mmol/L。

（3）尿Na^+和Cl^-明显减少，比重低。

（4）红细胞计数、血红蛋白、血细胞比容、血非蛋白氮和尿素氮均有增高。

知识点 11：低渗性脱水的治疗

病因治疗的同时给予静脉输注盐溶液或高渗盐水，遵循先快后慢的原则，根据患者情况随时作出相应调整。补钠量可参照以下公式：

$$补钠量(mmol)=(142-血清钠值)mmol/L\times体重(kg)\times0.6(女性为0.5)$$

17mmol Na^+相当于 1g 氯化钠。当天先补计算量的一半加上生理需要量 4.5g，此外还应补给日需体液量 2000ml，其余一半钠在第 2 天补给。如为重度缺钠，应快速输给晶体液和胶体液，补充血容量。提高血浆渗透压，改善微循环，及时纠正周围循环衰竭。一般先给 5%高渗盐水 200～300ml 输入，但输注高渗盐水应严格控制速度，每小时不应超过 100～150ml。

在尿量超过 40ml/h 后开始补钾。

知识点 12：等渗性脱水的概念

等渗性脱水，又称急性缺水或混合性缺水，是指体液中水与钠按正常血浆中的浓度成比例丢失，血钠浓度和细胞外液渗透压仍维持正常范围，外科患者最易发生。

知识点 13：等渗性脱水的病因

等渗性脱水主要病因有：消化液的急性丧失和体液丧失在感染区或软组织内。

知识点 14：等渗性脱水的临床表现

少尿、食欲减退、恶心、乏力、舌干燥、眼窝下陷、皮肤干燥，松弛，但不口渴。当丧失体液达体重的 5%（相当于丧失细胞外液 25%）时，出现血容量不足症状。当丧失体液达体重的 6%～7%（相当于丧失细胞外液 30%～35%）时，可出现严重休克，常伴发代谢性酸中毒。当体液的丧失主要是胃液时，固有 H^+大量丧失，可伴发代谢性碱中毒。

知识点 15：等渗性脱水的诊断依据

（1）病史和临床表现有大量消化液或其他体液丧失。

（2）血液浓缩，而血清 Na^+和 Cl^-浓度仍在正常范围。

（3）尿比重增高。

（4）可有代谢性碱中毒或酸中毒。

知识点 16：等渗性脱水的治疗

（1）积极治疗原发病。

（2）注意补充血容量，纠正可能存在的休克。

（3）补充氯化钾。

（4）积极纠正可能存在的酸碱平衡失调。

知识点 17：水中毒的概念

当患者存在抗利尿激素（ADH）分泌过多或肾脏排水功能低下，这时输入过多的水分，则可引起水在体内潴留，并伴有包括低钠血症在内的一系列症状和体征，即出现水中毒，又称稀释性低钠血症。

知识点 18：水中毒的病因

其病因主要包括饮水或液体输入过多；肾脏排水能力减弱；内分泌疾病或其他原因引起的抗利尿激素分泌过多。

知识点 19：水中毒的临床表现

（1）体重增加，皮肤苍白且湿润，可出现肢体肌内痛性痉挛。

（2）体液分泌过度表现，患者流涎、流泪，或腹泻，但极少出汗，初始尿量增多，严重时尿量少，尿的比重低，面部和全身可出现水肿。

（3）急、慢性水肿临床表现不尽相同。急性水中毒的发病急骤，由于颅腔和椎管无弹性，脑细胞肿胀或脑组织水肿致以颅内压增高，引起各种神经精神症状。进一步发展可发生脑疝，引起呼吸心搏骤停，水肿多为凹陷性。慢性水中毒则表现为软弱乏力、恶心、呕吐、嗜睡等，但往往被原有疾病所掩盖，一般为非凹陷性水肿。

知识点 20：水中毒的诊断依据

（1）病史及临床表现。

（2）血 Na^{+}<130mmol/L。

（3）血浆渗透压降低。

（4）红细胞计数、血红蛋白、血细胞比容和血浆蛋白量均降低。

（5）抗利尿激素分泌综合征（SIADH）患者可有原发病症状，血中 ADH 增高，尿渗透压>血渗透压，血钠低而尿钠持续排出。

知识点 21：水中毒的治疗

（1）对水中毒患者，应立即停止水分的摄入。

（2）防治原发疾病，防止引起水中毒原因。

（3）预防重于治疗。

第三节　血钠代谢失调

一、低钠血症

知识点1：低钠血症的概念

低钠血症是指血清钠<135mmol/L，仅反映钠在血浆中浓度降低，并不一定表示体内总钠量的丢失，总体钠可以正常甚至稍有增加。

知识点2：低钠血症的种类

（1）低血容量低渗性低钠血症：绝大多数低钠血症患者的细胞外液渗透压过低，水和钠同时丢失，但钠丢失大于水丢失，血钠浓度<135mmol/L，血浆渗透压<280mmol/L，也称为缺钠性低钠血症或低渗性脱水。

（2）正常容量低渗性低钠血症：血容量基本正常或少量增加，总体 Na^+ 无明显异常，无水肿，但细胞外液量可轻度增加。

（3）高血容量性低钠血症：高血容量性低钠血症的特点是细胞内液和血清钠浓度降低，血钠浓度 135mmol/L，血浆渗透压<280mmol/L，但总体钠和水增加，但水增加明显超过钠，也称为水中毒，或稀释性低钠血症，常见于慢性心功能不全、肝硬化、肾衰竭和肾病综合征。

知识点3：低钠血症的诊断

低钠血症临床表现不典型，多被原发病所掩盖。低血容量低渗性低钠血症易发生休克，并有明显的失水表现；正常容量低渗性低钠血症轻度时无明显症状，严重时可有脑水肿的表现，如恶心、呕吐、昏迷、抽搐等；高血容量性低钠血症有水中毒的表现。血钠浓度<135mmol/L，血浆渗透压<280mmol/L。一般尿钠浓度可增高、可降低；尿渗透压也可降低或增高。

知识点4：低钠血症的治疗原则

首先应该防治原发病；另外，估计病情和了解血容量情况，不要仅依赖血钠的水平，而要综合分析。由于低钠血症的耐受性因人而异，所以，治疗措施也因症状的严重程度不同而有所不同。对于中枢神经系统（CNS）症状明显、抽搐者，或出现休克，或液体负荷过大者应紧急施治。急性低钠血症比慢性者症状明显，纠正血钠异常后也易恢复，应立即治疗。慢性低钠血症，症状和体征不明显，纠正低钠血症的同时要注意防治并发症。

二、高钠血症

知识点5：高钠血症的概念

高钠血症是指血钠>145mmol/L，机体总钠量可增高、正常或减少。高钠血症时总伴有高渗状态，并引起细胞内液的水向细胞外液转移，导致细胞萎缩。

知识点6：高钠血症的病因

（1）水摄入减少：①口渴机制障碍；②无法取得水：精神活动限制；鼻饲患者。

（2）水丢失增加：①经胃肠道丢失水：呕吐、腹泻；胃肠道引流；②经肾丢失水：肾小管浓缩功能缺陷；渗透性利尿：高血糖、甘露醇、甘油；尿崩症；急性肾衰竭无尿期后的多尿期；③经皮肤丢失水：大量出汗；严重烧伤；④经呼吸道丢失水：过度换气；⑤“第三间隙”丢失水：腹腔内炎症或胰腺炎导致腹水增加。

（3）体内钠增加：①外源性摄入钠过多：胃肠营养或肠外营养摄入钠过多、碳酸氢钠、高渗盐溶液、不合理处方制剂、海水淹溺、高张性肾渗析；②钠再吸收增加：醛固酮增多症、库欣综合征、外源性肾上腺皮质激素、先天性肾上腺皮质增生。

知识点7：高钠血症的发病机制

大多数高钠血症常为自由水减少、水摄入减少或丢失增加，很少为体内钠增加而产生高钠血症。

高血容量性高钠血症，常为医源性，如使用高渗的甘露醇溶液过多、血透或腹透失水或意外摄入大量食盐。低血容量性高钠血症常为神经源性，或摄入水不足，或丢失水增加。等容量性高钠血症，常为口渴感减退或缺失，大多为下丘脑口渴感觉中枢损害所致，因垂体后叶仍有ADH释放，并不一定多尿。

知识点8：低血容量性高钠血症的临床表现

主要症状为脱水、口渴多饮，舌干而皱缩。皮肤弹性仍正常而无脱水表现，此时失水已占体重的6%~12%。口渴可被恶心、呕吐掩盖，不易确诊。由于细胞内水进入细胞外，低血容量症状出现较迟，如出现心率加速、血压下降、体温升高时病情已很严重。随后肌无力，以下肢骨盆带无力为重。以后随之出现精神萎靡、抑郁、智力减退、记忆力下降、性格改变、精神错乱、幻觉，浅昏迷和昏迷。

知识点9：成年人急性高血容量性高钠血症的临床表现

主要表现为中枢神经系统功能障碍，如厌食、恶心、呕吐、烦躁、疲倦、易激怒、嗜睡、神志模糊、浅昏迷、昏迷，肌张力增高、肌肉颤动、反射亢进、强直性抽搐。也可出现局灶性神经症状：偏瘫或巴宾斯基征阳性。

知识点 10：成年人正常血容量性高钠血症的临床表现

可因基础疾病症状掩盖而被忽视，后果严重，患者可出现意识模糊、嗜睡、木僵、昏迷等症，但抽搐少见。

知识点 11：低血容量性高钠血症的治疗

主要是防治原发病，去除病因。急诊处理基本目标是恢复血容量不足和保持脏器灌注正常，首先输注等渗生理盐水（0.9%NaCl），直到患者血流动力学稳定。适当补钾。

尿崩症的治疗方法为饮水或使用 0.45%的氯化钠溶液。中枢性尿崩症，应使用 ADH，并监测尿渗透压，尿比重和电解质。以了解患者对 ADH 的反应。

知识点 12：高血容量性高钠血症的治疗

防治原发病。治疗重点是增加肾钠排出，并保持自由水摄入，可用利尿药（呋塞米）随后输入低渗溶液，使血清钠逐步恢复到正常水平，肾衰竭者应透析治疗。

第四节　钾代谢失调

一、钾的正常生理代谢和功能

知识点 1：钾的正常生理代谢机制

成年人 98%的钾（K^+）在细胞内，血钾水平并不能确切代表体内全部 K^+ 的变化。K^+ 在小肠吸收，摄入的 90%经肾排出，粪和汗排出的 K^+<8%。

（1）肾脏滤液中，90%K^+ 在近端肾小管被再吸收。K^+ 的平衡主要在远端肾单位通过阳离子交换实现的，Na^+-K^+-ATP 泵逆浓度梯度将 K^+ 从血液转移到远端肾小管细胞内，然后通过 K^+-Na^+ 交换，K^+ 被动地转移到肾小管腔内，经尿排出体外。

（2）如血清钾水平上升，上述离子泵活动将增加，肾排出 K^+ 增加；如血清钾水平下降，离子泵活动将减缓，肾脏排 K^+ 减少。

（3）如醛固酮分泌增加，肾小管远端留 Na^+ 排 K^+；醛固酮分泌减少或被药物阻滞，K^+ 滞留。

（4）酸中毒可促使远端肾小管分泌 H^+ 增加，K^+ 滞留；碱中毒有利于肾排 K^+。血和细胞间 K^+ 的平衡及 K^+ 摄入和排出的平衡，决定了血钾的水平。血 pH 急性下降，导致 H^+ 和细

胞内 K^+ 的交换增加，K^+ 转移到细胞外，血 K^+ 升高；反之，碱中毒时 H^+ 交换到细胞外，促使 K^+ 转移进入细胞内，血 K^+ 降低。常常 pH 变化 0.1，血钾向相反的方向变化约 0.6mmol/L。呼吸性酸碱失衡，与代谢性改变相似，可能以相同方式影响血钾代谢改变。

（5）胰岛素分泌增加，经 Na^+-K^+-ATP 泵活动，使细胞内的 K^+ 增加。高钾血症可刺激胰岛素分泌增加；低钾血症抑制胰岛素分泌。

（6）刺激 α-肾上腺素能受体，可促进血钾升高；刺激 β-肾上腺素能受体，可导致 K^+ 进入细胞内而使血钾下降。

知识点 2：钾的生理功能

（1）细胞内液和细胞外液中 K^+ 的相对浓度维持着全部有生命细胞的正常渗透压和电化学梯度。

（2）K^+ 是细胞静息膜电位的物质基础，K^+ 由细胞内向细胞膜外被动扩散，造成内负外正的去极化状态，完成神经兴奋传递，保持神经、肌肉组织的兴奋。心脏神经冲动的传导和兴奋-收缩偶联等，也需要 K^+ 参与。

（3）在细胞内 K^+ 维持着细胞内液的渗透压和酸碱平衡，并影响细胞外的渗透压和酸碱平衡，是一线的缓冲系统。

（4）细胞内葡萄糖代谢、氧化磷酸化和蛋白质的合成，均需 K^+ 的参与。

二、低钾血症

知识点 3：低钾血症的概念

正常血清钾浓度为 3.5～5.5mmol/L，血钾<3.5mmol/L，临床上就可以出现症状，称为低钾血症。

知识点 4：低钾血症的病因

（1）钾摄入不足：因疾病或治疗需要不能进食或禁食者，1 周可发生低血钾。

（2）钾排出过多：①经消化道失钾，消化液中的钾浓度和血清钾相近，甚至明显高于血清钾，因此频繁呕吐、严重腹泻、胃肠减压、肠瘘、胆瘘等患者，钾随消化液大量丢失；②经肾失钾，凡是能增强远曲小管排泌钾的因素均导致经肾失钾。

（3）钾离子进入细胞内增多：常见于应用胰岛素时，既促进糖原合成，又促进细胞摄钾。家族性周期性麻痹发作或急性碱中毒，均因钾离子急剧转入细胞内而致血钾浓度降低。

知识点 5：低钾血症的临床表现

（1）神经系统：嗜睡、抑郁、易激惹和精神混乱。外周表现为：感觉异常、深反射机制失常、肌束颤动、肌痛和肌无力。

（2）心血管系统：传导阻滞、心律失常。低钾的心电图特征是 T 波低平、ST 段压低和出现明显的 U 波。但并非每个低钾患者都有此改变。

（3）消化系统：低钾可累及胃肠道平滑肌而引起恶心、呕吐和腹胀。严重低钾可以引起麻痹性肠梗阻。

（4）酸碱平衡：低钾可致代谢性碱中毒。

知识点 6：低钾血症的诊断

根据患者临床表现，结合病史。血钾浓度<3.5mmol/L 有诊断意义。

知识点 7：低钾血症的治疗

积极治疗原发病，并补充钾盐。根据血钾测定结果计算补钾量的临床价值有限，通常采用分次补钾，一般治疗一般观察的方法。能口服者给予氯化钾口服。血钾水平较低可静脉补钾，生理盐水 500ml 中加入 10%氯化钾 10～15ml，滴注速度不宜过快，应<20mmol/h（1g 氯化钾相当于 13mmol），切忌直接推注。浓度太高可引起疼痛、静脉痉挛和血栓形成。补钾时应注意尿量，尿少时慎用或不用，注意改善肾功能，避免血清钾过高。补钾量应根据血清钾监测进行调整，由于补充的钾需经细胞外液转入细胞内，故补钾应连续 2～3 天。

三、高钾血症

知识点 8：高钾血症的概念

血清钾>5.5mmol/L，称为高钾血症。

知识点 9：高钾血症的病因

（1）肾脏排钾障碍，如急性、慢性肾功能衰竭；使用保钾利尿剂等。

（2）钾入量过多如静脉补钾过多过快，误输钾盐或输入库存较久的血。

（3）细胞内钾释出至细胞外液如酸中毒、溶血反应、严重广泛的软组织损伤等。

知识点 10：高钾血症的临床表现

（1）对神经肌肉的影响：主要表现为感觉异常、肌肉疼痛、肌束震颤等症状。

（2）对心脏的影响：心肌自律性降低，可出现窦性心动过缓，窦性停搏；传导性降低，出现各种类型的传导阻滞以及因传导性、兴奋性降低出现心脏停搏。心电图显示：P 波压低、R 波低、QRS 综合波增宽、T 波狭窄、高耸、Q-T 间期缩短等。

（3）对酸碱平衡的影响高钾血症时，细胞外心进入细胞内，细胞内的 H^+ 移至细胞外，导致代谢性酸中毒。由于细胞内的 H^+ 降低，肾脏远曲小管上皮排泌 H^+ 减少，使细胞外液的

H^+进一步增高。须注意的是由于高钾血症常继发于急性肾功能衰竭和酸中毒，故其临床表现易被原发病的征象所掩盖。

知识点11：高钾血症的诊断

结合患者病史，有可能引起高钾的病因，出现原发病无法解释的临床表现应考虑高钾的可能。钾浓度>5.5mmol/L可确诊，心电图检查有辅助诊断价值。

知识点12：高钾血症的治疗

（1）病因治疗，停用一切含钾药物。

（2）钙剂对高钾血症的治疗。拮抗钾离子对心肌细胞膜作用的最快方法是静脉注射氯化钙或葡萄糖酸钙。10%葡萄糖酸钙20ml静推，必要时可重复。

（3）降低血清钾浓度：①促使钾向细胞内转移：使用25%葡萄糖液100~200ml，并按每4~5g糖加入1U胰岛素静脉滴注。静脉注入5%碳酸氢钠60~100ml，然后静滴碳酸氢钠溶液100~200ml不仅可使K^+移入细胞内，同时高渗碱溶液可增加血容量，使血清钾稀释；②促进钾的排出：用阳离子交换树脂口服或灌肠，使钾从肠道排出。上述治疗方法无效时可用透析疗法。

第五节　镁代谢失调

一、镁的正常生理和代谢

知识点1：镁的正常生理和代谢

镁（Mg^{2+}）是在体内含量仅次于钙、钠、钾的第四位阳离子，而在细胞内是含量仅次于钾的第二位阳离子。它参与体内多种酶促反应，是300个以上酶反应的主要辅助因子，这些酶包括ATP酶（Na^+-K^+-ATP酶和Ca^{2+}-ATP酶）、腺苷酸环化酶，以及在DNA合成、蛋白质生物合成（在合成蛋白时必须有K^+、磷和Mg^{2+}参与）、磷酸肌醇代谢、氧化磷酸化、糖酵解过程中的酶等，在能量的产生和利用、离子通道和激素受体结合、神经冲动传递、心脏应激兴奋和肌肉收缩等生理活动中，Mg^{2+}均起重要作用。Mg^{2+}在维持细胞膜的稳定性和调节离子通道功能中也发挥重要作用。Mg^{2+}还有调节甲状旁腺激素（PTH）分泌和活性的作用。

仅1%~2%的Mg^{2+}在细胞外液，所以，血清镁浓度并不能完全代表体内全部Mg^{2+}的变化。正常血清镁的浓度为0.75~1.25mmol/L。体内的镁通过消化道吸收和肾脏排出取得平衡，保持着体内镁含量的稳定。

含Mg^{2+}的食物包括：绿色蔬菜、肉类，鱼、豆类、坚果类和谷类等。Mg^{2+}在小肠吸收是主动过程，与钙互相竞争。肾滤过液中（GFR）95%的 Mg^{2+} 在远端肾小管和 Henle 襻再吸收，PTH 影响远端肾小管对镁再吸收。在高镁血症情况下，肾排出 Mg^{2+} 增加。

二、低镁血症

知识点 2：低镁血症的病因

食物中含镁丰富，故缺镁罕见，仅见于危重患者，多数由于大量镁丧失，少数是因摄入不足所致。

（1）消化系统疾病广泛肠切除、肠瘘或胆瘘、腹泻和长期胃肠减压，均可引起低镁血症。下消化道液镁含量（5~7mmol/L）比上消化道液中丰富。因此，大量下消化道液丢失比胃液丢失更易发生镁缺乏。

（2）内分泌疾病导致低镁血症可见于甲状旁腺功能亢进、甲状腺功能亢进、醛固酮增多症及糖尿病酸中毒等。

（3）医源性长期应用胃肠外营养时未补充镁，血液透析时使用无镁透析液可发生镁缺乏。

镁、钙和钠都经肾脏再吸收。任何使尿钙、钠排出增多的措施，也可促使镁经肾脏排出增多，导致低镁血症。

知识点 3：低镁血症的临床表现

血清镁<0.4mmol/L 时会出现症状：

（1）神经肌肉方面：以肌肉震颤、手足搐搦和反射亢进最为常见，尤以上肢更为明显。严重时出现谵妄、精神错乱、定向力失常、幻觉、惊厥，甚至昏迷等。

（2）心血管方面：多表现为心律失常。缺血性心脏病、充血性心力衰竭和酒精性心肌病患者的猝死可能与缺镁有关。血清镁降低时，容易发生洋地黄中毒。

知识点 4：低镁血症的诊断

机体存在不良表现，常规补钾无效时应考虑镁缺乏。血镁浓度与缺镁程度可能不平行，对镁缺乏有诊断价值的是镁负荷实验。

知识点 5：低镁血症的治疗

静脉输注硫酸镁或氯化镁，一般可按 0.25mmol/(kg・d) 计算。注意补镁时不能过多过快，特别是在肾功能不全时。完全纠正镁缺乏需要较长时间，故在症状解除后可持续补镁 1~3 周。

三、高镁血症

知识点6：高镁血症的病因

由于肠道、肾脏和甲状旁腺等对镁代谢的调节，一般不易发生镁过多症。高镁血症常发生在肾功能不全时进行镁剂治疗，或在严重失水和尿少患者给予过多的镁剂补充。

知识点7：高镁血症的临床表现

高镁浓度抑制中枢及周围神经系统，最早表现为嗜睡、肌力减退，继之出现软瘫，腱反射消失，甚至昏迷。心血管方面表现传导功能障碍，心电图表现与高钾相似。如无高血钾症而心电图显示P-R间期延长、T波高耸、QRS增宽者，应考虑高镁血症。血清镁>6mmol/L时，可出现心脏停搏。

知识点8：高镁血症的治疗

停止给镁，存在细胞外液减少患者给予补液，使用葡萄糖酸钙或氯化钙静推对抗镁对心脏的毒性作用，用量同高钾血症。

第六节　钙磷代谢失调

知识点1：低钙血症的概念及病因

血清钙<2.2mmol/L为低钙血症，可见于维生素D缺乏、甲状旁腺功能减退、慢性肾功能衰竭、慢性腹泻和小肠吸收不良综合征。

在急性出血性坏死性胰腺炎时，血清钙低下是一预后不良的指标。可出现出血、局部水肿、软弱无力和四肢抽搐。在外科临床工作中，低钙血症是甲状腺手术时损伤或切除甲状旁腺的一个严重并发症，诊断不难。出现抽搐时，静脉注射葡萄糖酸钙1~2g，如仍不能控制，可肌内注射硫酸镁1~2g，或加入5%葡萄糖溶液内作静脉滴注。如由其他病因引起的，尚需针对病因处理。

知识点2：高钙血症的概念及病因

血清钙>2.6mmol/L为高钙血症，其病因有恶性肿瘤（尤其是乳腺癌）、甲状旁腺功能亢进、维生素D和A过多、转移性骨癌和多发性骨髓瘤等。偶有性激素和噻嗪类利尿剂引起的。

知识点3：高钙血症的临床表现

高钙血症患者出现食欲不振、恶心、口渴、倦怠、便秘和尿频等。长时间高血钙可产生血管钙化、肾钙化、肾结石以及肾功能不全等。

知识点4：高钙血症的治疗措施

（1）增加尿钙排泄或透析以降低血钙。可给盐水静脉输入和呋塞米。

（2）减少钙自骨向细胞外液转移。最常用肾上腺皮质类固醇，如泼尼松每天80mg，或氢化可的松300~400mg/d。

（3）增加钙自细胞外液向骨转移。磷酸盐可降低血钙，主要将血钙向骨转移。静脉用量为50mmol（1.5g），于6~8小时内滴完，1次/天。肾功能不佳者，磷酸盐每日用量不宜超过1.0g。

知识点5：低磷血症的概念及病因

血清磷<0.96mmol/L为低磷血症。多见于胃肠外营养时未补磷，其他还见于：甲状旁腺功能亢进症、严重烧伤或感染；磷酸盐离子移入细胞内，如在碱中毒或大量葡萄糖注射后。

知识点6：低磷血症的临床表现

低磷血症的临床表现缺乏特异性因此常被忽略，可出现神经肌肉症状如头晕、厌食等，重者可有抽搐、精神错乱、昏迷。

知识点7：低磷血症的预防

要预防低磷的发生，长期静脉输液者可每日补充甘油磷酸钠10mmol，有严重低磷者可增加用量。

知识点8：低磷血症的概念及病因

血清磷>1.60mmol/L为高磷血症。多见于慢性肾功能衰竭、甲状旁腺功能低下、维生素D过多或转移性骨癌等。

知识点9：低磷血症的临床表现及治疗

在高磷血症时，尿毒症患者出现肌肉痉挛和惊厥等，部分是由于伴随的低钙血症所致。在高磷血症时须谨慎应用乳酸钠、碳酸氢钠等碱性药物，因碱中毒有增加惊厥的趋势，必须使用时应与Ca^{2+}同时补充。治疗以处理原发病为主，可针对低钙对症治疗。

第七节 酸碱平衡失调

知识点1：肾脏调节酸碱平衡的方法

肾脏调节酸碱平衡的方法有 $NaHCO_3$ 的再吸收、排泌可滴定酸、生成和排泌氨、离子交换和排泌四种。

知识点2：体液pH的改变因素

体液pH的改变取决于：①HCO_3^-，由代谢过程来控制；②$PaCO_2$ 的变化，由呼吸机制来调节。

知识点3：代谢性酸碱中毒的概念及指标

任何情况使 HCO_3^- 浓度降低，称为代谢性酸中毒；反之，使 HCO_3^- 浓度升高，称为代谢性碱中毒。临床常用的代谢指标为SB（标准碳酸氢）、BB（缓冲碱）和BE（碱过剩）。

知识点4：呼吸性酸碱中毒的概念及指标

任何情况使呼吸系统不能有效排出 CO_2，发生呼吸性酸中毒；反之，如换气过多，则发生呼吸性碱中毒。临床常用的呼吸性指标为 $PaCO_2$。

知识点5：临床判断酸碱失调类型的规律

四种基本的酸碱失调的血气分析指标有一个规律，即：代谢性酸碱失调时pH与 HCO_3^-、$PaCO_2$ 呈同向性改变，亦即pH升高（碱中毒）HCO_3^-、$PaCO_2$ 也升高；pH下降（酸中毒）HCO_3^-、$PaCO_2$ 也下降。而在呼吸性酸碱失调时，pH与 HCO_3^-、$PaCO_2$ 呈反向性改变，亦即呼吸性酸中毒时pH下降，HCO_3^-、$PaCO_2$ 反呈上升趋势。呼吸性碱中毒时pH升高，HCO_3^-、$PaCO_2$ 反而下降。

知识点6：代谢性酸中毒的病因病理

代谢性酸中毒的病因病理：①丢失大量碱性物质；②酮症酸中毒和乳酸酸中毒；③肾功能不全；④阴离子间隙（AG）正常的代谢性酸中毒；⑤AG增大的代谢性酸中毒。

知识点7：代谢性酸中毒的临床表现

代谢性酸中毒的临床表现随不同的病因而异。轻症易被原发病的征象所掩盖。呼吸快而深是代谢性酸中毒的突出表现，有时呼气中带有酮味。患者面唇潮红，倦怠，软弱无力，腱反射减弱或消失，主诉头痛、恶心、呕吐，有烦躁不安或嗜睡甚至昏迷。心率过快，血压偏低，可出现心律不齐，急性肾功能不全和休克。

知识点 8：代谢性酸中毒的诊断

根据患者病史，有深快呼吸表现应怀疑代谢性酸中毒可能。血气分析可明确诊断以及了解酸中毒的严重程度和代偿情况。pH 正常或降低，HCO_3^-、BE（碱剩余）、$PaCO_2$。

知识点 9：代谢性酸中毒的治疗

应将病因治疗放在首位。较轻的代谢性酸中毒（血浆 HCO_3^- 为 16～18mmol/L）常在补充体液，纠正缺水后机体通过加快肺通气和加强肾排 H^+ 自行纠正。

血浆 HCO_3^-<10mmol/L 时，应给予碱剂治疗。常用药物是碳酸氢钠溶液。补碱量可参照以下公式：

$$所需的5\%NaHCO_3量(ml)=(27-HCO_3^-测得值)mmol/L\times体重(kg)\times0.2\times1.66$$

补碱是应遵循宁酸勿碱的原则，可先补充公式计算值的一半，然后根据血气分析变化决定剩余碱剂的补充量和时间。纠正酸中毒的过程中可能出现低钙血症和低钾血症，应注意防治。

知识点 10：代谢性碱中毒的病因及发病机制

（1）H^+、Cl^-大量丧失：最常见的原因是丧失大量胃液，如由于呕吐或长期胃液引流导致 HCO_3^- 不能被足够的 H^+中和而吸收入血。C l⁻丢失使肾近曲小管的 C l⁻减少，为维持离子平衡，代偿性增加 HCO_3^- 的吸收。

（2）输入大量碳酸氢钠、血液或复方氯化钠溶液：可造成医源性代谢性碱中毒，血液中的枸橼酸和复方氯化钠中的乳酸盐均可代谢成碳酸氢盐。

（3）缺钾：低钾血症导致 K^+自细胞内移出，每 3 个 K^+移出细胞便有 2 个 Na^+和 1 个 K^+进入细胞，因此导致细胞内酸中毒，细胞外碱中毒。

（4）利尿剂的作用：呋塞米等能抑制近曲小管对 Na^+和 Cl^-的重吸收而不影响远曲小管 Na^+、H^-交换，因此随尿丢失的 Cl^-多于 Na^+发生低氯性碱中毒。

代谢性碱中毒时氧不易从氧合血红蛋白中释出，此时患者的血氧含量和饱和度都正常仍可能存在组织缺氧。

知识点 11：代谢性碱中毒的临床表现

呼吸慢而浅，神经肌肉应激性增加，如腱反射亢进、四肢麻木、震颤以及抽搐，严重时面色发绀、嗜睡、谵妄等。

知识点12：代谢性碱中毒的实验室检查

血 pH 和 HCO_3^- 增高，BE 呈正值，$PaCO_2$ 在代偿时增高，但在失代偿时正常。血中 Na^+ 增高，K^+、Cl^-减少。尿 Cl^-减少，呈碱性；但也可出现反常酸性尿。

知识点13：代谢性碱中毒的治疗

代谢性碱中毒轻症只需补充盐水，每升溶液中加入氯化钾 1～2g。重症如 pH>7.6 时，可口服氯化铵 1～2g，每日 3～4 次，也可用 2%NH_4Cl 作静脉注射。肝功能不佳时禁用，可用精氨酸替代。严重低氯性代谢性碱中毒可补 0.1mol/L 盐酸，盐酸溶液可用等渗盐水或 5%葡萄糖液制备成 0.1mol/L 浓度，并在电解质和酸碱度的监测下由中心静脉输入。

知识点14：呼吸性酸中毒的病因及发病机制

换气不足是呼吸性酸中毒的最常见病因，可见于：①呼吸中枢抑制，如颅脑外伤、麻醉过深、吗啡类药物中毒；②呼吸道阻塞；③胸部疾患，如反常呼吸、血气胸、肺炎、肺气肿、肺水肿；④呼吸肌麻痹，如高位脊髓压迫、外伤等情况，由于 CO_2 量增加或积聚，下列反应向右移，由此增加了 H^+。

$$H_2O+CO_2\uparrow \rightarrow H_2CO_3 \rightarrow H^+\uparrow + HCO_3^-$$

知识点15：呼吸性酸中毒的临床表现

急性呼吸性酸中毒时，可并发肺水肿、脑水肿和高血钾症。换气不足可引起 $PaCO_2$ 增加，常发生缺氧。呼吸性酸中毒的症状是非特异性的，常为缺氧、高 $PaCO_2$ 和酸中毒三者合并的结果。实验室检查：急性呼吸性酸中毒时，血 pH 明显下降，$PaCO_2$ 增高，血 HCO_3^- 浓度正常；慢性呼吸性酸中毒时，血 pH 下降不明显，但 $PaCO_2$ 和血 HCO_3^- 浓度增高。代谢性碱中毒时虽也有 $PaCO_2$ 升高，但其 pH 高于正常，可资鉴别。

知识点16：呼吸性酸中毒的治疗

首先去除病因，主要问题是换气不足，消除病因后换气常能改善，否则需作气管内插管和机械通气辅助呼吸。

知识点17：呼吸性碱中毒的病因和发病机制

主要由于肺泡通气过度，体内生成的 CO_2 排出过多，以致发生血 $PaCO_2$ 降低的低碳血症，多见于高温环境下劳动、癔病、颅脑损伤、高热或手术后过度呼吸换气、水杨酸制剂中毒，或人工辅助呼吸持续时间过长致使呼吸过频、过深。

知识点 18：呼吸性碱中毒的临床表现和诊断

呼吸快而深，后转浅而短促，出现手足、面唇麻木，继而出现肌肉震颤和手足抽搐，并有眩晕、胸闷，以至意识障碍和昏厥。

实验室检查：血 pH 增高，血 $PaCO_2$ 和 HCO_3^- 浓度下降，CO_2CP 减低。高氯性代谢性酸中毒虽有血 HCO_3^- 浓度降低和高氯血症，但其血 pH<7.4。

知识点 19：呼吸性碱中毒的治疗

轻度呼吸性碱中毒常见于手术后患者，一般不需要治疗。严重者需处理原发病因，用纸袋罩住口鼻进行呼吸，以增加呼吸道死腔，提高 $PaCO_2$；或可吸入含 5%CO_2 的氧气；有手足抽搐者，可给葡萄糖酸钙静脉注射。对 pH>7.65 的重症患者，可行气管内插和控制呼吸，使 pH 迅速下降。

知识点 20：混合型酸碱失调的特点

混合型酸碱失调的特点见表 40-1。

表 40-1　混合型酸碱失调特点

类：型	原发性紊乱		pH
	HCO_3^-	$PaCO_2$	
相加型			
呼酸+代酸	↓	↑	↓↓
呼碱+代酸	↑	↓	↑↑
相消型			
呼酸+代碱	↑	↑	不定
代碱+呼酸	↓	↓	不定
代酸+代碱	不定	不定	不定
三重型			
呼酸+代酸+代碱	不定	不定	不定
呼碱+代酸+代碱	不定	不定	不定

注：（不定）取决于酸化和碱化的相对优势。

知识点 21：混合型酸碱失调的诊断

混合型酸碱失调主要依靠临床病史和血气分析判断。一般而言，用 $PaCO_2$ 判断呼吸性成分，HCO_3^-；判断代谢性成分，pH 判断何种紊乱起主导作用。若为单纯性酸碱失调，$PaCO_2$、HCO_3^- 测得值应落在相应失调的界限内；反之，如果落在单纯型失调界限外，则为混合型酸碱失调。

知识点 22：混合型酸碱失调的治疗

混合型酸碱失调的治疗与单纯型失调相似，只要治疗其中一种主要紊乱即可改善血 pH。要根据血气分析不断调整治疗方案。此外还要积极治疗原发病。

知识点 23：处理患者酸碱失衡的原则

（1）充分了解病史，详细查体。

（2）进行相关实验室检查。

（3）综合病史及实验室检查，确定酸碱失衡的类型及程度。

（4）在积极治疗原发病，同时制定纠正酸碱失衡的治疗方案。

（5）处理后密切观察临床变化，及时复查相关指标，了解处理效果，并可能修正判断。

第四十一章 环境与理化损害急诊

第一节 电击伤

知识点1：电击伤的概念

电击伤是由于人体直接触及电源或高压电（包括雷击）通过空气或其他导电介质传递电流通过人体引起的组织损伤和功能障碍，严重者可出现昏迷、心室纤颤、瞳孔扩大、呼吸心跳停止而死亡。

知识点2：影响电流引起机体损伤程度的因素

电流引起机体损伤的程度与其种类、频率高低、电压高低、电流大小、接触部位阻抗等因素有关。

知识点3：电击伤的临床表现

（1）全身表现：轻度电击伤者出现惊慌、呆滞、面色苍白、心悸、四肢软弱、接触部位肌肉收缩等；中度电击伤者可出现短暂昏迷、呼吸浅快、心动过速等；重度电击伤者出现抽搐、昏迷、心室颤动、心跳和呼吸停止。有些患者遭受电击后，立即进入“假死状态”，即心跳和呼吸处于极微弱状态，因此要认真鉴别，不可轻易放弃抢救。

（2）局部表现：主要为电烧伤，常伴有大量组织坏死。

（3）并发症：大量组织损伤引起血浆肌红蛋白增高、高钾血症及急性肾衰竭。肌肉强直性收缩引起骨折和四肢关节脱位。

（4）电烧伤部位继发感染：电击所致继发性外伤，如高处跌落时引起头、胸、腹部外伤和大血管出血及四肢、脊柱骨折。电击后神经系统损害包括周围神经病变、横断性脊髓损害、视力障碍、耳聋等。

知识点4：电击伤的实验室检查

（1）尿常规：重型的电击伤患者，如有组织大量的坏死、溶血或肾脏的直接电击伤时，可出现肌红蛋白尿及血尿。

（2）血液生化检查：大量组织的损伤和溶血可引起高钾血症，有少部分患者受损伤24周内可出现不明原因的低血钾；合并有肌肉和心脏损伤患者早期可出现CK以及同工酶CK-

MB，LDH、GOT 的活性增高，若肌肉损伤严重 CK、LDH 可明显增高；如有急性肾功衰的患者，则有尿素氮和肌酐的明显升高。

知识点 5：电击伤的心电图检查

心室纤颤是低压触电后后最常见的心电图表现，也是伤者的最主要的死因。另外，可见心动过缓，心动过速，传导阻滞或房性、室性期前收缩，ST-T 段改变等，特别是频发或呈多源性室性期前收缩时，易转化为室速或室颤。

知识点 6：电击伤的现场急救

（1）立即切断电源或用木棍、竹竿及其他绝缘体使患者尽快脱离电源。

（2）对神志清醒伴乏力、头昏等轻度电击伤者，宜卧床休息，并及时送往医院观察。

（3）对呼吸、心搏停止者，应立即进行徒手心肺复苏，有条件者行气管插管。对此类患者，应坚持长时间抢救，不可轻易放弃，并及时转送医院进行进一步抢救，转送途中徒手心肺复苏术不能中断。

知识点 7：电击伤的院内处理

（1）进一步生命支持：对于心脏停搏的患者入院后应迅速采用必要的设备及技术来维持有效通气和血液循环，心肺复苏的同时应同时进行脑复苏，可头部放置冰袋降温，静脉内滴注 20%甘露醇溶液、应用激素等方法，均可提高复苏和急救的成功率。

（2）加强监护和纠正各种心律失常：对轻型电击伤患者应该在心电监护下观察 1～2 天；对重型患者，在抢救过程中，除心电监护外，还应监护呼吸、血压、血氧饱和度、血气分析、留置尿管监测尿量，监测肝肾功能、凝血功能和血电解质等。如发现严重的致死性的心律失常必须及时纠正，必要时进行胸外直流电复律。

（3）抗休克治疗：电击伤常有电休克、烧伤休克、创伤性休克 3 种因素同时存在，电烧伤时常深部组织破坏严重，因此补液量较同等面积的烧伤患者为多。合并有严重心肌损伤或伴有颅脑损伤患者，输液量应适当限制，以防止心力衰竭、肺水肿和脑水肿的发生。

（4）急性肾衰竭的预防和处理：触电伴有电灼伤时，在复苏治疗不充分，通气不足情况下，深部受损组织，特别是坏死肌肉可释放出大量毒性物质和肌红蛋白、血红蛋白，在酸中毒情况下更易沉积和堵塞肾小管，导致急性肾功能衰竭的发生，必须早期应用利尿剂。一旦发现有血红蛋白尿者，应及时用甘露醇等利尿剂，使尿色变清，并且同时碱化尿液。对已发生急性肾功能衰竭者，即可采用血液透析或腹膜透析治疗。

（5）外科问题处理：对于广泛肢体烧伤，肢体坏死或骨折者，给予相应的处置。高压电击伤时，深部损伤组织中大量液体渗出，筋膜下水肿明显，压力升高，应根据具体情况在循环稳定后 24～48 小时内进行清创处理、切开减压或截肢。对于肢体电击伤后深部组织损伤情况不明的患者，可应用动脉血管造影或^{99m}Tc焦磷酸盐肌扫描术检查，以指导治疗。预防感染，由于深部组织的损伤、坏死，伤口需要暴露疗法，并常规注射破伤风抗毒素，选用有效抗生素防治继发感染，特别要注意厌氧菌感染的防治。

（6）其他：预防上消化道出血，防治 DIC，对症及加强营养支持治疗。

第二节 中 暑

知识点 1：中暑的概念

中暑是指在暑热天气、湿度大和无风的高温环境下，由于体温调节中枢功能障碍、汗腺功能衰竭和水电解质丧失过多而引起的以中枢神经和（或）心血管功能障碍为主要表现为急性疾病。

知识点 2：中暑的分类

中暑包括轻症的热水肿、热晕厥以及重症的热痉挛、热衰竭和热射病等。一般所指的中暑主要是热痉挛、热衰竭和热射病 3 种类型。

知识点 3：中暑的病因

（1）气象因素：高气温、高湿度、高辐射强度、低气压、低风速。

（2）非气象因素：①劳动强度越大、劳动时间越长、代谢热越多而无足够防暑降温措施；②老年、体弱、疲劳、肥胖、饮酒、饥饿、脱水、失盐者；③穿不透气或紧身衣裤伴发热者；④患有高血压病、冠心病、肺心病、糖尿病、甲亢、先天性汗腺缺乏或广泛皮肤烧伤或损伤者；⑤服用阿托品类抗胆碱能药物影响汗腺分泌者，均可成为中暑的基础因素或诱因。

知识点 4：中暑的发病机制

（1）人体产热与散热的调节：正常情况下机体体温一般恒定在 37℃，在下丘脑体温调节中枢的调节下，机体的产热与散热维持相对平衡。机体的产热主要来自体内的氧化代谢过程，而散热主要依靠辐射、蒸发、对流和传导，从而维持体温的相对恒定。

（2）不同类型的中暑对人体的影响

①热射病：热射病主要是由于人体受环境高温影响和体内热量不能通过正常的生理性散热以达到热平衡，致使体内热蓄积，引起体温升高；或在烈日曝晒下，强烈的日光穿透头部皮肤及颅骨引起颅内温度升高导致脑细胞受损，伤害的主要是头部，故也称为日射病。热射病在临床上分为劳力性和非劳力性 2 种类型。劳力性主要是在高温环境下内源性产热过多引起；非劳力性主要是在高温环境下体温调节功能障碍引起散热减少所致。

②热痉挛：高温环境中人的散热方式主要依赖出汗。一般认为1个工作日的最高生理限度的出汗量为6L，但在高温环境中劳动者的出汗量可在10L以上。由于汗中含有钠盐，因此大量出汗使水和钠盐过多丢失，引起肌肉痉挛及疼痛，这就是热痉挛的发生机制。

③热衰竭：热衰竭的发病机制主要是由于人体对热环境不适应引起周围血管扩张、循环血量不足而发生晕厥。热衰竭亦可伴有过多的出汗、失水和失盐。

知识点5：中暑的临床表现

（1）热痉挛：患者常先大量出汗后突然出现阵发性四肢及腹壁肌肉，甚至肠平滑肌痉挛和疼痛。有低钠、低氯血症和肌酸尿症。

（2）热衰竭：常发生在未适应高温作业的新工人和体弱者，常无高热。患者先有头痛、头晕、恶心，继有口渴、胸闷、脸色苍白、冷汗淋漓、脉搏细弱、血压偏低，可有晕厥、抽搐，重者出现循环衰竭，可有低钠、低钾血症。

（3）热射病：热射病典型表现为高热、无汗、昏迷。严重者可出现休克、心力衰竭、肺水肿、脑水肿、肝肾衰竭、弥散性血管内凝血。

知识点6：中暑诊断的分级

（1）先兆中暑：患者在高温环境中劳动一定时间后，出现头晕、头痛、口渴、多汗、全身疲乏、心悸、注意力不集中、动作不协调等症状，体温正常或略有升高。

（2）轻症中暑：除有先兆中暑症状外，出现面色潮红、大量出汗、脉搏快速等表现，体温升高至38.5℃以上。

（3）重症中暑：包括热射病、热痉挛和热衰竭3种类型。

知识点7：中暑与老年性肺炎的鉴别诊断

老年性肺炎常与中暑并存，其临床表现多种多样，甚至缺乏呼吸道症状，如无咳嗽、咳痰等，更缺乏典型的肺炎体征。发热，体温多在39℃以下，个别可无发热仅表现为多汗，也可表现为食欲缺乏、意识障碍或精神异常，有些表现为心悸、胸闷、心动过速、心律失常等。易合并水、电解质紊乱和酸碱平衡失调、休克、心律失常及呼吸衰竭、心力衰竭。胸部X线片检查可明确诊断。

知识点8：中暑与脑出血的鉴别诊断

脑出血常与中暑并存，本病起病急骤，表现有头痛、呕吐、进行性言语不清和昏迷，鼾声大作，小便失禁，可有抽搐。丘脑出血累及丘脑下部，脑桥出血者表现为高热、昏迷。头颅CT可明确诊断。

知识点 9：中暑与糖尿病酮症酸中毒及高渗性昏迷的鉴别诊断

糖尿病酮症酸中毒及高渗性昏迷的诱发因素中以感染占首位，发热即成为主要症状之一，感染以肺部感染为多见，中暑也是诱发因素之一。常以昏迷、失水、休克而就诊。非酮症高渗性昏迷多数见于老年人，50%无糖尿病史。实验室检查能明确诊断。

知识点 10：先兆中暑与轻症中暑的治疗

立即将患者转移到阴凉通风处或电风扇下，最好移至空调室，以增加辐射散热，给予清凉含盐饮料，体温高者给予冷敷。必要时可静脉滴注 5%葡萄糖注射液 1000~2000ml。

知识点 11：重症中暑的治疗原则

生命支持，包括呼吸、循环支持，必要时给予机械通气。及时采取降温措施，通风、应用电风扇以及冰敷，可选择颈部和腋窝以及腹股沟。

知识点 12：热痉挛与热衰竭的治疗

应迅速将患者转移到阴凉通风处休息或静卧。口服凉盐水或清凉含盐饮料，有周围循环衰竭者应静脉补给生理盐水、葡萄糖液和氯化钾，体温升高者及时行降温治疗。一般患者经治疗后 30 分钟到数小时内即可恢复。

知识点 13：热射病的降温治疗

（1）体外降温：为了使患者的高温迅速降低，可将患者除头部外浸在 4℃水浴中，并按摩四肢皮肤，使皮肤血管扩张和加速血液循环，促进散热。也可在头部、腋窝、腹股沟处放置冰袋，并用电扇吹风，加速散热。在物理降温过程中必须随时观察和记录肛温，待肛温降至 38.5℃时，应立停止降温，将患者转移到室温 25℃以下的环境中继续密切观察，如体温又回升，可再次浸入 4℃水中或冷水擦浴、淋浴。老年、体弱或有心血管疾病者不宜用 4℃水浸浴。有条件者可使用冰帽和降温毯等。

（2）体内降温：体外降温无效者，用冰盐水进行胃或直肠灌洗，也可用 20℃或 9℃无菌生理盐水进行血液透析或腹膜透析，也可将自体血液液体外冷却后回输至体内降温。

（3）药物降温：与物理降温合用效果更好。将氯丙嗪 25~50mg 稀释在 500ml 葡萄糖盐水或生理盐水中静脉点滴 1~2 小时，病情紧急时可用氯丙嗪及异丙嗪各 25mg 稀释于 5%葡萄糖液 100~200ml 中，在 10~20 分钟内静脉点滴完毕。如肛温降至 38.5℃时应暂停，如体温回升或用药后 1 小时体温仍未下降可重复应用。用药过程中要密切观察血压、神志和呼吸，如患者昏迷加深、呼吸抑制、血压明显下降（收缩压≤80mmHg）则应停药；有高热或超高热，但血压偏低及神志不清者，可试用纳洛酮救治。

知识点14：热射病的对症治疗

（1）如患者以失水症状为主，需静脉滴注生理盐水或乳酸林格液。

（2）昏迷患者应保持呼吸道通畅，并给予吸氧，必要时气管插管。

（3）脑水肿和颅内压增高暂常规静脉输注甘露醇1～2g/kg。

（4）烦躁不安或抽搐者，可用地西泮10mg或苯巴比妥钠每次0.1～0.2g肌注。

（5）应用肾上腺皮质激素可以对抗高温引起的机体应激反应，同时对于防治脑水肿、肺水肿均有一定的效果。

（6）应用能量合剂和维生素以及脑细胞代谢活化剂。

（7）纠正术、电解质与酸碱平衡失调。

（8）发生DIC者酌情使用肝素。

（9）积极防治感染。

（10）如有肾功能不全或发生多脏器功能不全综合征，可及早血液净化治疗。

第四十二章　急 性 中 毒

第一节　急性中毒概述

知识点1：中毒的概念

中毒是指有毒化学物质通过一定的途径进入机体后，与生物体相互作用，直接导致或者通过生物物理或生物化学反应，引起生物体功能或结构发生改变，导致暂时性或持久性损害，甚至危及生命的疾病。

知识点2：毒物的概念

凡是能导致人体中毒的物质如某些化学物、药品、有毒的动植物或食品均可称为毒物。

知识点3：急性中毒的概念

一次性接触毒物或接触毒物后24小时内发生的毒性反应甚至致死者为急性中毒。

知识点4：毒物的作用

有毒物质种类繁多，其作用不一，包括：①局部刺激、腐蚀作用；②缺氧；③麻醉作用；④抑制酶的活力；⑤干扰细胞或细胞器的生理功能；⑥受体的竞争。

知识点5：影响毒物作用的因素

（1）毒物的理化性质：化学物的毒性与其化学结构有密切关系，空气中毒物的颗粒越小、挥发性越强、溶解度越大，则吸入肺内的量愈多，毒性也越大。

（2）个体的易感性：个体对毒物的敏感性不同，这与性别、年龄、营养、健康状况、生活习惯等因素有关。

知识点6：急性中毒的临床表现

急性中毒的临床表现有：皮肤黏膜表现、眼球表现、神经系统表现、呼吸系统表现、循环系统表现、泌尿系统表现、血液系统表现及发热。

知识点 7：慢性中毒的临床表现

慢性中毒的临床表现有：神经系统表现、消化系统表现、泌尿系统表现、血液系统表现、骨骼系统表现。

知识点 8：中毒的治疗原则

根据毒物的种类，进入途径和临床表现进行治疗，可分为除毒、解毒和对症三步急救。治疗原则：①立即脱离中毒现场；②清除进入人体内已被吸收或尚未吸收的毒物；③如有可能，选用特效解毒药；④对症治疗；⑤对不明原因中毒，除暂不能选用特效解毒药，也应按上述原则急救处理。

知识点 9：中毒患者的转诊及注意事项

患者病情危重，或治疗条件不具备时，急救治疗同时应尽快转上级医院，在转运过程中注意患者意识、血压及呼吸等情况。但不能因转诊而耽搁洗胃、解毒药的应用时机；转诊过程中要维持应用解毒药。

知识点 10：中毒的预防措施

中毒的预防措施有：①加强防毒宣传；②加强毒物管理；③预防化学性食物中毒；④防止误食毒物或用药过量；⑤预防地方性中毒病。

第二节 急性有机磷农药中毒

知识点 1：急性有机磷农药中毒的概念

急性有机磷农药中毒是指机体在无保护措施或非正常接触有机磷农药，致使乙酰胆碱酯酶活性受到抑制引起体内乙酰胆碱蓄积，胆碱能神经受到持续冲动而导致的一系列以毒蕈碱样、烟碱样和中枢神经系统症状为主要特征的人体器官功能紊乱，严重患者可因昏迷和呼吸衰竭而死亡。

知识点 2：有机磷中毒的途径

有机磷中毒包括经消化道、呼吸道、皮肤黏膜 3 种途径。生产和使用过程中中毒以皮肤黏膜多见；其次为呼吸；生活中的中毒患者以误服及自服经消化道中毒为主要途径。

知识点3：有机磷农药中毒的机制

有机磷农药中毒的机制，主要是在人体内有机磷农药与乙酰胆碱酯酶结合，形成磷酰化胆碱酯酶。磷酰化胆碱酯酶不能水解乙酰胆碱，引起乙酰胆碱蓄积，出现相应的临床表现。由于有机磷农药与乙酰胆碱酯酶是稳定的结合，早期尚可部分水解恢复乙酰胆碱酯酶活性，但随着中毒时间的延长最终形成老化的磷酰化胆碱酯酶，结构更加稳定，需要新的乙酰胆碱酯酶再生后，乙酰胆碱酯酶活性才会恢复，故其毒性作用较重，症状恢复较慢。

知识点4：急性有机磷农药中毒的临床表现

临床可有接触部位的局部损害，如皮肤黏膜的炎症、水疱、剥脱等。典型症状按发生先后分别有胆碱能兴奋或危象、中间型综合征、迟发性多发性神经病。

知识点5：急性有机磷农药中毒的实验室检查

（1）全血胆碱酯酶活力测定：红细胞的胆碱酯酶（ChE）为真性 ChE（AChE），血浆 ChE 为假性 ChE（BChE），不能水解 ACh。ChE 主要来自肝脏，受肝功能影响较大。全血 AChE（总活性中红细胞占 60%~80%，血浆占 20%~40%）和红细胞的 AchE 能较好反应神经肌肉组织中的 AChE 活性。正常人全血 ChE 的活力为 100%，轻度中毒者 70%~50%，中度中毒者 50%~30%，重度中毒者 30%以下。

（2）毒物及其代谢物鉴定：检查血、尿或胃内容物检测到毒物或其分解产物，有助于确立诊断。如敌百虫中毒时尿中三氯乙醇含量增高，硫磷中毒时尿中可查出分解产物对硝基酚。

知识点6：急性有机磷农药中毒的诊断依据

根据有机磷农药接触史，呼出气体或呕吐物或皮肤等部位有特异性的大蒜味，有胆碱能兴奋或危象的临床表现特别是流涎、多汗、瞳孔缩小、肌纤维颤动，结合及时测定的实验室检查结果，一般不难诊断。毒物接触史不明确的，实验室检查对诊断就更加重要。

知识点7：急性中毒的分级

（1）轻度中毒：以 M 样症状为主，没有肌纤维颤动等 N 样症状。胆碱酯酶活力一般在 50%~70%。

（2）中度中毒：M 样症状加重，出现肌纤维颤动等 N 样症状。胆碱酯酶活力一般在30%~50%。

（3）重度中毒：除有 M、N 样症状外，具有下列表现之一者，可诊断为重度中毒：肺水肿、呼吸衰竭、脑水肿、昏迷。全血或红细胞胆碱酯酶活性一般在 30%以下。

知识点 8：急性有机磷农药中毒清除毒物方法

（1）清除未被吸收的毒物：用清水或肥皂水清洗皮肤、毛发，尽早彻底洗胃，可口服或经胃管注入药用炭、硫酸镁 20~40g 或甘露醇 250ml 导泻。

（2）促进已吸收毒物的排泄：①利尿：呋塞米和甘露醇可促进尿液排出，此外，甘露醇还能缓解有机磷农药中毒所致的脑水肿、肺水肿。②血液净化：对重症有机磷农药中毒的患者早期使用血液净化（如腹膜透析、血液灌流、血液透析），可提高毒物清除率，缩短病程，提高治愈率。

知识点 9：急性有机磷农药中毒的抗毒治疗

当有机磷农药进入机体与胆碱酯酶结合后，可用氯解磷定、碘解磷定等药物进行抗毒治疗。解毒药应遵循早期、足量、联合、重复的原则。

（1）胆碱酯酶复能剂：常用药物有氯解磷定、碘解磷定、双复磷等，氯解磷定为首选，首次给药量为：轻度中毒 0.5~1.0g，重度中毒 1.0~2.0g，重度中毒 2.0~3.0g，肌内注射或静脉注射。

（2）抗胆碱药：①M-胆碱受体阻断药：阿托品，1 次 1~2mg，根据病情每 10~20 分钟；或 1~2 小时重复给药一次，直至患者毒蕈碱样症状消失或出现“阿托品化”［瞳孔较前扩大、皮肤干燥、口干、心率增快（90~100 次/分）和肺部湿啰音消失］；②中枢性抗胆碱药：东莨菪碱，贝那替秦等；③新型抗胆碱药：盐酸戊乙奎醚（长托宁），首次用量为：轻度中毒 1.0~2.0mg，中度中毒 2.0~4.0mg，重度中毒 4.0~6.0mg，重复给药 1.0~2.0mg。

知识点 10：急性有机磷农药中毒对症治疗

密切监护，保持气道通畅。一旦出现呼吸肌麻痹应尽早建立人工气道进行机械通气。积极防治肺水肿、脑水肿，纠正电解质和酸碱失衡。心电监护，尽早发现、处理心律失常。

总之，一旦疑诊或临床诊断为急性有机磷杀虫剂中毒，应按照急性有机磷杀虫剂中毒救治流程合理有序地进行有效抢救与治疗（图 42-1）。

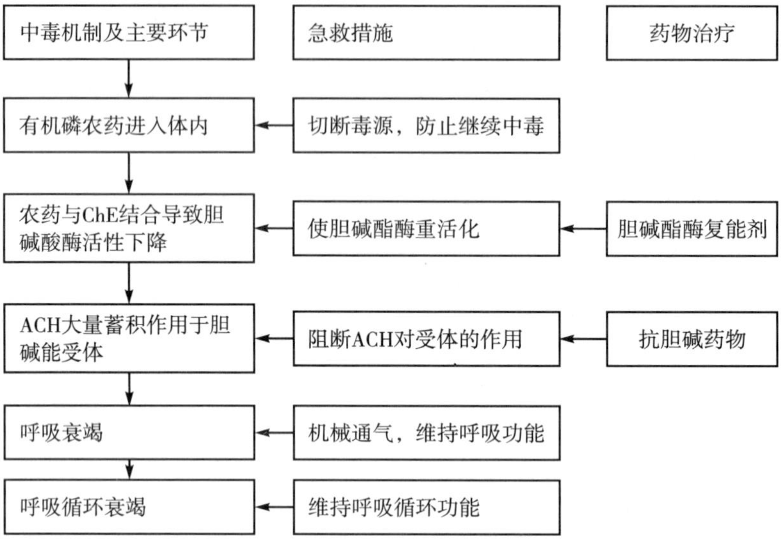

图 42-1 急性有机磷农药中毒救治流程

知识点 11：急性有机磷农药中毒特殊症状的处理

（1）反跳：密切观察病情变化，注意反跳前的各种临床先兆。当急性有机磷农药中毒（AOPP）患者在使用抗胆碱药物治疗症状好转后，再次出现面色苍白、精神萎靡、皮肤湿冷、胸闷、气短、轻咳、肺部湿啰音、血压升高、瞳孔缩小、心率缓慢、流涎、肌束震颤等症状时，应考虑反跳。此时，需使用大量阿托品，直至出现阿托品化，维持给药 3~5 天。

（2）迟发性猝死严密监护，重在预防。对严重中毒恢复期的患者，应做好心电监护，电解质监测，及时纠正心律失常和电解质紊乱。一旦发现心跳呼吸骤停，按心肺复苏程序进行抢救。

（3）中间综合征（IMS）：加强对本征的认识，主动预防和对症支持治疗；轻者预防其呼吸麻痹。若已经出现呼吸肌无力者，及时行气管插管和机械通气。适时评估患者肌力和自主呼吸恢复情况，尽早脱机。

（4）迟发性多发性神经病（OPIDP）的治疗目前尚无针对本病的特效药物，治疗的关键在于早发现、早诊断。除采用维生素 B_1、维生素 B_{12}治疗外，还可应用神经营养药物如神经生长因子及神经节甘酯。同时可配合针灸治疗，神经、肌肉功能锻炼。

第三节　急性百草枯中毒

知识点1：百草枯的概念

百草枯又名对草快、克芜踪，属联吡啶杂环化合物，化学名称1,1′-二甲基-4,4′-联吡啶二氯化物或双硫酸甲酯盐，是一种广谱、高效、环境污染较小的接触灭生性除草剂。

知识点2：百草枯的特性

百草枯具有腐蚀性，不易挥发，易溶于水，微溶于乙醇，几乎不溶于有机溶剂，其水剂不易燃、不易爆、对金属有腐蚀性，不能与强氧化物质共存，在酸性和中性溶液中稳定，可被碱性溶液水解，与阴离子表面活性剂接触易失去活性。

知识点3：急性百草枯中毒的病因

因自杀、误服、投毒等主要经消化道吸收引起中毒，也可因喷洒农药时皮肤接触后中毒，偶有经静脉注射百草枯溶液引起中毒。

知识点4：急性百草枯中毒的发病机制

百草枯中毒的发病机制主要与其介导大量氧自由基产生从而导致急性氧化应激反应、脂质过氧化损伤及急性炎症反应等有关，导致多脏器损伤、多器官功能衰竭。脂质过氧化反应、肺泡细胞损伤，各种细胞因子、生长因子等促使纤维细胞活化增殖及胶原纤维增生等促进肺纤维化的发生发展。

知识点5：急性百草枯中毒的症状

百草枯中毒早期可无症状或症状较轻，随着时间推移，可表现为多脏器的损害。口服中毒者，早期主要表现为消化道症状，如口、舌及咽部烧灼感，恶心、呕吐和腹痛等症状；进一步发展出现肝、肾、肺等多脏器功能不全或衰竭的表现，如发绀、呼吸困难、咳嗽、胸痛、头晕、头痛、肌肉痉挛、抽搐、昏迷等；口服量大者，1~3天内即可出现呼吸困难、呼吸窘迫并死亡；口服量小者，早期可无明显临床表现，数日后逐渐出现胸闷、呼吸困难，并逐渐加重，发生肺纤维化。

知识点6：急性百草枯中毒的体征

口服中毒者，可出现口腔、咽喉部、食管和胃黏膜糜烂、溃疡形成，重者出现胃出血、胃穿孔。肺部听诊呼吸音减低、干湿啰音。皮肤黏膜染毒者，表现相对轻，主要为皮肤红斑、水疱、溃疡，指甲接触可使指甲出现横断、脱落，结膜接触可引起溃疡、虹膜炎。

知识点7：急性百草枯中毒的毒物检测

检测血、尿中百草枯含量是确诊、判断病情严重程度和评估预后的重要依据。常用方法有液相或气相色谱法测血液浓度，碱和硫代硫酸钠试管法检测尿液。液相色谱是分析检测百草枯浓度的最重要、最常用的方法。因百草枯是一种极性很强的离子型化合物，也可采用高效液相色谱进行分析。

知识点8：急性百草枯中毒的实验室检查

实验室检查血白细胞升高，血红蛋白下降，红细胞和血小板减少，血尿素氮、肌酐、胆红素和转氨酶、淀粉酶升高，也可出现血尿、蛋白尿。

知识点9：急性百草枯中毒的心电图

由于百草枯中毒导致呼吸窘迫以及心肌损害，常可出现窦性心动过速、S-T段改变、心律失常等变化。

知识点10：急性百草枯中毒的血气分析

百草枯中毒主要表现为低氧血症，氧分压、氧饱和度降低。由于过度通气二氧化碳分压也常常降低。

知识点11：急性百草枯中毒的肺部X线片检查

百草枯中毒早期（3天至1周），主要为肺野弥漫渗出，肺纹理增多，肺间质炎性变，可见点，片状阴影，肺部透亮度减低或呈毛玻璃状；中期（1~2周），出现肺实变或大片实变，同时出现部分肺纤维化；后期（2周后），出现肺纤维化及肺不张。

知识点12：急性百草枯中毒的CT检查

中毒早期由于血管内皮受损，液体外渗，组织水肿，肺纹理增多；毛细血管压力升高，肺血管阻力增加，组胺释放渗出与肺水肿加重，出现毛玻璃征象；如进一步发展，水肿液进入肺泡腔，出现肺实变；在病程中后期，细支气管周围淋巴组织及成纤维细胞增生，形成肺纤维化，还可伴支气管扩张、囊性变，肺气肿、纵隔气肿等表现。

知识点 13：急性百草枯中毒的诊断依据

根据接触或口服百草枯的病史及临床表现特点，结合实验室检查可以诊断本病，呕吐物、洗胃液、血尿检测到百草枯可以确诊。需要注意的是某些患者病史并不清楚，如遇口腔溃疡伴进行性呼吸困难者，应怀疑本病可能，详细询问发病前的情况，注意搜寻百草枯服用的证据（自杀的遗书、空的百草枯容器包装、残留物、气味和颜色）有助于诊断，如可检测百草枯，即可确诊。

知识点 14：急性百草枯中毒与特发性肺纤维化的鉴别诊断

特发性肺纤维化主要表现为弥漫性肺纤维化引起的呼吸困难和肺功能损害，但特发性肺纤维化患者无中毒史及用药史，通常为隐匿性起病，病程一般较长，主要症状是干咳和劳力性气促，胸部 X 线片示双肺弥漫的网格状或网格小结节状浸润影，随着病情进展可出现直径 3~15mm 的多发性囊状透光影（蜂窝肺），肺活检有助于诊断。

知识点 15：急性百草枯中毒清除毒物方法

（1）皮肤接触中毒：立即脱去被污染的衣物，用肥皂水彻底清洗，再用清水清洗。眼部污染者，可用 2%~4%碳酸氢钠溶液冲洗 15 分钟，再用生理盐水洗净。

（2）口服中毒：①催吐：现场可刺激咽喉部催吐，口服肥皂水或泥浆水或活性炭等。②立即洗胃：用 2%~5%碳酸氢钠溶液、30%白陶土水或 1%肥皂水或泥浆水加活性炭 50~100g 彻底洗胃，因百草枯对消化道的腐蚀作用，洗胃时应注意动作轻柔，以免食管或胃穿孔。③导泻：洗胃后用活性炭悬液（50g）+硫酸镁（20~40g）、20%漂白土（思密达）悬液 300ml 或活性炭 60g/20%甘露醇 100~150ml，硫酸镁 15g 导泻，每 2~3 小时 1 次交替使用，持续 30 天或持续到大便不再是绿色为止。

知识点 16：急性百草枯中毒增加毒物排泄的方法

（1）血液净化：血液净化治疗能有效清除血液中的毒物、游离的自由基以及细胞因子、炎症介质等，从而达到减少毒物和自由基毒性以及保护脏器功能的作用。血液灌流目前在中毒领域得到广泛应用，其原理是使用活性炭、树脂等吸附剂吸附清除毒素，是临床上抢救中毒患者的常用急救方法。血液灌流可有效清除血液中的百草枯，如无禁忌可尽早使用，在 6 小时内最好。连续血液灌流，每次持续 10 小时或更长，效果更好，一般可使用 5~7 天。出现肾功能衰竭时可联合血液透析治疗。需要注意的是，有研究表明如果患者血液百草枯浓度超过 3mg/L，无论进行血液透析或血液灌流均不能改善其预后。

（2）强化利尿：应用呋塞米可增加毒物的排泄，但应注意病程早期有效循环血量不足，在利尿基础上须充分补液，并严密监测呼吸功能及 24 小时出入量。

（3）导泻：可将番泻叶 10~15g 用 200ml 水冲泡口服。生大黄具有抗过氧化损伤、抑制炎性反应及导泻的作用，可酌情使用。

知识点 17：急性百草枯中毒的抗氧自由基治疗

百草枯中毒早期主要是由于脂质过氧化造成全身多脏器的损害，因此早期应积极使用抗氧化、抗自由基的药物治疗。维生素 E、维生素 C、维生素 B_1、烟酸、还原型谷胱甘肽、乙酰半胱氨酸及超氧化物酶等可破坏氧自由基，可选择使用。

知识点 18：急性百草枯中毒肺纤维化的预防和治疗

（1）传统的治疗方案：①普萘洛尔（心得安）应早期应用。它可与结合在肺内的受体竞争，使肺内毒物释放出来，10mg，每日 3 次。②糖皮质激素：具有强大的抗炎作用，可有效维持细胞膜的稳定性，阻止后期肺纤维化。应早期大剂量使用。根据病情演变决定给药时间，一般可用 10～14 天。甲泼尼龙 500～1000mg/d，持续使用 5 天后逐渐减量至停用。其他可选择地塞米松或氢化可的松。③免疫抑制剂：环磷酰胺、环孢素 A、秋水仙碱等具有免疫调节作用，减轻炎症反应，应及早使用。环磷酰胺［5mg/(kg·d)（总量 4g）］或秋水仙碱 0.5mg，加入 5%的葡萄糖溶液中静脉滴注，每日 2 次。

（2）环磷酰胺和类固醇激素疗法：环磷酰胺［5mg/(kg·d) 总量 4g］和地塞米松（8mg，3 次/天，持续 2 周）治疗，存活率可达 72%。

知识点 19：急性百草枯中毒的给氧与机械通气

给氧有促进氧自由基生成的作用，不主张常规给氧，但在明显缺氧时可低浓度低流量给氧。一般当 PaO_2<40mmHg（5.3kPa）或出现急性呼吸窘迫综合征（ARDS）时才给予吸氧或建立人工呼吸道行机械通气治疗。通气方式一般采用呼吸末正压低流量氧吸入，可使肺泡处于一定扩张状态，增加功能残气量和气体交换，改善氧合功能，从而有利于提高氧分压。但要注意由于百草枯中毒后易并发自发性气胸及皮下气肿，故呼吸末正压选择宜偏小，并注意监测生命体征变化。

第四节　急性杀鼠剂中毒

知识点 1：杀鼠剂的概念

杀鼠剂是指一类可以杀死啮齿动物的化合物，主要用于杀灭鼠类，分类较多。

知识点 2：杀鼠剂按照其作用时间的快慢的分类

我国常用的杀鼠剂按照其作用时间的快慢可分为以下两类：

（1）急性杀鼠剂：是指动物进食毒饵后数小时至 1 天内毒性发作死亡的杀鼠剂。

（2）慢性杀鼠剂：是指动物进食毒饵后数天毒性发作。

知识点 3：杀鼠剂按照其作用机制，化学结构的分类

（1）中枢神经兴奋类杀鼠剂：毒性强，潜伏期短，病情进展快，有的抽搐症状难以控制。

（2）有机氟类杀鼠剂：为早已禁用的急性杀鼠剂。

（3）植物类杀鼠剂：是从植物中提取的生物碱。

（4）干扰代谢类杀鼠剂：如灭鼠优抑制烟酰胺代谢；鼠立死拮抗维生素 B_1，干扰 γ-氨基丁酸的氨基转移和脱羧反应。

（5）硫脲类杀鼠剂：肺水肿是其主要致死原因。

（6）有机磷酸酯类杀鼠剂：主要有毒鼠磷、溴代毒鼠磷、除鼠磷，其中毒机制、临床表现和救治措施与急性有机磷农药中毒类同。

（7）无机磷杀鼠剂：如磷化锌，是我国既往应用最早最广的杀鼠剂，现已禁用。

（8）氨基甲酸酯类杀鼠剂：如灭鼠安，其中毒机制、临床表现及救治原则和氨基甲酸酯类农药中毒相同。

（9）抗凝血类杀鼠剂：是我国批准合法使用的慢性杀鼠剂。

知识点 4：毒鼠强的概念

毒鼠强的化学名为四亚甲基二砜四胺，分子量 240. 27，大鼠经口 LD_{50} 为 0. 1～0. 3mg/kg，对成人的致死量为 5～12mg。

知识点 5：毒鼠强的毒理

毒鼠强为白色无味粉末，化学性质稳定，微溶于水，不溶于甲醇及乙醇，可经呼吸道与消化道吸收，口服吸收后数分钟至半小时内发病。摄入后以原形无明显选择性分布于各组织器官，血液中不与蛋白结合，主要通过肾脏以原形排出，少量可经呼吸道排出或随胆道排入肠道。由于其剧烈的毒性和稳定性，易造成二次中毒。毒鼠强是无需代谢即发生毒作用的中枢神经系统兴奋性杀鼠剂，其作用机制可能是拮抗 γ-氨基丁酸（GABA）的结果。GABA 的作用被毒鼠强非竞争性抑制后，中枢神经系统过度兴奋至惊厥，严重者死亡。

知识点 6：毒鼠强中毒的临床表现

潜伏期为 5 分钟至 1 小时。主要临床表现为中枢神经兴奋状态－全身阵发强直性抽搐，严重者可导致呼吸循环衰竭而死亡。

知识点7：毒鼠强中毒的诊断要点

根据接触或口服毒鼠强的病史及以癫痫样大发作等中枢神经系统兴奋为主要临床表现的特点，结合实验室检查应考虑有毒鼠强中毒可能，但尚需除外其他以癫痫样大发作为主要临床表现的疾病，如原发性癫痫、中枢神经系统感染性疾病、脑血管意外、亲神经毒物中毒等。血、尿和呕吐物等生物样品中检测到毒鼠强可以确诊。需要注意的是某些患者病史并不清楚，如遇癫痫持续状态者，应怀疑本病可能，详问发病前的情况，注意搜寻毒鼠强服用的证据（自杀的遗书、空的毒鼠强容器、包装）有助于诊断，如可检测毒鼠强，即可确诊。

知识点8：毒鼠强中毒的诊断分级

（1）轻度中毒：出现头痛、头晕、恶心、呕吐和四肢无力等症状，可有肌颤或局灶性癫痫样发作，生物样品中检出毒鼠强。

（2）中度重度：在轻度中毒基础上，具有下列表现之一者：癫痫样大发作；精神病样症状（幻觉、妄想等）。

（3）重度中毒：在中度中毒的基础上，具有下列表现之一者：癫痫持续状态；脏器功能衰竭。

知识点9：毒鼠强中毒的急救措施

（1）清除体内毒物：可采用催吐、洗胃等方法清除尚未被吸收的毒物。

（2）血液灌流：因毒鼠强在体内残留时间久，且性质稳定，血液灌流为行之有效且对预后有明显改善作用的措施。

（3）镇静止痉：①苯巴比妥：为基础用药，可与其他镇静止痉药物合用；②地西泮：癫痫大发作和癫痫持续状态的首选药物。

（4）其他：癫痫持续状态超过30分钟，连续2次使用地西泮仍不能有效控制抽搐，应及时使用静脉麻醉剂（如硫喷妥钠）或骨骼肌松弛剂（如维库溴铵）。

（5）对症支持治疗：密切监护心、脑、肝、肾等重要脏器功能，及时给予相应的治疗措施。

知识点10：氟乙酰胺的毒理

氟乙酰胺的化学名为氟醋酸酰胺，为有机氟类杀鼠剂，是国家早已禁用的急性杀鼠剂。为白色针状结晶，易溶于水，大鼠经口 LD_{50} 为15mg/kg，人口服致死量为0.1~0.5g。主要通过消化道及皮肤黏膜吸收，氟乙酰胺进入人体后脱氨基转化为氟乙酸，氟乙酸与细胞内线粒体的辅酶A作用，生成氟代乙酰辅酶A，再与草酰乙酸反应，生成氟柠檬酸钠，氟柠檬酸与柠檬酸虽在化学结构上相似，但不能被乌头酸酶作用，反而拮抗乌头酸酶，使柠檬酸不能代谢产生乌头酸，导致三羧酸循环中断（称之为“致死代谢合成”），使丙酮酸代谢受阻，氟柠檬酸积聚，妨碍正常的氧化磷酸化过程，从而引起中枢神经系统和心血管系统为主的毒性损害。此外，氟柠檬酸、氟乙酸还可以直接损害中枢神经系统和心肌。氟离子还可以与体内钙离子相结合，使体内血钙下降。

知识点 11：氟乙酰胺中毒的临床表现

口服中毒潜伏期 2~15 小时，严重者短于 1 小时。急性中毒时主要出现以中枢神经系统障碍和心血管系统障碍为主的两大综合征。

知识点 12：氟乙酰胺中毒的诊断要点

（1）氟乙酰胺杀鼠剂接触史。

（2）有典型的临床表现。

（3）实验室检查血氟、尿氟增高。

（4）确诊需鉴定毒饵、呕吐物、胃液、血液或尿液毒物含量。

知识点 13：氟乙酰胺中毒的诊断分级

（1）轻度中毒：头痛、头晕、视物模糊、乏力、四肢麻木、肢体小抽动；恶心、呕吐、口渴、上腹部烧灼感、腹痛；窦性心动过速；体温下降等。

（2）中度中毒：除上述外，尚有分泌物增多、呼吸困难、烦躁、肢体痉挛、血压下降、心电图显示心肌损害等。

（3）重度中毒：昏迷、惊厥、严重心律失常、瞳孔缩小、肠麻痹、大小便失禁、心衰、呼吸衰竭等。

知识点 14：氟乙酰胺中毒的急救措施

（1）清除毒物：口服中毒者，立即催吐、洗胃、导泻。洗胃后可于胃管内注入适量乙醇在肝内氧化成乙酸以达到解毒目的。

（2）尽早使用特效解毒剂：乙酰胺（解氟灵）可与氟乙酰胺竞争酰胺酶，使其不能脱氢产生氟乙酸，并直接提供乙酰基，与辅酶形成乙酰辅酶 A，阻止有机氟对三羧酸循环的干扰、恢复机体的氧化磷酸化代谢过程，有延长潜伏期、控制发病、减轻症状的作用。

（3）控制抽搐：全身阵发性抽搐是本病的突出症状，严重的抽搐，静注地西泮（安定）能够达到迅速解痉的效果，但地西泮（安定）持续时间短，可加入液体内持续静滴；再辅以苯巴比妥（鲁米那）100mg 肌注及 10% 葡萄糖酸钙静注，以防止抽搐反复发作，造成脑组织及全身组织缺氧而加重病情。

（4）血液净化：对于中、重度中毒患者，可采用单纯血液灌流或血液灌流联合血液透析尽早进行血液净化，提高抢救成功率。

（5）对症支持治疗：包括心电监护、防止脑水肿、保护心肌、纠正心律失常，维持水、电解质酸碱平衡、高压氧等。

知识点 15：灭鼠优的毒理

灭鼠优为干扰代谢类杀鼠剂，又名鼠必灭、抗鼠灵、吡明尼。为淡黄色粉末，无臭无味，不溶于水，易溶于乙醇等有机溶剂。大鼠经口 LD_{50} 为 12. 3mg/kg。中毒机制是抑制烟酰胺的代谢，造成维生素 B 族的严重缺乏。使中枢和周围神经肌肉接头处、胰岛组织、自主神经和心脏传导等方面的障碍。还可致胰腺 B 细胞破坏引起糖尿病。

知识点 16：灭鼠优中毒的临床表现

中毒的潜伏期约 34 小时。口服中毒者出现恶心、呕吐、腹痛、纳差等胃肠道症状，随后出现自主神经中枢及周围神经系统功能障碍，如直立性低血压、四肢感觉异常、肌力减弱、视力障碍、神经错乱、昏迷、抽搐等。早期可有短暂性低血糖，后出现尿糖，常伴酮症酸中毒。肌电图及脑电图异常。

知识点 17：灭鼠优中毒的急救措施

（1）口服者催吐、洗胃导泻。

（2）尽早使用解毒剂烟酰胺：200～400mg 加入 250ml 液体中静滴，每日 1～2 次，好转后改口服，每次 100mg，每日 4 次，共 2 周。

（3）血糖升高时给予普通胰岛素。

（4）对症支持治疗立即给予心电监护、监测血糖波动、神经功能，防止低血糖、脑水肿、保护心肌，维持水、电解质酸碱平衡等。

知识点 18：溴鼠灵的毒理

溴鼠灵，又名大隆、溴鼠隆、溴敌拿鼠。为第二代抗凝血类杀鼠剂，属于双香豆素类抗凝血杀鼠剂。中毒机制是干扰肝脏对维生素 K 的作用，使凝血酶原和凝血因子Ⅱ、Ⅶ、Ⅸ、Ⅹ等的合成受阻，导致凝血时间和凝血酶原时间延长；同时其代谢产物亚苄基丙酮，可直接损伤毛细血管壁，使其通透性增加而加重出血。

知识点 19：溴鼠灵中毒的临床表现

本类杀鼠剂作用缓慢，误服后潜伏期长，大多数 2～3 天后才出现中毒症状，如恶心、呕吐、纳差、精神不振、低热等。中毒量小的患者无出血现象，不治而愈。达到一定剂量时，表现为全身广泛出血，首先出现血尿、鼻出血、牙龈出血、全身皮肤黏膜出血，严重者可出现呕血、便血、咯血及颅内出血。患者可死于颅内出血及心肌出血。由于中毒患者多以出血为主诉来就诊，应提高对其警惕性，详细询问病史有助于减少误诊。

知识点 20：溴鼠灵中毒的急救措施

（1）清除毒物：口服中毒者催吐、洗胃、导泻；皮肤污染者用清水彻底冲洗。

（2）特效解毒剂：轻度出血者，用维生素 K_1 10～20mg 肌内注射，每日 3～4 次；严重出血者，首剂 10～20mg 静脉注射，给予 60～80mg 静脉滴注；出血症状好转后逐渐减量，一般连用 10～14 天，出血症状消失，凝血酶原时间活动度正常后停药。

（3）输血：对出血严重者，可输注新鲜血浆或凝血酶原复合物，以迅速止血。

（4）肾上腺皮质激素：可减少毛细血管通透性，保护血小板和凝血因子，促进止血、抗过敏和提高机体应激能力，可酌情使用，同时给予大剂量维生素 C。

（5）对症支持治疗：应注意维生素 K_3、维生素 K_4、卡巴克洛、氨苯甲酸等药物对此类抗凝血类杀鼠剂中毒所致出血无效。

知识点 21：安妥的毒理

安妥为硫脲类杀鼠剂，不溶于水，易溶于有机溶剂。大鼠经口 LD_{50} 为 7～250mg/kg，人口服致死量为 4～6g。口服后对局部黏膜有刺激性作用而引起胃肠道症状，吸收后主要损害毛细血管，使其通透性增加，引起肺水肿、胸腔积液和肺出血，并可引起肝、肾损害，体温偏低、一过性血糖升高。肺水肿是其主要致死原因。

知识点 22：安妥中毒的临床表现

急性中毒时口部有灼热感、恶心、呕吐、口渴、头晕、嗜睡等；重症患者可出现呼吸困难、发绀、肺水肿等；也可有躁动、全身痉挛、休克等；稍晚期可有肝肿大、黄疸、血尿及蛋白尿等表现。

知识点 23：安妥中毒的急救措施

（1）清除毒物：口服者可用清水或者 1∶5000 高锰酸钾溶液洗胃，禁用碱性液洗胃；导泻，忌用油类泻剂；皮肤接触者清水冲洗。

（2）可试用半胱氨酸 100mg/kg 肌注，或 5%硫代硫酸钠 5～10ml 静注，每日 2～4 次，可降低安妥的毒性。

（3）禁食脂肪性食物及碱性食物。

（4）病情严重，出现肺水肿者，应用肾上腺皮质激素，并限制入量。

（5）对症支持治疗重症者应给予心电监护、监测肝肾功能，维持水、电解质酸碱平衡等。

第五节 镇静催眠类药物中毒

知识点 1：镇静催眠类药物的概念

能缓和激动，消除躁动，恢复安静情绪的药物称为镇静药。能促进和维持近似生理睡眠的药物称为催眠药。但二者之间无本质区别，因为同一药物在小剂量时起镇静作用，中等剂量时起催眠作用，而大剂量时则具有麻醉和抗惊厥作用，故统称为镇静催眠类药物。

知识点 2：巴比妥类药物的分类

巴比妥类药物为巴比妥酸的衍生物，是最早使用的镇静催眠药，根据其脂溶性、起效和作用持续时间分为：①长效类（作用持续时间 6~8 小时）：巴比妥和苯巴比妥；②中效类（3~6 小时）：异戊巴比妥、丙烯巴比妥；③短效类（2~3 小时）：戊巴比妥、司可巴比妥；④超短效类（30~45 分钟）：环己巴比妥、硫喷妥钠。

知识点 3：巴比妥类药物中毒的病因

（1）有自杀倾向、精神异常患者一次性摄入超剂量药物或长期服用导致药物蓄积。

（2）患者有阻塞性肺疾病、肝肾疾病或内环境紊乱等情况时，对药物敏感性增加，而代谢、排泄减少。

（3）酒精等中枢抑制剂加重其毒性作用。

知识点 4：巴比妥类药物中毒的毒理

巴比妥类随剂量由小到大，依次导致镇静、催眠、抗惊厥和麻醉作用。其中毒机制在于抑制丙酮酸氧化酶系统，从而抑制中枢神经系统，尤其是脑干网状结构上行激活系统，导致意识障碍。巴比妥类还能通过延长 γ-氨基丁酸（GABA）介导 Cl^-通道开放的时间，增加 Cl^-内流，引起超极化（抑制作用），并在高浓度时直接增加 Cl^-内流。大剂量巴比妥类可直接抑制延髓血管运动中枢及呼吸中枢，导致休克和呼吸抑制。

知识点 5：巴比妥类药物中毒的临床表现

巴比妥类药物中毒主要表现为不同程度的意识障碍以及对循环、呼吸的抑制，其中毒程度在临床上可分为 3 级，见表 42-1 所示。

表 42-1 巴比妥类中毒的临床分级

分级	循环	呼吸	神经系统	其他
轻度中毒	无明显变化	无明显变化	嗜睡、反应迟钝、言语不清、记忆力减退、判断力及定向力障碍、眩晕、动作不协调	无明显变化
中度中毒	无明显变化	呼吸减慢	浅昏迷、眼球震颤、对光反射迟钝、腱反射消失，但角膜反射和咽反射存在	无明显变化
重度中毒	血管运动中枢抑制，周围血管扩张，血压下降	呼吸中枢抑制，呼吸浅慢而不规则，呈潮式呼吸	深昏迷，早期四肢肌张力增高、腱反射亢进、病理反射阳性，后期全身肌肉松弛、各种反射消失	体温下降、脑水肿、肾功能衰竭、肝损害、肺水肿、肺炎、皮疹

知识点6：巴比妥类药物中毒的诊断要点

诊断根据接触或口服巴比妥类药物的病史及中枢神经系统抑制为主要临床表现的特点，结合实验室检查应考虑有巴比妥类药物中毒可能，血液、呕吐物及尿液巴比妥类药物测定可有助于诊断。但尚需除外其他导致昏迷的疾病，如肝性脑病、糖尿病、急性脑卒中，并与其他可致昏迷的中毒（如吗啡、乙醇、一氧化碳）相鉴别，需要注意的是有些患者病史并不清楚，如遇昏迷患者，应常规排除本病，详问发病前的情况，注意搜寻巴比妥类药物服用的证据（自杀的遗书、空的巴比妥类药物包装）有助于诊断，应结合病史、临床表现及实验室检查综合判断。

知识点7：巴比妥类药物中毒的急救措施

（1）重点在于维持患者呼吸及循环功能稳定：①对于昏迷伴呼吸抑制患者保持呼吸道通畅，吸氧，必要时行气管插管及机械通气治疗；②对低血压患者予以扩容，必要时可应用多巴胺或去甲肾上腺素等血管活性药物。

（2）清除体内尚未被吸收的毒物：①催吐；②洗胃；③管喂活性炭吸附；④导泻。

（3）加速已吸收毒物排泄：①补液利尿；②碱化尿液；③血液净化。

（4）中枢兴奋剂：适用于呼吸抑制或持续昏迷的患者，包括有美解眠、尼可刹米等。

（5）对症支持治疗：昏迷患者定期翻身、拍背、吸痰，防止肺部感染及压疮，体温过低患者适当予以保温。

知识点8：BZRAs的种类

BZRAs可分为传统的苯二氮䓬类药物（BZDs）和新型非苯二氮䓬类药物（non-BZDs）。由于其不良反应较巴比妥类低，安全性高，故已逐渐取代巴比妥类，是目前使用最广泛的镇静催眠药。其中non-BZDs由于几乎无残留效应，不易产生药物依赖性和成瘾性，已逐渐成为治疗失眠的首选药物。BZDs 包括有：①长效类：地西泮、氟西泮等。②中效类：阿普唑仑、氯氮䓬、硝西泮、氯硝西泮、艾司唑仑。③短效类：三唑仑等。

知识点 9：BZRAs 中毒的临床表现

BZRAs 类药物的毒性作用较低，即使超过治疗剂量数倍通常仅有嗜睡、眩晕、乏力、共济失调等表现，偶有中枢兴奋、锥体外系障碍及一过性精神错乱。剂量过大时可出现昏迷、血压下降及呼吸抑制，尤其是静脉输注时要特别注意。长期使用可出现药物依赖，突然停药常出现戒断综合征，表现为抑郁、精神激动、失眠及癫痫发作等。

知识点 10：BZDs 中毒的诊断要点

诊断应结合病史、临床表现及实验室检查综合判断：①过量服药病史；②相关临床表现；③诊断性治疗有效：BZRAs 中毒特异性拮抗剂氟马西尼能迅速逆转其所致的中枢抑制作用；④与其他导致昏迷疾病以及其他可致昏迷的中毒鉴别，同时注意排除合并其他颅脑疾病的可能，如颅脑外伤等；⑤患者呕吐物、洗胃液及尿液分析和血药浓度测定。

知识点 11：BZDs 中毒的急救措施

（1）维持患者呼吸及循环功能稳定。

（2）清除体内尚未被吸收的毒物。

（3）加速已吸收毒物排泄：由于本类药物脂溶性及血浆蛋白结合率均较高，利尿剂和血液透析效果可能不理想，必要时可考虑血液灌流。

（4）特效解毒剂：氟马西尼结构与 BZRAs 相似，是苯二氮䓬类受体特异性拮抗剂，能逆转或减轻 BZRAs 的中枢抑制作用。使用方法：首次静脉注射量为 0.1~0.2mg，如果在 60 秒内未达到所需的清醒程度，可重复使用，直至患者清醒或总量达 2mg。维持治疗：静脉滴注 0.2~1mg/h，总量小于 3mg。

（5）对症支持治疗。

第六节　抗精神失常药物中毒

知识点 1：精神失常的分类

精神失常是由于多种原因引起的精神活动障碍的一类疾病，根据其症状学特征可分为精神分裂症、躁狂症、抑郁症和焦虑症。

知识点 2：抗精神失常药物的种类

抗精神失常药物根据临床用途分为 3 类：抗精神病药、抗躁狂抑郁药及抗焦虑药，后者主要为 BZDs。

知识点 3：抗精神病药物的种类

抗精神病药物主要用于治疗精神分裂症，并对其他精神失常的躁狂症状也有效，根据化学结构可分为：①吩噻嗪类：如氯丙嗪、氟奋乃静及三氟拉嗪；②硫杂蒽类：如氯普噻吨；③丁酰苯类：如氟哌啶醇；④其他类：如五氟利多、舒必利，氯氮平、利培酮、喹硫平、奥氮平。根据作用机制可分为：①传统（或典型）抗精神病药：包括吩噻嗪类、硫杂蒽类、丁酰苯类等；②非传统（或非典型）抗精神病药：包括氯氮平、利培酮、喹硫平、奥氮平等。

知识点 4：抗精神病药物中毒的毒理

（1）传统（或典型）抗精神病药：主要作用多为单纯的多巴胺 D_2 受体拮抗剂，其中毒机制主要有：①镇静作用，并增强其他中枢抑制药如麻醉药、镇静催眠药、镇痛药及乙醇的作用；②锥体外系反应；③抗 α 肾上腺素能受体作用；④抗胆碱能作用；⑤抗组胺作用。

（2）非传统（或非典型）抗精神病药对除多巴胺 D_2 受体以外的其他受体，包括 5-羟色胺（5-HT）受体、谷氨酸受体等也有阻断作用，锥体外系反应少。

知识点 5：抗精神病药物中毒的临床表现

（1）以吩噻嗪类的氯丙嗪为例：治疗剂量范围大，临床上不良反应多见，氯丙嗪一次剂量达 2~4g 可发生急性中毒反应。

（2）副作用：以锥体外系反应最具有特征性，表现为震颤麻痹综合征、静坐不能和急性肌张力障碍。其他还可能出现过敏反应及嗜睡、无力、口干等中枢神经及植物神经不良反应。

（3）急性中毒表现：体温调节异常，患者出现低温或高温；血压下降甚至休克，心律不齐，心电图见 P-R 或 Q-T 间期延长，ST-T 改变；昏迷、呼吸抑制及癫痫发作。

知识点 6：抗精神病药物中毒的诊断要点

诊断应结合病史、临床表现及实验室检查综合判断：①过量服药病史；②临床特征；③与其他导致昏迷疾病相鉴别：如肝性脑病、糖尿病、急性脑卒中，以及其他可致昏迷的中毒鉴别；④患者呕吐物、洗胃液及尿液分析和血药浓度测定。

知识点7：抗精神病药物中毒的急救措施

（1）维持患者病情稳定：尤其注意对昏迷患者进行气道保护，对出现呼吸抑制者予以人工呼吸。

（2）清除毒物：病情允许时予以催吐、洗胃、导泻。

（3）无特效解毒剂，以对症支持治疗为主，重点在以下方面：①维持患者体温正常；②低血压患者补液扩容，必要时予以α肾上腺素能受体兴奋剂，如去甲肾上腺素、间羟胺等；③对昏迷患者可予以中枢神经兴奋药物如盐酸哌醋甲酯40~100mg肌注。

知识点8：抗抑郁药物的中毒机制

（1）抑制单胺类递质重摄取，丙咪嗪及多塞平属于非选择性单胺再摄取抑制剂，地昔帕明属于去甲肾上腺素（NA）再摄取抑制剂，阿米替林及其他新型抗抑郁药是5-HT再摄取抑制剂。

（2）镇静作用，增强中枢性抑制药作用。

（3）抗胆碱作用。

知识点9：抗抑郁药物中毒的临床表现

（1）中枢神经系统：嗜睡、困倦、头晕、乏力、手指震颤、行走不稳、兴奋不安、躁动、谵妄、惊厥、昏迷。

（2）心血管系统：血压先升高后降低，窦性心动过速、心律失常，心电图出现Q-T间期延长、ST-T改变、QRS波增宽、房室传导阻滞等，严重者可致心脏停搏。

（3）消化系统：口干、恶心、呕吐、腹胀、便秘、肝损害。

（4）泌尿系统：排尿困难、尿潴留。

（5）其他：瞳孔扩大、视物模糊及眼压增高，体温升高等。

知识点10：抗抑郁药物中毒的诊断要点

诊断应结合病史、临床表现及实验室检查综合判断：①过量服药病史；②相关临床表现；③与其他导致昏迷疾病以及其他可致昏迷的中毒鉴别；④患者呕吐物、洗胃液及尿液分析和血药浓度测定。

知识点11：抗抑郁药物中毒的急救措施

（1）由于本类药物抑制胃肠蠕动，故服用后超过12小时仍需洗胃和灌肠。

（2）血液净化对于清除本类药物效果不显著。

（3）无特效解毒剂，以对症支持治疗为主，治疗重点包括：①出现严重室性心律失常，予以利多卡因注射，不宜使用普鲁卡因胺，其可能加重心脏毒性。出现 QRS 波增宽及低血压，可予以碳酸氢钠滴注；②抗胆碱能表现常能自行减轻及消退，毒扁豆碱可能加重传导阻滞，不应常规使用；③低血压患者积极补液扩容，必要时可考虑去甲肾上腺素；④癫痫发作时予以苯妥英钠，避免巴比妥及 BZRAs，因其可能加强中枢抑制作用。

知识点 12：抗躁狂药中毒的毒理

抗躁狂药其安全范围较小，血锂浓度达 1. 5~2. 0mmol/L 时，可导致中枢中毒症状。

知识点 13：抗躁狂药中毒的临床表现

抗躁狂药中毒临床表现主要为神经系统异常，表现为意识障碍、昏迷、肌张力增高、深反射亢进、共济失调、震颤及癫痫发作。

知识点 14：抗躁狂药中毒的诊断要点

诊断应结合病史、临床表现及实验室检查综合判断：①过量服药病史；②相关临床表现；③与其他导致昏迷疾病以及其他可致昏迷的中毒鉴别；④患者呕吐物、洗胃液及尿液分析和血药浓度测定，血锂浓度超过 1. 5~2. 0mmol/L。

知识点 15：抗躁狂药中毒的急救措施

（1）催吐、用生理盐水洗胃，并用硫酸钠导泻。
（2）静脉输注生理盐水能有效增加锂排泄。
（3）血液净化疗法：血液透析能有效增加锂排泄，降低血锂浓度。
（4）对症支持治疗。

第七节 阿片类药物中毒

知识点 1：阿片类药物的种类及中毒原因

阿片类药物主要包括：阿片类及人工合成镇痛药。长期使用阿片类物质可致成瘾，一次大量或频繁使用可致中毒。

知识点 2：阿片类药物的中毒机制

阿片的主要成分为吗啡，大部分在肝脏代谢，24 小时内经肾排出，48 小时尿中仅有微量。本品主要激动体内的阿片受体，对中枢神经系统先兴奋，后抑制，但以抑制为主。大剂量吗啡尚可抑制延髓血管运动中枢和释放组胺，使周围血管扩张致低血压和心动过缓、非心源性肺水肿等。慢性肝病、肺病等患者更易发生中毒，而饮酒者即使治疗剂量也可导致中毒，巴比妥类催眠药与本类药物有协同作用，合用易致中毒。

知识点3：阿片类药物中毒的临床表现

阿片类中毒三联征是呼吸抑制、中枢神经抑制、瞳孔缩小。大致可分为4期：

（1）前驱期：头晕、欣快、颜面潮红、脉搏增快。

（2）中毒期：口腔干燥、恶心、呕吐、面色苍白、口唇发绀、四肢乏力、感觉迟钝、昏睡，但能唤醒，呼吸深慢、瞳孔缩小、对光反射存在。

（3）麻痹期：深昏迷、潮式呼吸、呼吸衰竭，瞳孔对光反射及生理腱反射消失，锥体束征阳性，皮肤冰冷、体温降低，血压下降、脉搏细速。偶尔发生非心源性肺水肿。

（4）恢复期：便秘、尿潴留，疲劳、四肢乏力。

知识点4：阿片类药物中毒的治疗方法

（1）清除毒物：口服中毒者迅速洗胃，因该类物质抑制胃肠蠕动，故无论服用时间多长都应洗胃，然后灌入活性炭，给予甘露醇导泻，输液、利尿、促进毒物排泄。

（2）尽早使用特效解毒剂：①纳洛酮：一般以0.4mg/h速度静脉滴注，直至中毒症状缓解后改为0.1mg/h维持，以防反跳。重度中毒者用纳洛酮首剂0.4~0.8mg肌注或静注，必要时10~15分钟后可重复，亦可纳洛酮2mg加入5%葡萄糖溶液500ml中静滴，直至呼吸恢复，总量可达10mg。若纳洛酮总量已达10mg，而仍未见任何疗效，则应怀疑诊断的准确性。②烯丙吗啡：有对抗吗啡的作用，并有一定的镇痛作用。用法：每次5~10mg，静注或肌注，必要对10~15分钟后可重复给予，总量不超过40mg。

（3）对症支持疗法：补液维持水、电解质及酸碱平衡，纠正休克，同时保持呼吸道通畅吸氧，适量应用呼吸兴奋剂，必要时行气管插管、机械通气。

（4）重度海洛因戒断综合征，少数海洛因吸食者终止吸毒后可出现昏迷，发绀，瞳孔缩小等严重临床表现，与海洛因重度中毒相似，治疗时不能使用纳洛酮。

第八节　苯丙胺中毒

知识点1：苯丙胺类药物的种类及中毒原因

苯丙胺类药物包括苯丙胺、麻黄碱、苯丙醇胺、亚甲二氧甲基苯丙胺、去氧麻黄碱、芬氟拉明和安非拉酮。苯丙胺一般中毒剂量为一次15~20mg，成人最小致死量为0.15~0.2g；去氧麻黄碱中枢兴奋作用强于苯丙胺，1.5mg/kg即可致死；芬氟拉明的致死量成人为1.6g，儿童为30mg；安非拉酮的中毒症状较芬氟拉明轻。

知识点 2：苯丙胺类药物的中毒机制

苯丙胺类兴奋剂进入脑部速度快，并在脑组织中蓄积。一般在摄入数分钟内即可产生外周和中枢作用，苯丙胺在人体的半衰期为 7~11 小时。苯丙胺系非儿茶酚胺拟肾上腺素药，可兴奋 α 和 β 肾上腺素受体，主要影响中脑边缘区，产生欣快感；刺激延髓呼吸中枢，使呼吸频率和呼吸深度增加；对心血管系统产生兴奋作用可使血压升高、心率增快；抑制摄食中枢，导致食欲下降；可导致体温升高；作用于瞳孔括约肌，可使瞳孔扩大。滥用过量可产生幻觉、妄想、认知功能的损害，长期大量滥用可导致神经系统永久性损害。

知识点 3：苯丙胺类药物中毒的临床表现

（1）中枢神经系统：轻度中毒者有情绪紧张，激动不安、幻想、焦虑和谵妄；严重者可致精神错乱、惊厥、自杀或伤人；长时间兴奋后，常出现疲劳和抑制，甚至发生昏迷、呼吸表浅、呼吸衰竭。

（2）心血管系统：有显著高血压或低血压，心动过速，期前收缩或其他心律失常、心绞痛，晕厥或循环衰竭等表现。

（3）消化系统：可出现腹痛、腹胀、腹泻等症状。

（4）其他：有些患者出现脑出血及其他部位出血症状。

知识点 4：苯丙胺类药物中毒的辅助检查

（1）心电图可见各种心律失常。

（2）血钾<3.5mmol/L，血糖>6.1mmol/L 或 3.9mmol/L，代谢性酸中毒（pH<7.35，BE<-3）。

（3）急性肾功能衰竭。

（4）血、尿检测到毒物，有助于确立诊断。

知识点 5：苯丙胺类药物中毒的治疗方法

（1）将患者置于安静环境，减少或避免刺激。

（2）清除毒物：口服中毒者可催吐、洗胃、活性炭吸附、甘露醇或硫酸钠导泻。严重者可行血液灌流，也可行腹膜或血液透析清除毒物。

（3）对症治疗：①保持呼吸道通畅，对频发抽搐、呼吸困难者，应及时行气管插管，必要时机械通气；②酸化尿液，为加快苯丙胺排泄，可口服氯化铵 1~2g，3 次/天；或静滴维生素 C，8g/d，使尿液 pH 维持在 6 以下。如患者有高热、出汗、代谢性酸中毒，则不宜酸化尿液；③昏迷患者可用纳洛酮；④惊厥的患者可缓慢静注苯二氮䓬类药物；⑤严重高血压患者，可导致颅内出血；⑥心力衰竭患者可使用地高辛，禁用磷酸二酯酶抑制剂；⑦出现急性精神障碍症状，如幻觉、妄想、意识障碍、伤人行为等，可选用氟哌啶醇 2~5mg

肌注，视病情调整剂量。

第九节 可卡因中毒

知识点1：可卡因的特性及中毒病因

可卡因的纯品为白色结晶或粉末，无臭、味略苦，难溶于水，可溶于多种有机溶剂。可卡因属苯甲酸酯化合物，为中枢神经系统兴奋剂，具有中枢神经兴奋、心血管系统毒性及麻醉等作用。连续长期服用易成瘾。

知识点2：可卡因中毒的毒理

可卡因可经消化道、呼吸道、皮下注射、肌内注射等多种途径吸收。吸收后分布于全身各种组织，并可透过血脑屏障和胎盘屏障。大鼠静脉 LD_{50} 约为 17. 5mg/kg，人经口最低致死剂量为 0. 5～1. 3g，鼻吸为 0. 05～5g，静脉注射约为 0. 02g，但可卡因成瘾者耐受剂量可达 5g 以上。

可卡因对中枢神经系统有兴奋作用，剂量较大时由于脊髓反射强化产生强直性抽搐，延髓过度兴奋后常出现抑制，导致中枢性呼吸循环衰竭；直接作用于体温调节中枢使体温升高，还可使肌肉活动增多和产热增加，同时使血管收缩减少散热，从而导致中毒后高热的发生。

知识点3：可卡因中毒的临床症状

（1）中枢神经系统症状：产生强烈振奋，警觉机敏，欣快，以及自觉坚强有力的状态。

（2）循环呼吸系统：小剂量可卡因中毒导致缓慢心律失常，大剂量则使心率增快，呼吸急促，甚至死亡。

（3）其他：反复鼻吸可卡因可造成鼻黏膜损伤，静脉注射可引起肝炎，细菌性心内膜炎等感染合并症和栓塞的发生。

知识点4：可卡因的中毒体征

躯体症状有瞳孔扩大、心动过速、血压升高、呼吸变促、体温上升、肢体震颤、反射亢进、肌肉抽搐、癫痫大发作，不眠及极端紧张，心血管衰竭，呼吸衰竭，甚至死亡；精神症状为怀疑，偏执、迫害妄想导致伤人及自残的发生。

知识点5：可卡因中毒的诊断要点

（1）过量使用或误用史。

（2）典型症状：高血压、心动过速、皮肤苍白、室性心律失常、偏执状态（长期应用）、癫痫发作（对于癫痫患者小剂量即可发生）和中枢神经系统抑制（大剂量），特别是髓核呼吸抑制。

（3）胃内容物、血、尿毒物鉴定阳性。

知识点6：可卡因中毒的一般治疗方法

建立静脉通道，静脉补液，补液后适当利尿，密切观察。若误服或口服大量可卡因中毒时，应立即催吐，并用生理盐水进行洗胃。

知识点7：可卡因中毒的对症处理方法

（1）保持呼吸道通畅：如果出现呼吸抑制或昏迷，应尽早行气管插管和机械通气。

（2）持续心电监护：室性心律失常时可给予拉贝洛尔50mg静推，后静滴1～2mg/min维持。利多卡因可引起癫痫发作，故需谨慎使用，即刻静推50～100mg，后1～4mg/min静滴。如果拉贝洛尔无效，可试用苯妥英（250mg大于5分钟），尤其适用于癫痫发作者。

（3）监测中心体温以发现高热：必要时予以降温措施，使体温控制在38.5℃以下。氯丙嗪250mg肌注，但要注意预防过度镇静和低血压的发生。

（4）高血压应用拉贝洛尔50mg静推，而后静滴1～2mg/min，血压控制后停用。

（5）出现癫痫，地西泮10～30mg静推。在用可卡因后出现新的灶性癫痫发作，常提示有局部缺血或出血，行头颅CT检查。

第十节　致幻剂中毒

知识点1：致幻剂的概念

致幻剂是一类在不影响意识和记忆的情况下改变人的知觉、思维和情感活动的化合物。常用的有麦角二乙胺、麦色卡林、西洛西滨、二甲基色胺等。

知识点2：致幻剂中毒的原因

大部分中毒患者为口服，长期大量应用致幻剂。

知识点3：致幻剂的中毒机制

致幻剂的化学作用机制尚不清楚。致幻剂可兴奋五羟色胺受体，改变脑内五羟色胺及多巴胺活性，致中枢及周围交感神经兴奋。表现为瞳孔扩大、面色潮红、结膜充血、流泪流涎、肢体震颤、反射增强及轻微的运动功能失调、脉搏加快、血压上升、体温升高。

知识点 4：致幻剂中毒的临床表现

（1）轻到中度中毒：患者可出现行走不稳，但自觉清醒、连贯和适应。表现类偏执狂等奇异表现，位于险境而不自知。出现幻觉、幻视、定向力障碍、意识障碍、错觉、失去人格、视觉及感知行为障碍、行为异常、暴力行为、颤抖、眩晕、恐慌发作，甚至抽搐等表现，以及恶心、呕吐等中毒表现。

（2）重度中毒：出现高热、高血压及心律失常等症状。高热患者出现感觉迟钝，焦虑不安、出汗及反射亢进，严重者可致凝血异常、横纹肌溶解及多脏器衰竭。

知识点 5：致幻剂中毒的治疗方法

危险的踉跄行走或惊恐发作的患者，应将其置于安静、黑暗的房间，温和的谈话。烦躁不安者，给予地西泮或氟哌啶醇等对症治疗，禁用吩噻嗪类药物；抽搐者，及时给予地西泮类镇静治疗，保护气道，防止窒息或摔伤。诊断为本病者，应留院观察，至上述症状基本缓解后才可出院。

第十一节　急性一氧化碳中毒

知识点 1：急性一氧化碳中毒的机制

含碳物质的不全燃烧均可产生一氧化碳，如果吸入过量的一氧化碳，可产生中毒。一氧化碳经呼吸道进入人体后，与血红蛋白结合形成碳氧血红蛋白。一氧化碳与血红蛋白结合的亲和力是氧与血红蛋白结合亲和力的 250~300 倍，而 HbCO 的解离速度又是 HbO 的 1/3600，这些差异阻碍氧气与血红蛋白的结合，造成组织缺氧。组织缺氧使机体出现严重的能量代谢障碍，引起细胞功能障碍及病理性损伤。中枢神经系统对缺氧最为敏感，因此，缺氧时首先损伤大脑，缺氧 5 分钟，大脑就会出现不可逆的损害。同时一氧化碳可与细胞色素 C 氧化酶结合，阻碍呼吸链中电子的传递，阻碍氧化磷酸化，使细胞呼吸障碍，从而产生细胞损伤，引起一系列临床症状。

知识点 2：一氧化碳中毒的分类及临床表现

（1）轻度中毒：接触一氧化碳时间短，血液中碳氧血红蛋白浓度为 10%~20%，表现为头痛、头晕、心悸、恶心、呕吐、乏力等，可能出现短暂的晕厥。上述症状一般较轻，在脱离中毒环境，吸入新鲜空气或氧气后可迅速消失，一般无后遗症状。

（2）中度中毒：接触一氧化碳时间稍长，血液中碳氧血红蛋白浓度为 30%~40%，部分中毒患者的皮肤黏膜会出现樱桃红色；还有部分患者可出现意识障碍。在脱离中毒环境，吸入氧气后，患者可在数天后恢复，很少留有后遗症。

（3）重度中毒：接触一氧化碳时间很长，吸入一氧化碳过多，血液中碳氧血红蛋白浓度为在 50%以上。患者会出现生命体征不稳定的情况，包括血压下降、呼吸急促、四肢厥冷、外周氧饱和度降低，甚至死亡。如患者在重度中毒中被抢救成功，因脑缺氧时间长，很多患者留有痴呆、记忆力减退等神经功能障碍，更有甚者，可能进入持续植物状态。

（4）急性一氧化碳中毒迟发性脑病：急性一氧化碳中毒迟发性脑病是指部分急性一氧化碳中毒患者在急性期意识障碍恢复正常后，经过一段时间的“假愈期”，突然出现以精神和脑局灶损害症状为主的脑功能障碍。一般发生在急性中毒后 2~30 天内，是一氧化碳中毒后常见的并发症，如不及时治疗，轻者会遗留神经症状，重者会影响生命。

知识点 3：急性一氧化碳中毒的院前急救

对于怀疑一氧化碳中毒的患者，作为到达现场的医护人员，首先最重要的是评估周围环境的安全性，并使患者迅速脱离中毒环境。如在密闭的空间，尽量通风；如现场封闭又有一氧化碳持续排出时，要请专业人员携带氧气及面罩进行施救。患者脱离中毒环境后，应再次对患者进行评估。如呼吸心跳停止，按照心肺复苏抢救；如生命体征平稳，则给予吸氧、保持呼吸道通畅。

知识点 4：急性一氧化碳中毒的院内急救

（1）吸氧、保持呼吸道通畅、卧床休息。

（2）高压氧治疗：高压氧治疗一般在中毒后 4 小时内开始效果最佳。

（3）防治脑水肿：因一氧化碳中毒引起组织的缺氧，神经系统对缺氧最为敏感，一氧化碳中毒后常会出现脑水肿，可适当给予甘露醇、甘油果糖、呋塞米、地塞米松等脱水。

（4）促进脑功能恢复：可采用胞二磷胆碱 500~1000mg 加入 5%葡萄糖溶液 250ml 静脉滴注，1 次/天，或醒脑静 2~4ml 肌内注射，2 次/天。

（5）防止并发症：对于长期卧床的患者注意有无坠积性肺炎、压疮等。

第十二节 急性硫化氢中毒

知识点 1：急性硫化氢中毒的机制

硫化氢具有“臭蛋样”气味，可通过呼吸道、消化道及皮肤接触吸收，绝大部分硫化氢中毒是通过呼吸道进入体内所致。硫化氢被吸入人体后，很快溶解在水中，与钠离子结合成硫化钠，刺激呼吸道黏膜会引起呼吸道炎症、肺水肿，作用在结膜，会导致结膜炎。同时硫化氢也是细胞色素氧化酶的强抑制剂，能与细胞色素氧化酶中的三价铁离子结合，抑制电子传递和氧的利用，引起细胞缺氧和窒息。因脑组织对缺氧最敏感，故最易受损。硫化氢可直接作用于脑，低浓度起兴奋作用；高浓度则起抑制作用，引起昏迷、呼吸中枢和血管运动中枢麻痹，还可引起反射性呼吸心脏骤停甚至死亡，临床上称为“电击样”

死亡。

知识点 2：急性硫化氢中毒的临床表现

（1）环境中硫化氢浓度（50～100）$\times 10^{-6}$g/L：主要是眼球和上呼吸道的刺激症状，表现为畏光、流泪、眼刺痛、流涕、咽喉部灼热感，胸闷及刺激性干咳。

（2）环境中硫化氢浓度（100～300）$\times 10^{-6}$g/L：除上述轻度中毒的症状外，还会出现中枢神经系统症状包括：头痛、头晕、易激动、烦躁、意识模糊、谵妄、癫痫样抽搐，甚至呈全身强直性阵挛发作等；消化系统中毒症状：恶心、呕吐、肝功能障碍。

（3）环境中硫化氢浓度$>700\times 10^{-6}$g/L：接触极高浓度硫化氢后可发生“电击样”死亡，患者常会出现头晕、头痛、烦躁，谵妄，意识障碍，在接触后数秒或数分钟内可发生呼吸心脏骤停。

知识点 3：急性硫化氢中毒的诊断要点

（1）有明确的硫化氢接触史。

（2）患者的衣物和呼气有臭蛋气味可作为接触硫化氢的指标。

（3）事故现场可产生或测得硫化氢。

（4）接触毒物后，迅速出现以脑和（或）呼吸系统损害为主的表现。

（5）排除急性脑血管意外、心肌梗死等疾病后，方可作出诊断。

知识点 4：急性硫化氢中毒的治疗方法

（1）院前急救：立即将患者移至空气新鲜的地方，脱去受污染衣物，保暖，严密观察呼吸功能。有窒息时，应立即清理气道，给氧，必要时建立人工气道。

（2）高压氧治疗：高压氧治疗可迅速提高血氧含量，竞争性抑制一氧化氮和细胞色素氧化酶的结合。凡昏迷者，宜立即行高压氧治疗，每日 1～2 次，10～20 次 1 个疗程，一般用 1～2 个疗程。

（3）对症支持治疗：对于躁动不安者可给予冬眠疗法，同时早期、足量、短程地应用糖皮质激素预防肺水肿及脑水肿，另外可大剂量使用谷胱甘肽等药物，加强细胞氧化能力，加速对硫化氢的解毒作用。危重患者可考虑使用血浆置换，以将失活的细胞色素氧化酶及游离的硫化氢清除，每次可交换血浆 500ml。同时使用抗生素预防感染。

（4）眼受刺激的处理：轻度时应立即用温水或 2%小苏打水，然后用 4%硼酸水清洗眼部，同时以抗生素眼药水、醋酸可的松滴眼液滴眼，或者二者同时应用，每日 4 次以上。

第十三节　急性砷化氢中毒

知识点 1：砷化氢毒物的吸收和代谢

砷化氢是一种气态毒物，常压下为无色、带大蒜气味的气体，比重 2.27，重于空气，遇火易燃烧产生三氧化二砷，加热至 230℃则分解为元素砷及氧气。毒物主要经呼吸道侵入体内，并迅速吸收入血，在血液中很快与红细胞结合，引起溶血，并形成砷血红蛋白复合物和砷的氧化物，随血液循环分布到全身脏器，储存于肝，肾、肺、脾、毛发、指甲、骨骼中，再经肾逐渐排出。

知识点 2：砷化氢的中毒机制

（1）砷会与亚铁血红素第六配体的铁亚基结合，降低亚铁血红素与球蛋白组氨酸结合程度。

（2）砷化氢在某种程度上修饰球蛋白链与亚铁血红素的部分，增加了亚铁血红素的释放。

知识点 3：砷化氢毒物造成肾缺血的主要原因

缺血的主要原因是强烈的血管内溶血反射性引起肾血管痉挛；游离血红蛋白管型、红细胞崩解产物等阻塞肾小管，同时造成尿液、代谢产物等进入间质，引起间质水肿，并进一步压迫肾小管、降低肾小球滤过压，上述原因引起肾小球滤出减少。肾小管细胞重吸收功能减退，而尿钠增高又可通过管球反馈机制，引起肾血管进一步痉挛，加重肾缺血。

知识点 4：急性砷化氢中毒患者的心脏改变

心脏乳头肌及间质有散在出血，肌纤维断裂，灶性水肿及炎症。尸检证明，急性砷化氢中毒者心肌可见脂肪变性及退行性变。

知识点 5：急性砷化氢中毒患者的肾脏改变

肾小球毛细血管内皮肿胀，基底膜疏松，肾小管上皮细胞变性坏死，以近曲及远曲小管病变为显著，肾小管病变严重，上皮细胞弥漫性重度空泡及颗粒变性，刷毛缘脱落，细胞扁平，管腔扩张，灶状及片状崩解脱落，裸基底膜形成。管腔可见大量血红蛋白管型及红细胞管型，部分肾小管上皮细胞内含有铁血黄素沉积，普鲁士蓝染色阳性。

知识点 6：急性砷化氢中毒患者的肝脏改变

砷与肝亚细胞器中高分子砷结合蛋白及低分子砷结合物结合后，早期引起中央静脉周围肝窦扩张，肝细胞浊肿，胞质疏松，点状坏死，病变中央带明显，汇管区炎性细胞浸润，胆小管增生；中期则病变中央和周围带出现灶状坏死，炎性细胞浸润，胆小管增生更明显，肝细胞中出现较多微小脂滴；晚期除上述病变外，纤维化组织明显增生。

知识点7：急性砷化氢中毒的临床表现

（1）接触反应：具有乏力、头晕、头痛、恶心等症状，脱离接触后症状较快消失。

（2）轻度中毒：吸入低浓度砷化氢时，约10小时后有头痛、头晕、恶心、呕吐、腰痛、四肢无力及低热等症状，尿色发暗或深褐色，尿中出现蛋白、少量红细胞，尿胆原和尿隐血阳性，血中间接胆红素升高。

（3）中度中毒：除以上症状外，患者溶血较重，有寒战、发热、明显腰痛、腹痛、酱油色血红蛋白尿、巩膜深度黄染、贫血、肝大。

（4）重度中毒：大量溶血后，患者症状持续加重，病情急剧恶化，有明显的贫血、黄疸、部分患者皮肤呈古铜色或紫黑色、持久酱油色尿、尿量明显减少及无尿。出现血钾、肌酐、非蛋白氮升高等急性肾功能不全表现。患者很快昏迷，心电图检测有高血钾样变化，心动过速并伴心律失常，同时出现发绀、咳粉红色泡沫痰、双肺听诊大量湿啰音等表现，患者易死于急性心功能不全和肾功能不全。

知识点8：肾动脉阻力指数的概念

肾动脉阻力指数是砷化氢中毒肾脏损害评价治疗效果的敏感指标，是砷化氢中毒者肾脏损害诊断及鉴别诊断的一种简便而有效的方法。

知识点9：急性砷化氢中毒的接触反应的诊断

根据毒物接触史而仅有乏力等症状，无尿色改变、巩膜皮肤黄染等常见急性血管内溶血的临床表现，有关血管内溶血实验室检查均正常可作出诊断。

知识点10：砷化氢的中毒诊断

急性血管内溶血为诊断起点，其诊断依据包括接触史、临床表现和实验室检查指标。酱油色尿，并有呕吐、腰背酸痛或腹痛、巩膜及皮肤黄染等血管内溶血特征性临床表现；实验室检查发现外周血血红蛋白下降、尿隐血试验阳性、血浆或尿游离血红蛋白增高。酱油色尿是明确出现血红蛋白尿的反映，虽已不是最早的游离血红蛋白血症的表现，但中毒后较早出现，是较实用易操作的溶血诊断起点指标之一。网织红细胞增高、血清间接胆红素增高、尿胆原增高，可作为诊断的参考指标。血清结合珠蛋白和肾小球滤过率列为急性血管内溶血和ARF早期诊断的特异且敏感指标。

知识点11：急性砷化氢中毒与胆囊炎和胆石症的鉴别诊断

急性砷化氢中毒与胆囊炎、胆石症都具有腹痛、黄疸、白细胞增高等症状，易于误诊。

但胆囊炎、胆石症常有胆绞痛史，疼痛主要位于右上腹，常放射到右肩部，Murphy 征阳性，可伴有畏寒、发热，无明显红细胞及血红蛋白的下降，肾功能一般正常。B 超、X 线胆道造影、CT 检查等可明确诊断。

知识点 12：急性砷化氢中毒与急性病毒性肝炎的鉴别诊断

急性砷化氢中毒有头痛、头晕、恶心、呕吐、腰痛、四肢无力、巩膜深度黄染、贫血、肝大等临床表现，易与急性病毒性肝炎相混淆。但后者常起病相对缓慢，有全身乏力、食欲减退、恶心、呕吐、厌油、腹胀、肝区痛等临床表现，肝功能明显异常，结合病毒性肝炎免疫学检查有助于鉴别诊断。

知识点 13：急性砷化氢中毒与急性胃肠炎的鉴别诊断

急性砷化氢中毒有恶心、呕吐、腹痛等临床表现，有时需与急性胃肠炎相鉴别。急性胃肠炎常有不洁饮食史、受凉等诱因，多有上腹部疼痛、腹泻，严重者可有发热、脱水表现。抗炎补液治疗有效。

知识点 14：控制溶血

急性中毒患者应立即脱离砷化氢接触，治疗重点是控制溶血的进一步发展，及早使用大剂量糖皮质激素，激素有稳定溶酶体膜，抗炎等作用，可阻断或减轻由溶血带来的多器官损害。根据溶血可能由红细胞内谷胱甘肽耗尽后不能清除自由基而发生的理论，早期应用大剂量各胱甘肽可减轻溶血。中毒早期地塞米松用量可为 20~40mg/d，谷胱甘肽用量可为 3.6g/d。

知识点 15：保护肾功能

急性血管内溶血有自限性，溶血期一般不超过 5 天，其高峰多在第 3 天。治疗重点在于及早保护肾功能，早期合理输液、正确应用利尿药以维持尿量，对保护肾功能甚为重要。轻度中毒者，可静脉滴注 20% 甘露醇 125~250ml，5~10 分钟注完，全日用量不宜超过 750ml；对重度中毒者一般不主张使用甘露醇，而以呋塞米类利尿药为宜，必要时小剂量多巴胺［0.5~3.0μg/(kg·min)］与呋塞米合用利尿效果较好。

知识点 16：补充碱性溶液

在少尿期，补碱使尿液 pH 为 7~8，可减少游离血红蛋白在肾小管内沉积，使毒物从尿中排出。常用碳酸氢钠静脉滴注 8~10g/d，疗程 5~7 天。

知识点 17：血液净化疗法的指征

病情符合下列任何一项者，均为血液净化疗法指征：①全身皮肤明显黄染或呈古铜色或紫黑色；②少尿或无尿，用利尿药治疗无效；③肌酐>442μmol/L（5mg/dl）或每日增高幅度>44.2μmol/L（0.5mg/dl）。

知识点 18：急性砷化氢中毒的预后

接触反应者脱离毒物环境症状较快消失，轻度中毒者适当治疗 2~3 天或以后可以痊愈，中、重度中毒者容易引起 MODS 使得病情复杂，变化快，病死率高。

第十四节 急性氰化物中毒

知识点 1：氰化物的种类

氰化物为分子结构中含有氰基（CN-）的化合物，多有剧毒。常见的氰化物主要有氢氰酸、氰酸盐、腈类、氰甲酸脂、胩类及卤素氰化物等。

知识点 2：急性氰化物中毒的病因

职业性氰化物中毒是通过呼吸道吸入和皮肤吸收引起的，生活性中毒以口服为主。氰化物的毒性多取决于代谢过程中析出氰离子的速度和量。口腔黏膜和胃肠道均能充分吸收。

知识点 3：急性氰化物中毒的表现分期

（1）前驱期：吸入者可感眼、咽喉及上呼吸道刺激性不适，呼吸增快，呼出气有苦杏仁味，头晕，恶心。口服者有口咽灼热、麻木、流涎、恶心、呕吐、头痛、乏力、耳鸣、胸闷及便意。一般此期短暂。

（2）呼吸困难期：紧接上期出现胸部紧迫感，呼吸困难、心悸、血压升高、脉快、心律失常、瞳孔先缩小后散大、眼球突出，视力、听力减退，意识模糊至昏迷，时有肢体痉挛，皮肤黏膜呈鲜红色。

（3）惊厥期：患者出现强制性或阵发性痉挛，甚至角弓反张，大小便失禁，大汗，血压下降，有呼吸暂停现象。

（4）麻痹期：全身肌肉松弛，感觉和反射消失，呼吸浅慢，甚至呼吸停止。若能抢救及时，可使病情进展停止。

知识点 4：急性氰化物中毒的治疗措施

（1）现场急救：如系吸入中毒，立即戴上防毒面具，使患者迅速脱离中毒现场；如系体液染毒，立即脱去污染衣物，同时冲洗污染皮肤。呼吸停止者行人工呼吸，给予呼吸兴奋药。

（2）解毒药物的应用：①立即将亚硝酸异戊酯 1 或 2 支放在手帕中压碎，放在患者口鼻前吸入 15~30 秒，间隔 2~3 分钟再吸 1 支，直至静脉注射亚硝酸盐为止（一般连续用 5 或 6 支）；②在吸入亚硝酸异戊酯的同时，尽快准备好 3%亚硝酸钠注射液，按 6~12ml/kg 加入 25%~50%葡萄糖液 20~40ml 中缓慢静脉滴注（2~3ml/min），注射时注意血压，一旦发现血压下降，立即停药。上述两药仅限于刚吞入毒物，现场抢救时有效；③在注射完亚硝酸钠后，随即用同一针头再注入 50%硫代硫酸钠（大苏打）20~40ml，必要时可在 1 小时后重复注射半量或全量，轻度中毒者单用此药即可。

（3）洗胃。

（4）高浓度给氧。

（5）对症支持疗法。

第十五节　急性乙醇中毒

知识点 1：急性乙醇中毒的概念

机体一次摄入过量乙醇或酒类饮料可引起先兴奋后抑制的神经精神症状，严重者甚至出现呼吸抑制及休克，临床上称为急性乙醇中毒或急性酒精中毒。

知识点 2：急性乙醇中毒的病因

大量饮用含乙醇高的烈性酒易引起急性中毒，醉酒为其常见表现。由于人体对乙醇的耐受量差异很大，故可引起酒醉的乙醇摄入量相差也很大，偶有因吸入大量乙醇蒸气而致中毒者。

知识点 3：乙醇的代谢

乙醇进入体内 0.5~3 小时在胃和小肠内完全吸收，分布于体内所有含水组织及体液中，包括脑和肺泡中。血中乙醇浓度可直接反映全身的乙醇浓度，90%在肝脏内代谢、分解，其余 10%乙醇经肾和肺排出。当乙醇进入肝脏内时，被乙醇脱氢酶氧化为乙醛，乙醛经醛脱氢酶氧化为乙酸，乙酸转化为乙酰辅酶 A 进入三羧酸循环，最后代谢为 CO_2 和 H_2O。上述过程是限速反应，其清除率约为 2.2mmol/(kg·h)，成人每小时可清除乙醇约 7g（纯乙醇 9ml）。血中乙醇浓度下降速度约 0.43mmol/h。大多数成人乙醇致死量为一次饮酒相当于含纯乙醇 250~500ml 的酒精制品。

知识点4：乙醇的急性毒害作用

（1）中枢神经系统抑制作用：乙醇具有脂溶性，经血液循环进入大脑可迅速透过大脑神经细胞膜，并作用于膜上的酶而影响细胞的功能。

（2）代谢异常：乙醇在肝细胞内代谢生成大量还原型烟酰胺腺嘌呤二核苷酸（NADH），使之与氧化型的比值（NADH/NAD）增高，甚至可高达正常的2~3倍。相继发生乳酸增高、酮体蓄积，导致代谢性酸中毒糖异生受阻和血糖降低。

知识点5：长期酗酒的危害

（1）营养缺乏：长期大量饮酒后进食减少，可造成明显的营养缺乏。缺维生素 B_1 可引起 Wernicke-Korsakoff 综合征、周围神经麻痹等症状。个体对维生素 B_1 需要量增多的遗传性，也可能作为发病的原因。叶酸缺乏可引起巨幼细胞贫血。长期饮酒饥饿时，应补充糖和多种维生素。

（2）毒性作用：乙醇对黏膜和腺体分泌有刺激作用，可引起食管炎、胃炎、胰腺炎。乙醇在体内代谢过程中产生的自由基，可引起细胞膜脂质过氧化，造成肝细胞坏死，肝功能异常。

知识点6：急性乙醇中毒的临床表现

（1）兴奋期：血乙醇浓度达到11mmol/L（50mg/dl）时即感头痛、欣快、兴奋；血乙醇浓度达到16mmol/L（75mg/dl）时，健谈、饶舌、情绪不稳定、自负、易激怒，可有粗鲁行为或攻击行动，也可能沉默、孤僻；浓度达到22mmol/L（100mg/dl）时，驾车易发生车祸。

（2）共济失调期：血乙醇浓度达到33mmol/L（150mg/dl）时，出现肌肉运动不协调，行动笨拙，言语含糊不清，眼球震颤，视物模糊，复视，步态不稳，出现明显共济失调；浓度达到43mmol/L（200mg/dl）时，出现恶心、呕吐、厌倦。

（3）昏迷期：血乙醇浓度升至54mmol/L时，患者进入昏迷期，表现为昏睡、瞳孔散大、体温降低；血乙醇超过87mmol/L时，患者陷入深昏迷，心率增快、血压下降，呼吸慢而有鼾音，可由于呼吸、循环衰竭危及生命。

知识点7：戒断综合征的临床表现

（1）单纯性阶段反应：在减少饮酒后6~24小时发病。出现震颤、焦虑不安、兴奋、失眠、心动过速、血压升高、大量出汗、恶心、呕吐。多在2~5天内缓解自愈。

（2）酒精性幻觉反应：患者意识清晰，定向力完整。幻觉以幻听为主，也可出现幻视、错觉及视物变形。多为被害妄想，一般可持续3~4周后缓解。

（3）戒断性惊厥反应：往往与单纯性戒断反应同时发生，也可在其后发生癫痫大发作。

多数只发作 1～2 次，每次数分钟，也可数日内多次发作。

（4）震颤谵妄反应：常在停止饮酒后 24～72 小时后，也可在 7～10 小时后，患者出现精神错乱，全身肌肉出现粗大震颤或谵妄。谵妄是在意识模糊的情况下出现生动、恐惧的幻视，可有大量出汗、心动过速、血压升高等交感神经兴奋表现。

知识点 8：急性乙醇中毒的体格检查

（1）呼出气有明显酒精味。

（2）有兴奋、言语不清、共济失调，或昏睡、昏迷。

（3）严重者可有抽搐、瞳孔散大、体温降低、心率增快、血压下降、呼吸减慢、或呼吸循环麻痹。

知识点 9：急性乙醇中毒的诊断原则

饮酒史结合临床表现，如急性酒精中毒的中枢神经兴奋或抑制症状，呼气酒味；戒断综合征的精神症状和癫痫发作；血清或呼出气中乙醇浓度测定可作出诊断。

知识点 10：急性乙醇中毒的分级标准

（1）轻度中毒和中毒早期表现兴奋、欣快、言语增多、颜面潮红或苍白、步态不稳、轻度动作不协调、判断力障碍、语无伦次、眼球震颤甚至昏睡。

（2）重度中毒可出现深昏迷、呼吸表浅或潮式呼吸，并可因呼吸麻痹或循环衰竭而死亡。重症患者瞳孔常缩小、体温和血压下降、脉搏减慢。

知识点 11：急性乙醇中毒的一般治疗

轻症患者无需特殊治疗，兴奋躁动的患者必要时加以约束以防止误伤。多饮糖水及酸性饮料，不主张饮咖啡和茶水，茶碱的利尿作用虽可加速乙醇排泄，但乙醇转化的乙醛未能分解即排出，影响肾脏功能。乙醇与咖啡因同样有兴奋大脑皮质的作用，酒与咖啡同饮可加重对大脑的刺激，出现神经及血管系统的病变。对中毒症状轻者注意保暖，防止误吸或吸入性肺炎，定时翻身，防止压迫性横纹肌溶解、坏死，导致肌红蛋白尿性急性肾衰竭。

知识点 12：急性乙醇中毒的药物治疗

10%葡萄糖 500～1000ml 加入大剂量维生素 C，同时给予利尿药以加速乙醇排泄，可给予能量合剂加维生素 B_6 及烟酸静脉滴注，肌内注射维生素 B_1 以加速乙醇在体内氧化。可静脉注射 50%葡萄糖溶液 100ml，预防低血糖的发生。昏迷者可用纳洛酮 0.4～0.8mg 加入葡萄糖液静脉注射，或用贝美格 50mg 加入葡萄糖液 10～20ml 静脉注射，或使用纳美芬治疗。狂躁兴奋者可肌内注射小剂量地西泮注射液（5mg），避免用吗啡、氯丙嗪、苯巴比妥类镇静药。有上消化道出血者，予 5%葡萄糖注射液 100ml+奥美拉唑 40mg，静脉滴注。

知识点 13：急性乙醇中毒的透析治疗

当患者血乙醇浓度达到 500mg/d、出现重度昏迷，或呼吸中枢抑制时，应紧急行透析治疗，以加快体内乙醇的排出。透析指征有：血乙醇含量>108mmol/L（500mg/dl）且伴酸中毒或同时服用甲醇或其他可疑药物。

知识点 14：急性乙醇中毒时维持重要脏器的功能

（1）维持气道通畅，保证氧供，必要时行气管插管，机械通气。

（2）维持循环功能，注意血压、脉搏，可静脉输入 5%葡萄糖溶液。

（3）监测心律失常和心肌损害。

（4）保暖，维持正常体温。

（5）维持水、电解质、酸碱平衡，血镁低时补镁。治疗 Wernicke 脑病，可肌注维生素 B_1 100mg。

（6）保护大脑功能，应用纳洛酮 0.4～0.8mg 缓慢静脉注射，有助于缩短昏迷时间，必要时可重复给药。同时应注意昏迷患者此前是否同时服用其他药物。慎用镇静剂，使用镇静剂必须排除颅内疾病。疑有误吸，应予抗生素预防感染。

第十六节　河豚中毒

知识点 1：河豚中毒的病因及毒理

（1）河豚毒素化学性质稳定，加热至 120℃以上才易被破坏，并且在胃酸中也较稳定。

（2）河豚毒素为神经性毒素，可选择性抑制细胞膜的电压依赖性 Na^+ 通道的开放，阻断神经冲动的发生和传导，且对神经细胞的阻断作用强于心肌和骨骼肌，造成感觉及运动障碍，心肌细胞的兴奋性和传导性降低。河豚毒素还可麻痹呼吸中枢，减慢呼吸节律；麻痹血管调节中枢及血管平滑肌，造成血压下降。

知识点 2：河豚中毒的临床表现

（1）起病急，潜伏期约 10 分钟至 3 小时，一般 10～45 分钟。

（2）早期出现消化道刺激症状，如恶心、呕吐、腹痛、腹泻、便中带血。

（3）感觉障碍先于运动障碍出现，表现为口、舌、指尖麻木及感觉障碍，甚至全身麻木感。

（4）运动障碍主要表现为四肢软瘫、共济失调、腱反射消失、眼睑下垂、瞳孔与角膜反射消失、言语不清、呼吸困难等。严重者出现呼吸表浅不规则，血压下降，昏迷，最后因呼吸麻痹、休克或心脏骤停而死亡。

（5）心电图检查多可见心动过缓及房室传导阻滞。

知识点3：河豚中毒的诊断要点

应结合病史、临床表现及实验室检查综合判断：①有进食河豚史；②迅速出现典型症状，感觉及运动障碍；③心电图检查可见心动过缓及房室传导阻滞；④排除其他导致感觉及运动障碍的疾病以及其他毒物中毒的可能。

知识点4：河豚中毒的急救措施

河豚毒素无特效解毒剂，毒性在体内代谢较快，若能度过急性期（多在8小时以内），患者大多能康复。因此，其急救主要在于迅速清除毒物及稳定呼吸和循环功能。

（1）清除毒素：清醒患者立即予以催吐。河豚毒素在碱性条件下不稳定，因此可予以2%碳酸氢钠溶液洗胃，并加入活性炭吸附。此外，还可予以硫酸钠导泻，或高位清洁灌肠。同时，河豚毒素为小分子水溶性毒素，可予以补液、利尿，以促进毒物排泄。对病情严重的患者予以血液净化，可取得较好的治疗效果。

（2）对症支持治疗：肌肉麻痹患者可予以士的宁2~3mg肌内或皮下注射，每天3次，但要注意过量会导致肌肉痉挛或惊厥；东莨菪碱也能在一定程度上对抗此作用，并还可兴奋呼吸中枢。心动过缓和传导阻滞患者可予以阿托品肌注。低血压者予以缩血管药物。呼吸抑制者予以尼可刹米或洛贝林等呼吸兴奋剂，病情重者应及时予以机械通气支持，重症患者早期应用糖皮质激素可以改善全身情况。

（3）其他：L-半胱氨酸可能通过改变河豚毒素分子结构而解毒，可予以50~100mg/d静滴。

第十七节　毒蕈中毒

知识点1：毒蕈中毒的病因及毒理

（1）胃肠炎型毒素：几乎所有的毒蕈均含有胃肠刺激性物质。

（2）精神神经型毒素：毒性物质主要由毒蝇碱、蟾蜍素、光盖伞素、毒伞毒素、毒伞溶血素等。毒蝇碱是致神经兴奋的主要毒素，乙酰胆碱可引起副交感神经兴奋相关症状；蟾蜍素有明显对色的幻觉作用；光盖伞毒引起视觉、听觉和味觉紊乱，人格变态，以及交感神经兴奋作用。

（3）致肝损伤性毒素：主要毒素为毒肽及毒伞肽，均为环肽毒素，其毒力与吲哚环上的硫醚键有关。毒肽主要损害肝细胞核，作用快，大剂量时1~2小时内可致死。毒伞肽主要损害肝细胞的内质网，也能损害肾脏，作用慢，毒性更强，为毒肽的20倍。毒蕈中毒死亡患者的 95%由这些毒素所致。

（4）溶血型毒素：所含毒素有马鞍酸、鹿花蕈素、毒伞溶血素等。这些毒素除能破坏红细胞，引起溶血外，还能破坏骨骼肌及心肌细胞。

知识点 2：毒蕈中毒的临床表现

（1）胃肠炎型：进食后约 0.5~1 小时发病。主要表现为恶心、呕吐、腹痛、腹泻，部分患者可伴有发热。重者有腹部剧烈绞痛，频繁腹泻水样便，便中带血，出现水、电解质紊乱及休克。此型一般恢复较快，预后好。

（2）精神神经型：潜伏期约 1~6 小时。除胃肠炎表现外，出现瞳孔缩小、流涎、出汗等毒蕈碱样症状，以及兴奋、步态蹒跚、幻觉、躁狂、妄想、精神错乱等。

（3）中毒肝炎型：患者首先出现中毒性胃肠炎表现，之后可有 1~2 天的假愈期，此时患者多无症状，或仅感轻微乏力、不思饮食等，而实际上肝脏损害已经开始。轻度中毒患者肝损害不严重，可由此进入恢复期；若病情进一步加重，患者出现严重肝脏损害为主的多器官功能损伤，表现为肝肿大、黄疸、肝功异常、出血倾向等，部分患者可有精神症状，呈烦躁不安或淡漠、嗜睡，甚至昏迷、惊厥，可因呼吸、循环中枢抑制或肝昏迷而死亡。

（4）中毒溶血型：潜伏期 6~12 小时，除胃肠炎表现外，患者出现贫血、黄疸、肝脾肿大、血红蛋白尿和肌红蛋白尿等溶血表现，由此继发肝、肾功能衰竭。

知识点 3：毒蕈中毒的诊断要点

应结合病史、临床表现及实验室检查综合判断：①有采摘、食用野蕈史，同食者相继发病，结合临床表现应考虑毒蕈中毒可能；②通过鉴定野蕈种类为毒蕈；③临床症状与食用野蕈有一定相关性；④排除其他表现为腹泻、肝功异常、精神异常、凝血功能异常的疾病、以及其他毒物中毒的可能。

知识点 4：毒蕈中毒的急救措施

（1）清除毒物：洗胃液选用 1∶2000 高锰酸钾溶液或 1%~4%鞣酸溶液，可加入活性炭，无上述条件时用浓茶水代替，然后予以硫酸钠导泻。中、重型患者应及早予以血液净化治疗。

（2）解毒药物：①抗胆碱药：对抗毒蕈碱症状，一般选用阿托品，剂量 0.5~1mg，每 15 分钟注射 1 次，根据治疗效果调整剂量及间隔时间。此外，阿托品对因中毒性心肌炎而致房室传导阻滞者亦有作用。②巯基螯合剂：可选用二巯丙磺钠或二巯丁二钠。用法：二巯丁二钠 0.5~1g 稀释后静脉注射，每 6 小时 1 次，首剂加倍，症状缓解后改为每天注射 2 次，5~7 天为 1 疗程；或二巯丙磺钠 5%溶液 5ml 肌内注射，每 6 小时 1 次，症状缓解后改为每天注射 2 次，5~7 天为 1 疗程。

（3）对症治疗：①对胃肠炎型患者，应积极纠正脱水、电解质紊乱和酸碱失衡；②对有精神症状或有惊厥者应予镇静或抗惊厥治疗；③对中毒性肝病、中毒性心肌病、溶血反应的患者，可应用肾上腺皮质激素类药物；④溶血患者应碱化尿液及利尿；⑤急性毒蕈中毒并发多脏器衰竭时宜尽早选择血液净化治疗，如持续肾脏替代治疗、血浆置换，以进一步清除毒素及维持内环境稳定。

第十八节　亚硝酸盐中毒

知识点1：亚硝酸盐中毒的病因及毒理

直接摄入过量（0.3~0.5g）亚硝酸盐，如误将工业用盐当成食盐食用；或是食用过多含硝酸盐的食物，其经肠道细菌还原生成亚硝酸盐，当超过机体的代谢能力时，亚硝酸盐吸收入血引起中毒，多见于儿童及胃肠道功能紊乱者，亦称为肠源性发绀。

亚硝酸盐是较强的氧化剂，吸收后与血红蛋白作用，使其中的二价铁（Fe^{2+}）被氧化成三价铁（Fe^{3+}），形成高铁血红蛋白而丧失携氧能力，导致组织细胞缺氧，造成全身器官尤其是中枢神经系统功能障碍及损伤。口服亚硝酸盐在胃内转化为亚硝酸，后者分解释放一氧化氮，引起胃肠道刺激症状。此外，亚硝酸盐对血管舒缩中枢具有麻痹作用，并能松弛血管平滑肌，导致血压下降。

知识点2：亚硝酸盐中毒的临床表现

（1）亚硝酸盐中毒起病急，潜伏期多在1~3小时，短者10~15分钟，长者可达20小时。

（2）特征性表现为皮肤黏膜发绀，如口唇、舌尖、指尖青紫，重者出现面部及全身皮肤青紫，多出现于缺氧症状之前，且程度与呼吸困难不成比例。

（3）缺氧症状的严重程度主要取决于高铁血红蛋白浓度、发病速度及机体的代偿能力。轻者除口唇发绀外可无明显症状，当高铁血红蛋白浓度达40%时，可出现呼吸困难、乏力、头昏、心悸、血压下降等表现。高铁血红蛋白浓度超过60%可出现惊厥、昏迷及循环衰竭。

（4）其他常见有胃肠道刺激症状，如恶心、呕吐、腹痛、腹泻。

知识点3：亚硝酸盐中毒的诊断要点

（1）患者有食用含硝酸盐或亚硝酸盐制品的病史。

（2）短时间内出现口唇青紫及缺氧表现。

（3）实验室检查显示血液中高铁血红蛋白浓度增加。

（4）特效解毒剂如亚甲蓝等治疗有效。

（5）患者呕吐物，或现场食物中亚硝酸盐检测含量超标。

知识点4：亚硝酸盐中毒与能引起发绀的疾病的鉴别诊断

（1）缺氧导致的血液中还原血红蛋白浓度增加（超过50g/L）：通气或换气功能障碍，如气道梗阻、肺炎；先天性心脏病右向左分流，如法洛四联症。

（2）异常血红蛋白衍生物（如高铁血红蛋白、硫化血红蛋白）浓度增加：其他氧化性物质如硝基苯、苯胺导致的高铁血红蛋白血症，或是先天性高铁血红蛋白血症；服用某些含硫药物或化学品后导致的硫化血红蛋白血症，此时亚甲蓝治疗无效，可通过分光光度计检测硫化血红蛋白的存在。

知识点5：亚硝酸盐中毒的一般急救措施

（1）及早通过催吐、洗胃、导泻、灌肠等方法清除体内尚未吸收的亚硝酸盐。

（2）对症支持处理：常规予以吸氧提高氧分压，对出现缺氧性脑病的患者，可考虑高压氧治疗；对出现昏迷、肺水肿的患者，及时予以气管插管及机械通气支持；对低血压患者，积极补液扩容，必要时加用血管活性药物，同时应纠正心律失常。

第四十三章 中枢神经急诊

第一节 缺血性脑卒中

知识点1：缺血性脑卒中的概念

缺血性脑卒中，临床又称脑梗死，包括脑血栓形成、脑栓塞和腔隙性脑梗死等，约占脑卒中的70%，是指各种原因导致的脑动脉供血障碍，引起局部脑组织缺血缺氧性坏死或软化，并出现相应部位的临床症状和体征。

知识点2：脑血栓的概念

脑血栓形成为脑梗死中最常见的类型，是在脑动脉粥样硬化等动脉壁病变的基础上由于管腔狭窄、闭塞或血栓形成，导致该动脉供血区血流中断，引起局部脑组织缺血缺氧性坏死，并出现相应的临床症状。

知识点3：脑栓塞的概念

脑栓塞是指血液中各种栓子（如心脏内的附壁血栓、动脉粥样硬化的斑块、脂肪栓塞、肿瘤细胞栓塞、纤维软骨或空气等）随血流进入脑血管继而造成阻塞，引起相应动脉供血区脑组织缺血缺氧性坏死。

知识点4：腔隙性脑梗死的概念

腔隙性脑梗死是指脑组织深部的小穿通动脉在长期高血压等因素基础上，血管壁发生病变，导致管腔闭塞，形成的小梗死灶（直径在0.2~15mm）。

知识点5：国际通用的缺血性脑卒中的分型

国际通用的缺血性脑卒中的分型有：基于病因学为基础的TOAST分型、基于影像学梗死灶大小、部位的Adams分型和以原发脑血管疾病引起的最大功能缺损为依据的OCSP分型。

知识点6：TOAST分型法对缺血性脑卒中的分型

TOAST 分型法将缺血性脑卒中分为以下几种：大动脉粥样硬化性脑梗死（LAA）、心源性脑栓塞（CE）、小动脉闭塞性脑梗死或腔隙性梗死、其他原因所致的脑梗死、不明原因的脑梗死。

知识点 7：LAA 的诊断

（1）病史中有同一动脉供血区内的多次短暂性脑缺血发作（TIA）。

（2）出现失语、复视、运动功能受损症状或小脑、脑干受损症状。

（3）颈动脉听诊有杂音、脉搏减弱、两侧血压不对称等。

（4）颅脑 CT 或 MRI 检查可发现有大脑皮质或小脑损害，或皮质下、脑干病灶直径 >1.5cm。

（5）彩色超声、经颅多普勒超声（TCD）、MRA 或数字减影血管造影（DSA）检查发现相关的颅内或颅外动脉及其分支狭窄程度>50%，或有闭塞。

（6）能排除心源性栓塞所致的脑卒中。

知识点 8：CE 的诊断

（1）整个大脑中动脉区域的大面积脑梗死或双侧半球/前后循环同时出现多发病灶。

（2）有多次或多个脑血管供应区的 TIA 或卒中病史。

（3）脑梗死的同时伴有其他部位的栓塞。

（4）存在引起心源性栓子的原因。

知识点 9：OCSP 分型法对缺血性脑卒中的分型

OCSP 分型法将急性缺血性脑卒中分为 4 型：完全前循环梗死（TACI），部分前循环梗死（PACI），后循环梗死（POCI），腔隙性脑梗死（LACI）。

知识点 10：脑梗死的病理分期

（1）超早期（1~6 小时）：脑组织肉眼观察无明显变化，镜下可见部分血管内皮细胞、神经细胞和星形胶质细胞肿胀，线粒体肿胀空化。

（2）急性期（6~24 小时）：病变脑组织肉眼观苍白及轻度肿胀，镜下可见血管内皮细胞、神经细胞和星形胶质细胞明显缺血改变。

（3）坏死期（24~48 小时）：病变脑组织变软，灰白质交界不清，脑组织水肿明显，镜下见大量神经细胞消失，胶质细胞坏变，炎性细胞浸润。

（4）软化期（3 天至 3 周）：病变脑组织液化变软。

（5）恢复期（3~4 周后）：液化脑组织被吞噬、清除，胶质细胞增生，小病灶形成胶质瘢痕，大病灶液化成囊腔形成中风囊。

知识点11：缺血性脑卒中的病理生理特征

不同神经元对缺血损伤耐受度不同，轻度缺血时仅有某些神经元坏死，严重缺血时各种神经元均有死亡，完全持久的严重缺血将导致缺血区各种神经元、胶质细胞和内皮细胞坏死。当某一动脉供血区血流量下降发生脑缺血后，该供血区域内的不同部位其缺血程度不同，血流量最低的部位缺血损伤最严重，成为梗死的核心，而在梗死核心的周围，由于侧支循环的存在和建立，血流量尽管已明显下降，但未达到神经元死亡的阈值，此区域称为“缺血半暗带”。缺血半暗带脑组织损伤的这种可逆性恢复的时间限制称为再灌注时间窗，一般认为，再灌注时间窗为发病后的3~4小时内，不超过6小时。缺血半暗带是急性脑梗死溶栓复流的理论基础。

知识点12：缺血性脑卒中的发病机制

导致脑组织缺血损伤的机制为栓塞及低灌注。栓塞可来源于心脏（心源性）和动脉（动脉源性），少数情况也可来源于静脉系统（心脏有右向左分流的情况下）、空气、脂肪、肿瘤细胞等栓子。低灌注性脑缺血包括：①系统性低灌注：全身灌注压下降导致脑组织的血流量减少，常见于心肌梗死或严重心律失常所引起的心脏泵衰竭和低血压。②颈部或颅内大动脉严重狭窄或闭塞后低灌注导致的脑缺血。分水岭梗死的发病机制可能同时涉及栓塞与低灌注两种机制，发生梗死以及梗死的严重程度取决于血管堵塞的速度、侧支代偿能力等多种因素。

知识点13：缺血性脑卒中临床表现的一般特点

多见于患有高血压、糖尿病或冠心病的中、老年人，常于安静或睡眠中急性起病，神经系统症状多在数小时或1~2天达到高峰，多数患者无明显意识障碍，病前部分患者可有短暂性脑缺血发作史。与其他非血管性疾病不同，脑梗死的临床症候多数符合血管分布区特点。

知识点14：缺血性脑卒中颈内动脉闭塞的特点

临床表现差异很大，取决于侧支循环的状况。30%~40%的患者可无症状，也可表现为病灶侧单眼黑蒙或病灶侧Horner征，也可出现对侧偏瘫、偏身感觉障碍和偏盲等；优势半球受累可有失语，非优势半球受累可出现体象障碍等。体检可发现颈动脉搏动减弱，闻及眼或颈部血管杂音。

知识点15：缺血性脑卒中大脑中动脉闭塞的特点

（1）主干闭塞：可导致三偏征（偏瘫、偏身感觉障碍及偏盲）。患者上下肢瘫痪程度基本相等；优势侧半球受累可有失语，非优势侧半球受累可有体象障碍；可有头痛、呕吐等颅内高压表现及意识障碍。

（2）皮质支闭塞：上部分支闭塞可出现病灶对侧面部及上肢重于下肢的瘫痪及感觉障碍、Broca 失语（优势半球）和体象障碍（非优势半球）；下部分支闭塞常出现 Wernicke 失语（优势半球）或急性意识模糊状态（非优势半球），但无偏瘫。

（3）深穿支闭塞：又称豆纹动脉梗死，可表现各种腔隙综合征。优势半球受累可出现皮质下失语，表现为自发语言少、音量小、语调低和恢复时间较快。

知识点 16：缺血性脑卒中大脑前动脉闭塞的特点

（1）主干闭塞：前交通动脉以前的闭塞，可因对侧代偿而无任何症状；前交通动脉之后的闭塞可有：对侧偏瘫（足和下肢瘫为重，上肢和肩的瘫痪轻，手和面部不受累）、偏身感觉障碍、大小便失禁（旁中央小叶受累）、精神障碍如淡漠、反应迟钝、欣快和缄默等，常有对侧病理性抓握现象和吸吮反射。

（2）皮质支闭塞：患者出现病灶对侧下肢远端为主的中枢性瘫痪，可伴感觉障碍；可有对侧肢体短暂性共济失调、强握反射及精神症状。

（3）深穿支闭塞：患者出现病灶对侧中枢性面舌瘫及上肢近端轻瘫。

知识点 17：缺血性脑卒中大脑后动脉闭塞的特点

（1）主干闭塞：可出现对侧同向性偏盲、偏瘫及偏身感觉障碍，丘脑综合征，主侧半球病变可有失读症。

（2）皮质支闭塞：①可出现对侧同向性偏盲或象限盲，但黄斑视力保存（称黄斑回避）；②双侧病变可有皮质盲；③可出现不定型的光幻觉痫性发作；④主侧半球受累可出现命名性失语、视觉失认及颜色失认。

（3）深穿支闭塞：①丘脑穿通动脉闭塞产生红核丘脑综合征：病灶侧小脑性共济失调、肢体意向性震颤、短暂的舞蹈样不自主运动、对侧感觉障碍；②丘脑膝状体动脉闭塞可出现丘脑综合征：对侧感觉障碍（深感觉为主），以及自发性疼痛、感觉过度、轻偏瘫和共济失调，可有舞蹈-手足徐动症；③中脑支闭塞则出现大脑脚综合征（Weber 综合征）：同侧动眼神经瘫痪，对侧中枢性面舌瘫和上下肢瘫；④或 Benedikt 综合征：同侧动眼神经瘫痪，对侧不自主运动。

知识点 18：缺血性脑卒中椎-基底动脉闭塞的特点

（1）主干闭塞：①基底动脉主干闭塞：常引起广泛的脑桥梗死，出现脑神经、锥体束损伤及小脑症状。②基底动脉尖综合征：由基底动脉尖端分出双侧大脑后动脉和小脑上动脉，梗死灶可分布于枕叶、颞叶、丘脑、脑干和小脑，临床表现为：眼球运动障碍及瞳孔异常；波动性意识障碍，行为异常；对侧偏盲或皮质盲；严重记忆障碍；意向性震颤，小脑性共济失调；一般无明显的感觉运动障碍。③延髓背外侧综合征：又名 Wallenberg syndrome，由小脑后下动脉或椎动脉闭塞引起，表现为眩晕、恶心、呕吐、眼球震颤、吞咽困难、病灶侧软腭及声带麻痹（声音嘶哑、咽反射消失）、同侧小脑性共济失调、Horner 综合征及面部痛温觉障碍，对侧偏身痛温觉障碍。

（2）分支动脉闭塞：①基底动脉的脑桥支闭塞：出现闭锁综合征，患者意识清楚，因四肢瘫痪、双侧面瘫及球麻痹，故不能言语、不能进食、不能做各种运动，只能以眼球上下运动来表达自己的意愿。②基底动脉的旁中央支闭塞：出现 Foville 综合征，患者同侧周围性面瘫，双眼向病灶对侧凝视，对侧肢体瘫痪。③基底动脉的短旋支闭塞：出现 Millard-Gubler 综合征，患者同侧面神经、展神经麻痹，对侧偏瘫。

知识点 19：缺血性脑卒中的血液化验及心电图检查

血液化验及心电图包括血液常规、生化等，有利于发现脑梗死的危险因素。

知识点 20：缺血性脑卒中的头颅 CT 检查

急性卒中患者，头颅 CT 能及时区别早期发病的脑梗死和脑出血。在发病 24 小时内，CT 可能显示不出病灶，但在 24 小时后，逐渐显示出与闭塞血管供血区一致的低密度梗死灶。CT 提示早期脑梗死的征象有：大脑中动脉高密度征、皮质边缘以及豆状核区灰白质分界不清、脑沟消失等。

知识点 21：缺血性脑卒中的头颅 MRI 检查

脑梗死发病数小时后，即可显示 T_1 低信号 T_2 高信号的病变区域，尤其对于脑干、小脑等后颅窝的病灶和小梗死灶与 CT 相比更具优势。弥散加权成像（DWI）可在超早期（2 小时内）显示缺血组织，灌注加权成像（PWI）能显示脑组织相对血流动力学改变。PWI 改变的区域较 DWI 改变范围大，目前认为 PWI 与 DWI 不匹配的区域为缺血半暗带。

知识点 22：缺血性脑卒中的血管造影检查

DSA、CTA、MRA 可以显示大脑大动脉的狭窄、闭塞和其他血管病变，尤其 DSA 能较为精细的显示大小血管病变。MRA 虽然具有无创等优点，但对小血管显示不清，尚不能代替 DSA。

知识点 23：缺血性脑卒中的诊断依据

（1）中老年患者。

（2）有动脉粥样硬化以及高血压等脑卒中危险因素。

（3）既往有反复 TIA 发作史。

（4）安静状态下急性起病，神经系统局灶性缺损症状和体征在数小时或数天达到高峰，并符合某脑动脉供应区的特点。

（5）头颅 CT 或 MRI 检查排除出血性脑卒中。

知识点 24：建立急诊绿色通道对脑梗死的作用

脑梗死最有效的治疗是溶栓治疗，但溶栓治疗的时间窗很窄。因此，建立急性脑梗死救治的绿色通道，使患者在发病后的第一时间内能及时就诊、及时评估、及时转运，并在到达医院急诊科后能在最短时间内（1 小时内）完成头颅 CT 检查，明确卒中的类型（出血或梗死），保障在时间窗内得到及时有效的治疗。

知识点 25：缺血性脑卒中院前急救在现场及转运过程中应进行专业化的处理

（1）监测和维持生命体征，建立静脉通道和心电监护。

（2）保持气道通畅，防止上呼吸道阻塞及胃内容物反流误吸。

（3）转运途中保持车速平稳，避免头部剧烈震动。

（4）有条件者，及时采集血液标本完成血常规、生化和凝血功能检测。

（5）处理紧急并发症。

（6）到达急诊科后进一步评估，并迅速完成头颅 CT 检查（发病 1 小时内），排除出血性脑血管疾病，并判断是否符合静脉溶栓的指征。

知识点 26：缺血性脑卒中的一般治疗

缺血性脑卒中的一般治疗包括：①保持呼吸道通畅；②心脏监测；③血压的控制；④血糖控制；⑤体温控制；⑥降颅压治疗；⑦营养支持；⑧预防并发症。

知识点 27：缺血性脑卒中的特异性治疗

缺血性脑卒中的特异性治疗包括：①静脉溶栓；②动脉溶栓；③抗血小板聚集治疗；④抗凝治疗；⑤降纤治疗；⑥神经保护治疗；⑦外科手术和血管内介入治疗。

第二节　脑　出　血

知识点 1：脑出血的概念

脑出血（ICH）是指原发性、非创伤性脑实质出血，占脑卒中的 20%～30%。ICH 是一种危险性极高的疾病，所有 ICH 死亡患者中，约 50%发生于出血后 24 小时内，30 天死亡率高达 35%~52%，仅 20%的幸存者在患病后 6 个月内功能残疾能完全康复。

知识点 2：脑出血的病因

脑出血原因众多，高血压是最常见的病因。其他原因包括：动脉瘤、动静脉畸形、Moyamoya 病、脑动脉炎、凝血障碍、抗凝或溶栓治疗、抗血小板治疗、肝硬化、肿瘤、梗死后脑出血、脑子宫内膜异位症等。脑淀粉样血管病是脑出血的罕见病因，但却是高龄患者较常见的原因。

知识点 3：脑出血的病理生理特征

脑出血多为脑动脉深穿支破裂所致，其中大脑中动脉深穿支-豆纹动脉最常见，其次是丘脑穿通动脉、基底动脉旁中央支等，故脑出血多发生在半球基底节区，其次在脑叶、脑干和小脑。出血后，脑内形成大小不等的血肿，致颅内容积增大。出血量大时，血肿可沿神经纤维向四周扩散，侵入内囊、丘脑、脑干，可破入脑室或蛛网膜下腔。血肿可挤压周围脑组织结构，引起脑组织水肿、脑室受压或移位、颅压增高，严重时发生脑疝。幕上半球出血可出现小脑幕疝；如颅压极高或幕下脑干和小脑大量出血可发生枕大孔疝。

脑血管破裂产生的血肿对脑实质产生机械性的损伤；在发病 3 小时后血肿周围开始出现水肿，水肿逐渐加重，在病程 10~20 小时达到高峰；接着，血液和血浆产物诱发二次伤害，包括炎症应答、激活凝血连锁反应、铁离子沉积等。在发病 24 小时后部分患者血肿还将继续扩大。

知识点 4：脑出血的发病机制

脑动脉肌层和外膜结缔组织较少，缺乏外弹力层。长期高血压导致脑细、小动脉发生玻璃样变及纤维素样坏死，管壁弹性减弱，血压突然升高可使血管破裂出血。长期高血压也可使动脉血管壁发生结构变化，形成微小动脉瘤，当血压突然升高时容易破裂出血。

知识点 5：脑出血的发病特征

好发年龄 50~70 岁；男性略多于女性；多有高血压史；多在活动中起病，发病后病情常在数分钟至数小时内达到高峰。

知识点 6：脑出血的局灶性定位损害表现

局灶性定位损害的表现取决于出血量、出血部位和出血速度。由于高血压是 ICH 最常见的原因，出血部位多位于纹状体和丘脑，因此偏瘫、偏身感觉障碍或感觉缺失是最常见的表现。其他表现包括：精神症状（额颞叶）、象限盲（颞顶叶）、视野缺损（枕叶）、交叉性瘫痪（脑干）、共济失调（小脑、脑桥）、癫痫等。症状通常在发病几分钟，有时是几小时内逐渐缓慢进展，也可能在几分钟内突然进展，甚至出现意识水平下降，这是深穿支动脉持续性出血血肿扩大所致。

知识点 7：脑出血的全脑损害表现

全脑损害包括头痛、呕吐、意识障碍等。头痛并不是 ICH 必有的症状，深部小量的出血在疾病全程均不出现头痛，当大量出血破入蛛网膜下腔或脑叶出血，血液刺激脑膜时可出现头痛。当血肿扩大或血肿周围水肿明显，颅内压增高，头痛常与呕吐、不同程度的意识障碍、颈项强直、心率减慢伴随出现，如未得到及时处理，有发生脑疝的风险，除了颅内高压外，小脑出血早期患者也会出现呕吐。发病早期出现意识障碍常提示出血量大或出血位于脑干，在病程中逐渐出现意识障碍或意识障碍加深往往提示继续出血或颅内水肿加重。

知识点 8：脑出血的一般检查

ICH 急性期，可以应激性出现白细胞轻度增高，若血常规检查提示血小板明显降低，不排除抗血小板聚集药物或血小板减少性紫癜等引起的 ICH；凝血活酶时间和部分凝血活酶时间延长提示有凝血功能障碍；肝肾功能严重受损则提示有肝肾功能衰竭导致的 ICH 可能。

知识点 9：脑出血的诊断依据

（1）活动中急性起病。

（2）迅速出现局灶性神经功能缺失症状和（或）伴全脑损害表现。

（3）CT 检查或 MRI 检查提示 ICH 征象。ICH 的病因诊断需结合患者年龄、病史、出血部位、影像学特点、实验室检查及血管造影检查来综合判断，有时很难在急诊时明确。

知识点 10：脑出血的鉴别诊断

（1）缺血性脑血管疾病：ICH 和缺血性脑血管疾病临床难于区分，大多数发生于老年人，起病急，症状可能包括癫痫发作、瘫痪、肢体麻木等神经系统局灶性损害的表现。但是，ICH 患者更容易出现昏迷、头痛、呕吐、颈项强直等全脑损害表现。最终，只有依靠神经影像学检查才能进行鉴别。

（2）全身性中毒及代谢性疾病：全身性中毒（一氧化碳、酒精、药物等）有中毒物质的接触史或者服药史，代谢性疾病（低血糖、糖尿病、尿毒症、肝性昏迷等）有相应的病史，结合相关的实验室检查和头颅 CT 可以帮助鉴别诊断。

知识点11：急性期脑出血的一般治疗

（1）监测生命体征。

（2）维持通气和血氧饱和度：对昏迷伴呕吐患者应及时清理呼吸道分泌物或呕吐物，避免误吸；$PaO_2<60mmHg$ 或 $PaCO_2>50mmHg$ 时，应吸氧，使 $PaCO_2$ 维持在 25～35mmHg、血氧饱和度在 90%以上；若低血氧分压无改善，必须行气管插管行机械通气。

（3）血糖管理在 ICH 急性期，非糖尿病患者和糖尿病患者均可出现血糖增高。因此，应加强血糖监测与治疗，维持血糖水平在 6～9mmol/L。

（4）体温管理对无感染征象的低热患者，一般考虑吸收热的可能性大，无特殊处理；对感染性发热，给予抗生素和物理降温治疗；对中枢性高热，给予亚低温治疗。

（5）水电解质平衡及营养支持可按照量出为入的方法给予补液，如有高热、腹泻、呕吐、多汗者，适当增加补液量。

（6）预防并发症：如深静脉血栓形成、吸入性肺炎、肺栓塞及压疮。对有深静脉血栓形成，肺栓塞的高危患者，在 ICH24 小时后可考虑小剂量皮下注射低分子肝素。

知识点12：急性期脑出血防治的神经系统并发症

（1）颅内压增高：对头痛、呕吐明显加重及意识水平进行性下降的患者应高度怀疑颅内高压，需积极处理，避免脑疝形成。在急诊处理时，降低颅内压最常用的方法是给予利尿剂，如甘露醇、呋塞米。甘露醇通常给予 125～250ml，快速滴注或推注，每 6～8 小时 1 次，对高龄患者、冠心病、心肌梗死、心衰、肾功不全患者慎用。呋塞米每次 20～40mg，每天 2～4 次静推，可与甘露醇联合用于有脑疝征象的患者。

（2）癫痫：对癫痫发作患者可给予地西泮 10～20mg 缓慢静推或苯妥英钠 15～20mg/kg 缓慢静推，或苯巴比妥 0.2g 肌注以抗惊厥治疗，发作停止后可根据发作形式给予口服抗癫痫药物治疗。

知识点13：急性期脑出血需要考虑手术的情况

（1）基底节区中等量以上 ICH（壳核出血≥30ml，丘脑出血≥15ml）。

（2）小脑出血≥15ml，或者合并明显脑积水。

（3）重症脑室出血。

知识点14：急性期脑出血采用手术的方法

不同病理形式和不同病因的 ICH，采用的手术方法也不同，需要术前对其鉴别。手术方法包括去骨瓣减压术、小骨窗开颅血肿清除术、钻孔血肿抽吸术和脑室穿刺引流术。

第三节 蛛网膜下腔出血

知识点1：蛛网膜下腔出血的概念

蛛网膜下腔出血（SAH），又称原发性蛛网膜下腔出血，是指由各种原因所致的脑底部或脑表面血管破裂，血液流入蛛网膜下腔引起相应临床症状的一种脑卒中。

知识点2：继发性蛛网膜下腔出血的概念

继发性蛛网膜下腔出血指脑实质出血、脑室出血、硬膜外或硬膜下血管破裂血液流入蛛网膜下腔导致的相应临床症状。

知识点3：蛛网膜下腔出血的发病条件

SAH可发生于任何年龄的患者，SAH发病率随年龄增高而升高，平均发病年龄为50岁，40岁以下发病者多见于男性，50岁以上发病者多见于女性。SAH发病无明显季节性。

知识点4：原发性蛛网膜下腔出血的病因和危险因素

原发性蛛网膜下腔出血的病因复杂，最常见的病因是脑动脉瘤性蛛网膜下腔出血（aSAH），占50%~85%；其次脑血管畸形、脑底异常血管网病、夹层动脉瘤、血管炎、颅内静脉系统血栓形成、结缔组织病、血液病、颅内肿瘤、抗凝治疗并发症等也是SAH的致病因素。部分患者原因不明，如原发性中脑周围出血。

SAH发病的危险因素有高血压、吸烟、乙醇摄入、糖尿病、高胆固醇血症、口服避孕药、性激素替代治疗、拟交感类药物使用等。

知识点5：原发性蛛网膜下腔出血的病理特征

动脉瘤好发于颅底Willis环及其附近的分支，尤其是动脉的分叉处。发生在前循环的动脉瘤破裂占85%，动脉瘤破裂最常发生在后交通动脉和颈内动脉交界处，占40%；其次是前交通动脉和大脑前动脉，占30%；大脑中动脉在外侧裂的分支，占20%；基底动脉尖或椎动脉与小脑后下动脉连接处，占10%。20%的患者有2个或多个动脉瘤，位于对侧同名动脉，称为“镜像动脉瘤”。动脉瘤形状不规则更易破裂，动脉瘤内弹力层消失，中间层被平滑肌细胞代替。

知识点6：原发性蛛网膜下腔出血的发病机制

动脉瘤有一定程度的遗传倾向和家族聚集性，在SAH患者的一级家属中，4%的人群有动脉瘤。动脉瘤可能的机制是由于动脉壁先天性肌层缺陷或后天获得性内弹力层变性或者两者联合作用。随着年龄的增长，动脉壁弹性逐渐降低，薄弱的管壁在血流冲击等因素影响下逐渐向外膨胀突出形成囊状动脉瘤。梭形动脉瘤好发于颅底较大动脉主干，当动脉硬化发生时，动脉壁肌层被纤维组织代替，内弹力层变性、断裂，胆固醇沉积内膜，管壁受损，在血流冲击下，逐渐扩张形成与血管纵轴平行的梭形动脉瘤。脑动静脉畸形是发育异常形成的畸形血管团，血管壁薄弱易破；病变血管在血压升高和其他诱因作用下破裂，血液进入蛛网膜下腔，通过围绕在脑和脊髓周围的脑脊液迅速播散，刺激脑膜引起脑膜刺激征；颅内容量增加导致颅内压升高，严重时导致脑疝形成。脑室和颅底迅速流出的血液可凝固而导致脑脊液循环通路阻塞，形成梗阻性脑积水或引起蛛网膜粘连。后交通动脉瘤的扩张或出血可压迫动眼神经，产生动眼神经麻痹；血细胞进入脑脊液，由于渗透压差别而迅速崩解，释放血管活性物质可引起血管痉挛，严重时可导致脑梗死；血液刺激下丘脑间脑等可引起血糖升高、中枢性高热，顽固性低钠血症等内分泌和自主神经功能紊乱。

知识点7：原发性蛛网膜下腔出血的临床表现

（1）一般表现：各年龄段均可发病，青壮年更常见，女性多于男性。常在激动、过度劳累、咳嗽、用力排便、饮酒等诱因下突然发病，主要临床表现为突发的头痛、恶心呕吐、意识障碍、脑膜刺激征。

（2）头痛：常为炸裂样或爆裂样剧烈头痛。

（3）其他：SAH患者可有短暂意识障碍或烦躁、谵妄等精神症状以及脑膜刺激征等。

知识点8：原发性蛛网膜下腔出血的并发症

（1）再出血：SAH后发生的再出血是aSAH致残、致死的主要原因之一。

（2）脑血管痉挛（CVS）：SAH后脑血管痉挛包括早期血管痉挛及迟发性血管痉挛。

（3）脑积水：急性脑积水（AHC）是指基底池和（或）第四脑室出口受阻而引起的一种阻塞性脑积水，常在发病后1~2天内逐渐出现昏迷，瞳孔缩小、光反射消失等临床表现，需作头颅CT检查方可确诊。

（4）低钠血症：出血后数天逐渐出现低钠血症，与CVS的时程平行。

（5）其他：患者可出现癫痫发作、颅内血肿、脑梗死及丘脑下部受损的自主神经、内脏功能及代谢紊乱等。

知识点9：原发性蛛网膜下腔出血的辅助检查

（1）头颅CT：CT平扫表现为基底池弥散性高密度影，严重时血液可延伸到外侧裂、前后纵裂池，脑室系统和大脑表面。

（2）头颅MRI：当发病后数天CT敏感性降低时，MRI能发挥较大作用。

（3）脑脊液检查：血性脑脊液是诊断 SAH 的最重要依据。

（4）血管影像学检查：脑血管造影对于动脉瘤的诊断最有价值。

知识点 10：SAH 的诊断

SAH 的诊断包括两步：即是否为 SAH 以及 SAH 的病因。①根据典型的突发剧烈头痛、恶心呕吐，脑膜刺激征阳性应高度拟诊 SAH，及时的 CT 检查能明确诊断。如果 CT 结果显示阴性而临床症状高度提示 SAH，需行腰穿检查，均匀一致的血性脑脊液能提供较为确切的诊断。②确定 SAH 诊断后，因进一步行脑血管造影等检查以明确病因诊断。

知识点 11：SAH 的鉴别诊断

（1）脑出血、脑梗死和脑栓塞：SAH 以突发的剧烈头痛和脑膜刺激征阳性，CT 和 MRI 检查能较为准确鉴别以上疾病。

（2）脑膜炎（如化脓性、结核性、真菌性和病毒性脑膜炎等）：两者均可出现头痛和脑膜刺激征阳性，但 CT 和腰穿检查能较为准确地作出鉴别。

知识点 12：治疗 SAH 的一般措施

SAH 应作为急诊收入住院，及时进行全面监护，监测生命体征和神经功能变化，保持气道通畅，维持呼吸循环功能；绝对卧床，安静休息，避免情绪激动和用力，保持大便通畅。对于烦躁和头痛明显患者，适当镇静和镇痛，维持水电解质平衡。

知识点 13：SAH 患者降低颅内压的方法

对于颅内高压患者，适当限制液体入量，防止低钠血症，并据病情使用脱水剂降低颅压，常用 20%甘露醇、呋塞米、甘油果糖等，必要时可选用白蛋白。

知识点 14：SAH 患者防治再出血的方法

主要是安静休息，绝对卧床，减少探视，保持环境安静和避光，避免情绪波动和用力。急性期血压应控制在较低水平，当平均动脉压>120mmHg 或收缩压>180mmHg，可选用钙离子通道阻滞剂等。在动脉瘤手术处理之前，抗纤溶治疗能降低动脉瘤再出血风险。对于动脉瘤性 SAH，防止再出血最好的办法是通过显微外科手术夹闭动脉瘤和介入手术弹簧圈填塞瘤体。

知识点 15：SAH 患者防治血管痉挛的方法

维持正常血容量和防止过低血压是防止血管痉挛的重要措施。3H 疗法（hypertension, hypervolemia, hemodilution）可缓解 SAH 后的迟发性脑缺血所致局限性神经功能缺失症状。但应注意 3H 治疗并发症，包括颅内压升高诱发的动脉瘤破裂、心脏负荷增加、肺水肿以及电解质紊乱等。所有 SAH 患者均应使用尼莫地平，可明显改善预后。

知识点 16：SAH 患者防治脑积水的方法

（1）轻度的急慢性脑积水可药物治疗，给予乙酰唑胺 0.25g，3 次/天，目的是抑制脑脊液分泌。

（2）急性脑积水经内科治疗效果不佳，且伴有意识障碍者或因年老、有心肺等其他脏器严重功能障碍不能耐受手术者，可用脑脊液外引流术，以降低颅内压，改善脑脊液循环，减少梗阻性脑积水和脑血管痉挛等。

第四节 化脓性脑膜炎

知识点 1：化脓性脑膜炎的概念

化脓性脑膜炎简称化脑，系由各种化脓菌感染引起的脑膜炎症，是一种常见的急性颅内感染性疾病，常与化脓脑炎或脑脓肿同时存在。

知识点 2：化脓性脑膜炎的病因

（1）脑膜炎双球菌及流感杆菌常占小儿化脑总数的 2/3。肺炎球菌多见于老年人及婴幼儿。

（2）其次为金黄色葡萄球菌、链球菌、变形杆菌、厌氧菌、沙门菌、绿脓杆菌、大肠杆菌（多见儿童感染）。

（3）少见 B 组溶血性链球菌、李氏单胞菌等。

知识点 3：细菌引起化脓性脑膜炎的途径

（1）血性传播：指发生在菌血症或脓毒血症后，其唯一或主要的临床表现为脑膜炎。

（2）直接扩散：感染可从颅外向颅内直接扩散。

（3）逆行传播。

（4）经脑脊液传播。

知识点 4：成人或青少年化脑的特点

（1）大多数为急性起病，呈暴发性。

（2）急性期表现为全身畏寒发热、不适及上呼吸道感染症状。

（3）头疼为突出的症状，并伴有呕吐。精神症状有激动、谵妄，以后出现意识模糊、昏睡以至昏迷。约 1/4 的患者出现局部性或全身性癫痫。

（4）查体颈强直，脑膜刺激征阳性。

（5）如治疗不及时，病情进展可引起昏迷、抽搐、呼吸异常、瞳孔改变，脑水肿进一步加重，可致脑疝。

（6）皮肤出现血点，多见于化脑后期。

（7）脑神经麻痹：1/10~1/5 患者，以Ⅱ、Ⅳ、Ⅵ、Ⅶ常见，也可出现偏瘫、单瘫、失语、视乳水肿，病理反射阳性。

知识点 5：婴幼儿期化脑的特点

（1）起病急缓不一，一般较隐匿或不典型。

（2）常见有呼吸系统或消化系统等症状，如咳嗽、发热、呕吐、腹泻，继之嗜睡、烦躁、感觉过敏、眼神发呆等。

（3）癫痫发生率高达 50%，在流感杆菌脑膜炎的患者中发生率更高。

（4）前囟尚未闭合，骨缝可以裂开，使颅压高症状及脑膜刺激征出现较晚，临床表现不典型。可有脑神经麻痹，以眼球运作障碍多见，如眼睑下垂、眼外肌麻痹、复视、有的可以出现面瘫、耳聋、失语。

（5）约 1/3 的患者可出现皮疹，最常见于脑膜炎球菌感染，其中 70%的患者皮肤黏膜有淤点，重者合并弥散性血管内凝血（DIC）和皮肤血管炎。

知识点 6：化脑的并发症和后遗症

（1）硬膜下积液：特别多见于 2 岁以下婴儿流感杆菌，发生率一般为 10%~60%，可能与发生化脑时脑血管壁通透性明显增加有关，血浆白蛋白易进入硬脑膜下腔而形成积液有关，或者在化脑发展过程中脑膜及血管表浅静脉发生炎性栓塞而致渗出、出血，使局部渗透压增高，周围水分进入硬膜下腔有关。

（2）硬膜下脓肿：常见于成年人，通常伴鼻窦炎或耳源性感染，常有发热、癫痫发作，局部性神经体征。

（3）脑积水：患脑膜炎时，脓性渗出物发生黏变而引起脑脊液循环障碍，产生脑积水，常见于治疗不当或治疗过晚患者，粘连性蛛网膜炎好发于枕骨大孔、颅底及脑表面蛛网膜，可导致脑脊液吸收障碍，引起交通性脑积水。

（4）脑室脑炎：也是比较常见的并发症，是造成预后不良和后遗症的原因之一，年龄越小，延误诊治时间越长，发生率越高。感染途径主要是经血行播散、脉络丛裂隙或经脑脊液逆行扩散。

（5）脑脓肿、脑梗塞、静脉血栓形成，较少见。

（6）全身性并发症，如 DIC、细菌性心内膜炎、肺炎、化脓性关节炎、肾炎及虹膜睫状体炎、脑梗塞、静脉窦血栓。

知识点 7：化脑的实验室检查

（1）血常规白细胞总数及中性粒细胞明显增加，贫血常见于流感杆菌脑膜炎。

（2）血、CSF 培养早期未用抗生素治疗者可行阳性结果，但需要时间较长。

（3）脑脊液检查应尽早进行，检查项目有：①脑脊液常规；②脑脊液涂片染色；③脑脊液培养；④脑脊液细菌抗原检测；⑤脑脊液乳酸浓度测定。

（4）脑电图变化较轻，主要为 α 节律不规则，出现低幅慢波，急性期常持续出现弥漫性高波幅活动。经治疗后迅速恢复正常。

（5）头 CT 检查，有神经系统并发症时可见脑室扩大、脑肿胀、硬膜下腔积液、脑脓肿、硬膜外脓肿等表现，室管膜炎时脑室周围低密度异常。

（6）头 MRI 在脑膜炎早期可显示脑脊液信号改变，蛛网膜下腔扩张以及弥漫性脑水肿、皮层下梗塞及出血，或硬膜下积液等。

知识点 8：化脑的诊断

（1）发热、头痛、脑膜刺激征阳性。

（2）CSF 外观混浊或脓性。以中性粒细胞为主，糖和氯化物降低，蛋白增高。

（3）脑脊液细胞学：白细胞在 95%以上，并可发现致病菌。

（4）有感染灶，如中耳炎、乳突炎、败血症。

知识点 9：化脑与结核性脑膜炎的鉴别诊断

（1）起病多较缓，常有低热、盗汗、乏力等前驱症状，而化脑多急性起病。

（2）脑脊液外观呈毛玻璃样，白细胞数多在（200～300）$\times 10^6$/L 以单核细胞为主，糖和氯化物均明显减低，蛋白增高。

（3）CSF 细胞：以中性粒细胞为主的大淋巴样细胞、单核样细胞、浆细胞等混杂细胞数常低，经过治疗白细胞仍很难消失。

（4）CSF 培养，涂片可找到结核杆菌。

（5）血和 CSF 结核 PCR 阳性，抗结核抗体阳性。

（6）能找到颅外结核灶。

知识点 10：化脑与真菌性脑膜炎的鉴别诊断

（1）起病较隐匿，发热不明显，头痛、呕吐，脑膜刺激征较轻。

（2）脑脊液常规与细胞学均与结核性脑膜炎类似，墨汁染色与细胞学可见到厚荚膜的发亮的圆形新型隐球菌。

（3）沙氏培养基上见新型隐球菌生长。

知识点 11：化脑与脑脓肿的鉴别诊断

（1）一般起病较缓慢，有感染病史，有外伤、中耳炎、先心病。

（2）有时有局限性定位体征如偏瘫、偏盲、共济失调等。

（3）脑脊液压力增高，细胞数正常或稍增加，细胞一般<10×10^{6}/L，以单核细胞为主，蛋白稍高。

（4）头颅 CT 可明确脓肿部位。

知识点 12：脑膜炎双球菌脑膜炎的抗感染药治疗

（1）首先磺胺类药：磺胺嘧啶首次剂量 50～100mg/kg，静脉缓慢注入；以后 80～160mg/kg，静点或分 4 次口服，同时给予等量的碳酸氢钠和足够水分，48 小时后换药。

（2）青霉素：一般成人每月 1600 万～2000 万 U，分 4～6 次静脉滴注，儿童每日20 万～40 万 U/kg，症状改善后可改为每日 800 万 U，一般 2 周为 1 个疗程，重者 3～4 周。

（3）青霉素过敏者可选氯霉素，成人 50mg/kg，儿童慎用，以免对骨髓抑制作用，疗程 5～7 天。

（4）氨西林：成人 150mg/kg，每日分次静点。

知识点 13：肺炎双球菌脑膜炎的抗感染药治疗

（1）首选青霉素：大剂量，用法同脑膜炎双球菌脑膜炎。

（2）对青霉素过敏者，可选用氯霉素或红霉素，红霉素成人每日 1.5～2.0g，儿童每日 30～50mg/kg，注意胃肠反应，要补足液体量。

（3）联合用药会有协同作用。庆大霉素成人 24 万～32 万 U 每日静点，儿童每日 0.5 万 U/kg。卡那霉素成人每日 1.0g，儿童每日 20～30mg/kg，静点。阿米卡星成人每日200～400mg，儿童每日 4～8mg/kg，静点或肌注。头孢氨噻肟成人每日 4～12g 静点，儿童每日 15mg/kg。

知识点 14：葡萄球菌脑膜炎的抗感染药治疗

（1）首选氯唑青霉素成人每日 12g 静点，儿童每日 100～200mg/kg，分为 2 次静点。

（2）青霉素过敏者，可用先锋霉素Ⅰ、先锋霉素Ⅱ，成人每日 6～12g，静点及肌注。

知识点 15：大肠杆菌脑膜炎的抗感染药治疗

（1）首选氯苄青霉素，成人每日 6～8g，儿童每日 0.1～0.15g/kg，也可联合应有和庆大霉素或卡那霉素。

（2）多黏菌素 B：并联合应用庆大霉素或卡那霉素，多黏菌素 B 成人每日 2.5 万 U/kg，儿童每日 1.5 万～2.5 万 U/kg。

（3）头孢噻啶：成人每日 0.25～0.5g，儿童每日 50～80mg/kg。

知识点 16：原因不明化脑的抗感染药治疗

（1）首选氨苄青霉素，对革兰阴性及阳性菌均有效，成人每日 6～8g，儿童每日 15 万～2.5 万 U。

（2）新生儿化脑，常是多种致病菌混合感染，需联合用药，更应控制癫痫发作，防止脑水肿以及电解质平衡失调。

知识点 17：化脑的激素治疗

急性期可消炎，减轻脑水肿，减少并发症，首选地塞米松，成人每日 10～20mg 静点，儿童每日 0.2～0.5mg/kg；氢化可的松，成人每日 200～300mg，儿童每日 4～8mg/kg 静点，疗程 7 天，病情稳定立即停药。

知识点 18：化脑的并发症治疗

（1）控制 DIC，抢救休克。

（2）降颅压，采用脱水疗法，并加用激素。

（3）硬脑膜下积液，量小可自行消失，量大则行常规穿刺，送病原学检查，每日 1 次，一次不应超过 30ml，一般 2～3 周，症状消失。

（4）脑室炎一旦确诊，必须在静脉给药的基础上，加脑室给药，如青霉素每次 5000～10000U，浓度 10 万 U/ml，或氨苄青霉素、头孢噻啶各 50mg，浓度为 100mg/ml，注入脑室，1～2 次/天，5～7 天为 1 个疗程。

光量子血液疗法，采用紫外线照射和充氧自血回输疗法，具有灭菌、调节免疫功能作用，每次 200ml，每周 2 次。中药治疗清热解毒，用大青叶、板蓝根等。

第五节　病毒性脑膜炎

知识点 1：病毒性脑膜炎的概念

病毒性脑膜炎，又称无菌性脑膜炎或浆液性脑膜炎，是指一组由各种病毒感染所引起的软脑膜弥漫性炎症的临床综合征。

知识点2：病毒性脑膜炎的病因及发病机制

80%以上的病毒性脑膜炎是由肠道病毒引起。肠道病毒主要经粪口途径传播，少数通过呼吸道传播。大部分病毒在下消化道发生最初的感染，肠道病毒与肠道存在受体结合，经肠道入血，产生毒血症，再经血液进入中枢神经系统。

知识点3：病毒性脑膜炎的病理特征

病毒性脑膜炎的病理表现主要是侧脑室和第四脑室脉络丛炎症细胞的浸润，伴有室管膜内层局灶性破坏和血管壁纤维化，以及纤维化的基底软脑膜、室管膜下的星形细胞增多和增大。

知识点4：病毒性脑膜炎的临床表现

（1）小于2周的新生儿：患儿感染后最常见的表现为发热、脑膜炎症状和非特异性的表现，如呕吐、厌食、皮疹和呼吸道症状。随着疾病进展，严重者可出现肝坏死、心肌炎和坏死性小肠结肠炎等，也可出现弥散性血管内凝血和脓毒血症。

（2）2周后的新生儿：患儿并发症少，且预后较好。其典型病程为：突然起病，体温升高到38~40℃。发热可分为两个阶段，第一阶段伴有非特异性全身症状，1~4天或以后体温下降，然后再过1~2天后体温再度升高，并伴脑膜炎的表现。

（3）儿童及成年人：主要表现为病毒感染的全身中毒症状和脑膜刺激症状。全身中毒症状，如发热、头痛、畏光、肌痛、恶心、呕吐、食欲减退、腹泻、肌肉酸痛、咳嗽和上呼吸道症状（特别是咽峡炎）等。随着发热的出现，上述表现可以间断出现，成年人尤为明显。

（4）手足口病并发脑膜炎：多见于3岁以内的婴幼儿。除有发热和手、足、口等部位的皮疹外，还出现颈项强直、克氏征阳性、膝反射亢进和感觉过敏，部分患者有不同程度的意识障碍。

知识点5：病毒性脑膜炎的鉴别诊断

（1）不规则治疗后的化脓性脑膜炎：可有类似病毒性脑膜炎的脑脊液表现，但脑脊液特殊抗原鉴定及细菌涂片可以鉴别。

（2）原发或继发性脑肿瘤：有时可呈急性起病，有类似病毒性脑膜炎的脑脊液改变，此时应做脑脊液细胞学及神经影响学检查。

（3）其他非化脓性脑膜炎：如寄生虫感染、Mollaret复发性无菌性脑膜炎等。

知识点6：病毒性脑膜炎的治疗

（1）抗病毒治疗：本病是一种可恢复的自限性疾病，但抗病毒治疗可缩短病程和缓解症状。试验性使用的药物只有血清免疫球蛋白，通常用药后 24 小时有效。

（2）对症治疗：头痛严重者可用镇痛药；癫痫发作者首选卡马西半或苯妥英钠；脑水肿在病毒性脑膜炎不常见，可适当应用甘露醇。

第六节 结核性脑膜炎

知识点 1：结核性脑膜炎的概念

结核性脑膜炎简称结脑，是由结核杆菌引起的脑膜非化脓性炎症，常继发于粟粒型肺结核和肺淋巴、肠、肾等结核病，81%的粟粒型肺结核并发结核性脑膜炎，特别是儿童多见，早期诊断和及时治疗可提高疗效，降低死亡率。

知识点 2：结核性脑膜炎的病因及发病机制

通常结核菌侵入机体后，不会立即引起脑肠炎反应，而是结核杆菌无阻碍地进行繁殖，并在最初几日迁移到各个脏器，感染的严重性取决于 3 个条件，即感染的程度、繁殖的速度和机体产生抗体的速度。10~14 天后细胞防御反应开始，部分结核杆菌被消灭；部分被包围于脑组织内，如脑皮层、软脑膜、脉络丛等处，形成小结核灶。当机体抵抗力下降或其他疾病的诱发，结核灶溃破，结核杆菌重新活动和繁殖，而后播散至脑室壁和蛛网膜下腔形成结核性脑膜炎，软脑膜广泛性炎症，大量炎性渗出物渗出，随着病情迁延，脑膜增厚、粘连，压迫脑神经、脑组织，阻塞脑脊髓液（CSF）循环，形成脑积水。血管发生炎症反应，形成炎性栓子而致脑梗塞，大量纤维渗出物，可形成结核结节、结核瘤。

知识点 3：结核性脑膜炎的临床表现

起病隐袭，症状轻重不一，可见于任何年龄，80%在 40 岁以前。其临床表现如下：

（1）前驱症状：开始可有低热、盗汗、食欲不振、烦躁不安、头痛、体重下降，常持续 2~3 周。儿童可见有性情和行为改变或惊厥为首发症状。

（2）典型症状：①早期出现头痛、呕吐等颅压增高的症状；②儿童常有抽搐发作，前囟饱满、隆起；③体温 38℃，随着病情发展可出现嗜睡，甚至昏迷；④查体可见颈项强直和 Kernig 征阳性、Babinski 征阳性等脑膜刺激征、眼底视乳头水肿。

（3）非典型症状：①患者可无发热，头痛不明显，可出现视力障碍、复视、听力减退等脑神经麻痹症状；②晚期炎症扩散至脊网膜，引起脊髓、脊神经根病变，出现截瘫，四肢瘫，交叉性瘫，伴大小便功能障碍；③重症者逐渐昏迷高热，脑室梗阻可出现癫痫大发作，视乳头水肿，呼吸不规则，或脑疝而死亡。

知识点4：结核性脑膜炎的辅助检查

（1）腰穿CSF压力增高，外观无色透明，或呈毛玻璃状，放置24小时的常有薄膜形成。CSF白细胞增多，通常不超过500×10^6/L，60%～80%为淋巴细胞，病重时白细胞占优势。目前不典型结脑腰穿CSF常规细胞数可正常或轻度增加。

（2）CSF细胞学：早期以中性粒细胞为主，亚急性期可出现大淋巴样细胞、激活型单核细胞、嗜中性粒细胞等混杂细胞为主，亚急性期可出现大淋巴细胞，激活型单核细胞、中性粒细胞等混杂细胞反应。恢复期可见小淋巴细胞和单核细胞，有时仍可见老化的中性粗细胞。

（3）CSF生化：蛋白含量中度增高，含糖量降至2.2mmol/L以下，氯化物降低在169mmol/L以下。病情晚期或不典型结脑变化不明显。

（4）CSF结核PCR（聚合酶链反应）敏感性高，特异性为98.4%，早期即可检查，阳性率占88.8%，晚期则不敏感。

（5）溴化物分配比试验：结脑患者血与脑脊液比<1.6，准确率高，敏感性强。

（6）免疫球蛋白测定：结脑均增高，特别以IgG升高明显。

（7）色氨酸试验阳性率可达93%～100%。

（8）结核特异性抗体（ELISA）：亚急性期抗体逐渐增高，40～70天达高峰，阳性率90%以上，持续一段时间后缓慢下降。

（9）血和脑脊液细菌培养阳性率很低，时间又长。

（10）头颅CT和MRI：多提示脑积水（儿童可达100%）、脑梗塞、结核瘤、粟粒性脑结核、颅底增生性脑膜炎、钙化灶等改变。

知识点5：结核性脑膜炎的诊断

（1）亚急性或隐匿性起病，伴有发热、盗汗、乏力、食欲差等结核中毒症状。

（2）伴有头痛、呕吐和脑膜刺激征阳性，及脑神经麻痹、癫痫、肢体瘫痪等。

（3）有结核接触史，或有其他部位结核灶。

（4）脑脊液常规、生化、细胞学、PCR、ELISA有特异性改变。

（5）头颅CT有特异性改变。

知识点6：结核性脑膜炎与隐球菌脑膜炎的鉴别诊断

隐脑和结脑临床表现相似，CSF常规和生化改变也基本相同，临床难以鉴别，但二者在某些方面也有不同之处。

（1）二者起病为缓慢，但隐脑更缓慢。

（2）结核性脑炎患者常有密切结核病接触史。而隐脑患者则往往有长期服用抗生素或免疫抑制剂的历史，或饲养家禽史或有手足真菌感染者。

（3）隐脑患者脑膜刺激征没结脑明显，而常伴有性格改变，如欣快，也常有脑神经损害特别是视力障碍。

（4）隐脑患者有时伴发肺霉菌病变，而结脑多伴有肺结核病灶。

（5）隐脑的 CSF 涂片、培养、细胞学墨汁染色检查可找到隐球菌，而结脑可发现结核杆菌。

（6）隐脑头颅 CT、MRI 异常改变少，而结脑多见脑积水、脑梗塞、结核瘤。

知识点 7：结核性脑膜炎与化脓性脑膜炎的鉴别诊断

（1）化脑多起病急，感染中毒症状重，病程短。

（2）化脑多有身体其他部位的感染灶，如中耳炎、脑脓肿、外伤等。

（3）脑脊液常规、中性粒细胞在 90%以上，一经特效抗生素治疗 1~10 天，粒细胞明显下降或消失，但结脑较缓慢。

（4）CSF 培养或细胞学能发现致病菌发肺炎双球菌、大肠杆菌等。

（5）临床症状重，脑膜刺激征明显，但较少合并脑神经损害。

知识点 8：结核性脑膜炎与病毒性脑膜炎的鉴别诊断

（1）起病较快，发病前有上呼吸道感染、肠道感染或疱疹、腮腺炎、预防接触病史。

（2）临床症状较轻，脑膜刺激征不明显。

（3）腰穿脑脊液：常规正常或白细胞达 $100\times10^6/L$。生化多正常，或蛋白稍高。

（4）脑脊液细胞学：发病 3 天内可见中性粒细胞，以后以转移性淋巴细胞或大淋巴样细胞为主。

（5）CSF 培养或分离出病毒可确诊。

（6）激素治疗效果好，一般 2~3 周可自愈。

知识点 9：结核性脑膜炎与脑囊虫病脑膜炎型的鉴别诊断

（1）临床上有头痛、呕吐、脑膜刺激征阳性，但发热不明显。

（2）腰穿压力正常或稍高，以嗜酸性粒细胞增高为主，糖、氯化物、蛋白正常。

（3）血及脑脊液囊虫间凝试验阳性。

（4）头颅 CT 可发现囊虫病特异性改变。

知识点 10：结核性脑膜炎与结节病性脑膜炎的鉴别诊断

当合并发热、肺部淋巴结肿大时易与结脑混淆。

（1）大多数有结节病史或脑外结节病灶。

（2）皮肤、皮下结节活检可确诊。

（3）脑脊液病原菌检查阴性。

（4）CT 结节中心无干酪样坏死。

（5）激素治疗预后好。

知识点 11：结核性脑膜炎与癌性脑膜炎的鉴别诊断

（1）多起病较急，无发热等感染病史。

（2）头痛、呕吐进行性加重，脑膜刺激征持续存在。

（3）脑脊液细胞学找到癌细胞。

知识点 12：结脑早期误诊原因

（1）早期症状和体征往往不明显，由于缺少快速、特异的早期诊断方法常延误确诊。

（2）对结脑没有高度警惕性，询问病史不详，早期结核中毒症状及接触史往往易忽视。

（3）早期未能进行一些简单必要的检查，如腰穿、胸部 X 线片和血沉等，由于采取对症处理使症状被掩盖。

（4）涂片查或培养结核杆菌较困难，多为阴性结果而失去早期诊断机会。

（5）滥用氨基糖苷类抗生素，这种单一服用二线抗结核药不能控制结核菌繁殖，却使症状复杂化。

（6）不能正确评价各项脑脊液检查的临床意义。

（7）被容易出现脑膜反应的某些疾病所迷惑而误诊，如隐球菌性脑膜炎、脑膜癌病等。

知识点 13：结核性脑膜炎的治疗及管理原则

（1）一旦确诊应早期治疗：治愈率可达 95%以上，延误治疗可使病情加重，造成不良后果。

（2）全程督导化疗：根据结核杆菌的特点应长期规律化治疗。必须在医生指导下住院强化治疗 2 个月，症状缓解后在医生督导下继续用口服药物治疗 6~18 个月，一定要保障足够剂量。

（3）联合用药、多种方案，禁忌单一用药：根据药物的有效性、安全性、可接受性，对细菌的敏感性和对脑脊液的通透性，进行合理配伍。另外要根据患者是初治、复治，难治或有无颅外结核病灶制定不同方案，联合的原则首选杀菌药，配用抑菌药。

知识点 14：结核性脑膜炎的标准化疗方案应用

（1）初治患者：短程方案当前多以异烟肼、利福平和吡嗪酰胺组合为基础，配合链霉素或乙胺丁醇治疗 6 个月。分为强化期，即每日异烟肼、利福平和吡嗪酰胺（链霉素或乙胺丁醇）；维持期，每日异烟肼、利福平各 1 次 4 个月。如 6 个月效果不理想可延长到 8~9 个月。

（2）复治患者：目前多数患者由于初治失败或误诊而使病情恶化，并出现并发症。分析过去用药情况，若未产生耐药性可以采用上述方案，再规律化治疗；已有耐药性者，可以用主要抗结核药及后备抗结核药（卡那霉素、对氨基水杨酸、丙硫异烟胺）进行规律治疗8~10个月。

（3）重症或晚期患者：在抗结核治疗同时要对症处理并发症。颅压高者可用20%甘露醇、复方甘油等；为防止颅底粘连可用地塞米松10mg静点或鞘内注射；有癫痫发作者需用有效的抗癫痫药物如苯妥英钠、丙戊酸钠等；治疗效果不佳者可同时脑室给药，如异烟肼、地塞米松或用生理盐水作脑脊液置换疗法；严重脑积水者可进行脑脊液分流。

知识点15：结核性脑膜炎的主要抗结核药物用法

（1）异烟肼：易透入血脑屏障，是抗结核的首选药物，儿童每日20~30mg/kg，症状好转改为每日10mg/kg静点。成人每日500~900mg静点4~8周，症状缓解后减量，口服疗程1.5~2年。为防止中毒性周围神经炎、肝炎、精神障碍，可加用维生素B_6和烟酸等。

（2）链霉素：成人每日1g肌注，儿童每日20~40mg/kg，需注意口周麻木、耳鸣、共济失调等药物反应，一旦出现上述反应需立即停药。

（3）对氨基水杨酸（PAS）：成人每日8~12g，儿童每日0.2~0.25g。

（4）利福平：人脑脊液浓度高，但易引起肝脏损害。成人每日450~600mg，分1~2次口服，儿童每日20mg/kg。

（5）吡嗪酰胺：成人每日20~30mg/kg，一般250mg，每日3次，儿童慎用，因能透过血脑屏障，目前为一线药。

（6）乙胺丁醇：儿童每日15mg/kg，成人每日600~750mg，应注意发生球后视神经炎及皮疹等不良反应。

知识点16：结核性脑膜炎的激素应用

早期应用肾上腺皮质激素具有消炎、减轻脑水肿、抑制纤维化形成、减少渗出物和脑脊液分泌等。与抗结核药同时应用，可提高治愈率，减少并发症和后遗症，大大降低了死亡率。轻症可每日静点地塞米松5~10mg，2周后症状改善后改为泼尼松30mg每晨顿服，疗程6~8周，不宜用时间太长，以免出现并发症。重症可鞘内注射，地塞米松5~10mg，每周2次，4周为1个疗程。

知识点17：结核性脑膜炎的并发症治疗

（1）脑积水：①轻者，可服用减少CSF分泌的药物，如乙酰唑胺每日25~50mg/kg，分3次口服，同时可反复腰穿放CSF，每周2次，使脑压保持在1.96kPa以下，2~3周后有改善；②重症者，可采用脑室引流术，对梗阻性脑积水应采用脑室分流术。

（2）脑脊髓蛛网膜炎：可以鞘内注射地塞米松5~10mg，每周2次，8~10次为1个疗程。

(3) 结核瘤：可以手术治疗。

知识点 18：结核性脑膜炎治疗效果差的原因

(1) 与确诊和治疗的时间有关。早期确诊及时治疗可以完全治愈。否则疗效差，死亡率高。

(2) 与是否彻底治疗有关。如果中途停药或疗程不够，用药量不足均可使结核复发。所以应急性期突击治疗 2 个月，坚持服药 10~18 个月。

(3) 与是否联合用抗结核药有关。单一用药不但不能杀死结核菌，而使病情复杂化。因此必须选择安全、敏感、有效的抗结核药物联合应用。

(4) 与是否合理应用激素有关。对重症结脑，早期短程应用一定量的激素可以减轻渗出和脑水肿，必要时也可以鞘内注射以防止并发症，但长期应用也会引起许多不良反应。

(5) 与有无其他部位结核灶有关。身体有多灶感染，抵抗力低者预后差。

(6) 与年龄有关。如婴幼儿对结核菌敏感性强，疗效较好；老年人抵抗力差，治疗效果和预后均差。

(7) 与有无混合感染有关。如与化脓性脑膜炎、隐球菌性脑膜炎等同时存在时，内于未能及时发现，治疗措施不利而影响疗效。

(8) 与是否及时处理并发症有关。结脑合并症较多，如脑梗塞、脑积水等，如不及时处理必然影响疗效。

知识点 19：结核性脑膜炎的治疗标准

(1) 全程监督正规治疗 6~8 个月，临床症状消失，脑脊液常规生化、细胞学恢复正常为临床治愈。

(2) 疗程结束后自觉症状消失，脑脊液各项化验正常，随访 1~2 年无复发者为治愈。

第七节　新型隐球菌性脑膜炎

知识点 1：隐球菌性脑膜炎的概念

隐球菌性脑膜炎简称隐脑，是由真菌侵犯脑膜引起的感染性疾病，为常见的中枢神经系统真菌感染。

知识点 2：隐球菌性脑膜炎的病因

隐球菌在自然界分布广泛，如植物、动物、土壤、食物、鸽类等。大多数通过呼吸道、消化道、皮肤侵入人体，其中以呼吸道侵入多见，大多经肺由血源至脑；也可由鼻咽部进入鼻窦或随嗅神经及淋巴管入脑；个别情况还可因腰穿或手术植入而引起神经系统感染。隐球菌感染往往发生在机体免疫有损害的个体，如艾滋病、淋巴肉瘤、网状细胞肉瘤、白血病、结节病、结核病、糖尿病、肾病、系统性红斑狼疮等病，隐球菌感染初期可无症状，在机体抵抗力降低时，可侵犯脑膜或脑实质，并沿血管周围软脑膜侵入脑内形成肉芽肿。

知识点3：隐球菌性脑膜炎的临床表现

（1）起病形式及症状：①亚急性起病占60%，隐匿性起病占30%，病情进展缓慢，急性起病占10%，多在30~50岁发病；②早期可出现间歇性头痛、恶心、呕吐，且逐渐加重。头痛常为首发症状（85.3%）；③大多数患者有发热、背痛，早期脑膜刺激征明显，晚期不明显；④有不同程度的精神障碍、烦躁不安、谵妄、嗜睡，严重者抽搐昏迷或死亡。

（2）体征：①脑神经受损；以视神经多见，表现为视力减退或失明，Ⅲ、Ⅵ、Ⅶ、Ⅷ脑神经亦可受累；②50%以上的患者有视乳头水肿、出血及渗出，晚期出现视神经萎缩；③隐球菌脓肿或肉芽肿形成可出现偏瘫，严重者可导致脑疝或死亡；④慢性期引起颅底粘连，使脑脊液循环受阻而发生脑积水；⑤有的合并皮肤、肺、肾、肝等多脏器受损肉芽肿形成或可导致脊髓压迫症；⑥患者可出现脑膜刺激征阳性，约1/3可出现锥体束征。

（3）病程不经治疗一般生存期为半年，少数可达10年。有缓解或复发的特点。

知识点4：隐球菌性脑膜炎的辅助检查

（1）大多数腰穿脑脊液压力增高，一般为1.96~3.92kPa；白细胞轻度增多，（10~500）$\times 10^9$/L，以淋巴细胞为主；蛋白质中度增加，糖和氯化物含量降低。

（2）脑脊液细胞学：可见成堆的隐球菌，同时可见中性粒细胞、大淋巴样细胞、浆细胞、激活性单核细胞等混杂细胞反应。

（3）脑脊浓墨汁染色可发现隐球菌。

（4）血或脑脊液中可测出隐球菌夹膜抗原（Ag），阳性率可达90%~100%，并随病情好转逐渐降低。

（5）脑脊液培养和动物接种可分离出隐球菌。

（6）头颅CT扫描见脑室扩大、脑积水、脑萎缩、局部低密度灶，钙化、肉芽肿、囊肿等。头颅MRI见脑实质肉芽肿在T_1加权像上呈等或略低信号，T_2加权为明显高信号。

知识点5：隐球菌性脑膜炎的诊断要点

（1）亚急性或隐匿性起病，有慢性疾病以及长期用抗生素、激素病史。

（2）头痛、呕吐，脑膜刺激征阳性。

（3）双目失明，视乳头水肿等多数脑神经受损。

（4）腰穿脑脊液压力高，糖和氯化物降低，蛋白增高。CSF常规类似结脑。

（5）脑脊液墨汁染色或细胞学可找到隐球菌。

知识点6：隐球菌性脑膜炎与脑脓肿的鉴别诊断

（1）有颅外感染灶，如中耳炎、外伤、鼻窦炎等。

（2）有头痛、呕吐、视乳头水肿或局限性定位体征，但脑膜刺激征不明显。

（3）腰穿脑脊液除压力高外，常规、生化无明显变化。

（4）头颅CT扫描，可见脑脓肿征象。

知识点7：隐球菌性脑膜炎与颅内肿瘤的鉴别诊断

（1）慢性进行性起病。

（2）头痛、呕吐，视乳头水肿等颅压高征象。腰穿脑脊液压力高、蛋白高，其他正常。

（3）无感染及脑膜刺激征。

（4）头颅CT扫描可见占位征象。

知识点8：两性霉素B的作用及不良反应

目前仍为最重要的抗真菌药物，它主要能使菌体溶解破坏。不良反应有血尿、蛋白尿、管型、氮质血症、低钾血症、静脉炎、轻度溶血性贫血，偶见血小板及白细胞减少。

知识点9：两性霉素B的使用剂量

成人开始量为1mg溶于5%的葡萄糖500ml内静脉慢点，1次/天，每次不少于6小时。若无明显不良反应则每次增加5mg，一般每日达30～40mg（不超过50mg即可），1个疗程总量为3～4g。该药易氧化，故应新配制并避光滴注。重症可鞘内给药；首次0.25g加地塞米松5～10mg，用脑脊液反复稀释后缓慢注入鞘内，最大剂量为1mg，每周2次，总量以20mg为宜，4周为1个疗程。

知识点10：减少两性霉素B不良反应与提高两性霉素B疗效的措施

（1）合用甘露醇和碳酸氢钠，可防止血尿素氮升高，代谢性酸中毒和肾小管上皮细胞的空泡变性。

（2）合用水杨酸盐酚噻嗪，小量肝素，输血，补钾以及输液前给地塞米松，也可减少其副作用。

（3）与克霉唑（三苯甲咪唑）合用也可提高疗效。

知识点11：克霉唑的作用及剂量

克霉唑又称三苯甲咪唑，具有抗真菌活性作用，但是单用疗效低。每日成人用量为30~60mg/kg。

知识点12：一氟胞嘧啶的剂量及不良反应

本品吸收良好，脑脊液浓度为血清浓度的64%~68%。成人每日5~10g，儿童每日100~200mg/kg，分次口服，3个月为1疗程。其不良反应有食欲不振、恶心、白细胞及血小板减少、皮疹、嗜睡、精神错乱、肾功能损害，停药后均可消失。配合两性霉素B可提高疗效，减少其不良反应。

知识点13：影响隐脑预后的因素

（1）年龄：隐脑患者随着年龄的增长预后越差，可能与免疫状态及体质改变有关。小于2岁的患儿由于病情进展快，早期症状不典型，易误诊而在短期内死亡。

（2）确诊前病程越长死亡率越高，后遗症严重。

（3）起病过程：急性起病者多因CSF中隐球菌量多，毒力强有关，故病情凶险预后不良。

（4）颅外有隐球菌感染者，预后明显不佳，隐脑原发病灶以肺部居多，因中枢神经系统症状可在肺部感染消失数月至数年后出现，应予以警惕。

（5）原有基础病：因这些患者长期持久地用广谱抗生素治疗，对霉菌的生长和扩散起一定作用。

（6）应用激素及免疫抑制剂：由于激素的非特异性抗炎、脱水和抑制作用，易掩盖头痛、发热、高颅压等早期症状，推迟就诊时间。

（7）CSF变化：①压力：早期CSF压力增高，提示CSF中含菌数量多、易迅速恶化而形成脑疝，预后差。②CSF细胞与菌量：CSF细胞数在一定程度上反映了机体对感染的应答能力，故CSF细胞不高但细菌计效显著升高者预后不良。③CSF细胞类型：隐脑虽为混合性细胞反应，但随着疗效不同而呈规律性演变，有效者淋巴细胞总数迅速上升，中性粒细胞直线下降至消失；疗效差者与之相反。故对CSF中性粒细胞为主或治疗后持续不降者，宜慎重对待，必要时可鞘内注射两性霉素B或并用5-氟胞嘧啶。④CSF：持续<1.12mmol/L或测不出，或经治疗4周仍无回升者预后不佳，可能与CSF含菌量多，糖被大量酵解有关。⑤CSF蛋白：蛋白>10g/L者，预后差。

第八节　癫痫持续状态

知识点1：癫痫持续状态的概念

癫痫持续状态（SE）或称癫痫状态，是指癫痫连续多次发作，两次发作期间患者意识不恢复者，或一次癫痫发作持续时间超过30min以上。任何类型的癫痫均可出现癫痫状态，其中全面性强直-阵挛发作状态最常见，危害性也最大。

知识点 2：SE 的病因

SE 的病因在婴儿、儿童期多为感染、产伤和先天畸形，20~50 岁以颅脑外伤、脑寄生虫、颅内感染和脑肿瘤为常见，50 岁以上多为脑卒中、脑肿瘤、脑外伤和脑变性疾病。

知识点 3：SE 的诱因

SE 的诱发因素主要为较低的抗癫痫药物水平（停服、减量或突然换药等），其次为发热、感染、精神心理因素过度劳累、失眠、脑外伤，其余为孕产、饮酒或戒断、药物中毒（大剂量抗抑郁药或致痫药物如三环类、碳酸锂、西咪替丁、螺内酯）等。

知识点 4：电子显微镜和光学显微镜揭示癫痫持续发作 20 分钟以上损害的 3 个连续阶段

（1）星形细胞及其突起的肿胀，粗糙内质网扩大而有微空泡形成。

（2）缺血性神经元改变。

（3）细胞溶解和消失。

知识点 5：癫痫持续状态早期与晚期病理生理变化

（1）一过性或早期（<30 分钟）：动脉高血压，大脑大静脉（CVP）升高，动脉 PO_2 低或正常，动脉 PCO_2 升高，$CVPO_2$ 低或高，$CVPCO_2$ 升高，大脑血流（CBF）上升，高血糖，高钾血症，血液浓缩，乳酸酸中毒。

（2）晚期（>30 分钟）：动脉低血压，CVP 升高或正常，动脉 PO_2 低或正常，动脉 PCO_2 正常，$CVPO_2$ 正常或低，$CVPCO_2$ 正常或升高，CBF 上升、正常或降低，血糖正常或降低，高钾血症，高热（继发性）。

知识点 6：NMDA 受体通道激活调控神经元损伤的机制

（1）导致细胞除极时间延长，使更多的 NMDA 受体通道开放，并激活其他类型电压依赖性受体通道开放，从而导致 SE。

（2）导致细胞内 Ca^{2+} 聚积，激活许多细胞内的病理过程。

（3）细胞内离子的聚积还可以通过渗透压或其他一些机制调控急性神经元损伤。

（4）细胞内 Ca^{2+} 亦可通过激活促凋亡基因等途径激活一些级联放大反应，从而导致细胞凋亡。

知识点7：癫痫持续状态的分类

（1）按临床发作类型分类：①全身性癫痫持续状态：全身性惊厥性癫痫持续状态（强直阵挛性癫痫持续状态、强直性癫痫持续状态、阵挛性癫痫持续状态、肌阵挛性癫痫持续状态）；全身性非惊厥性癫痫持续状态（典型失神癫痫持续状态、非典型失神癫痫持续状态、失张力性癫痫持续状态）；②部分性癫痫持续状态：复杂部分发作持续状态、单纯部分发作持续状态；③特殊类型：如新生儿癫痫持续状态。

（2）按惊厥持续的时间分类：早期、固定的和难治性 SE（RSE）3 大类。

知识点8：经典的全面性惊厥性癫痫持续状态（GCSE）的定义

反复的全身性惊厥发作，每两次发作之间没有意识状态的恢复；或者全面性惊厥持续30分钟以上。因此原发或继发的全身强直阵挛发作伴有两次发作之间意识不能恢复，都属GCSE的范围，包括全面强直-阵挛发作（GTCS）癫痫持续状态、强直性癫痫持续状态、阵挛性癫痫持续状态和肌阵挛性癫痫持续状态。

知识点9：GTCS 癫痫持续状态的临床表现

GTCS 癫痫持续状态的临床表现为反复的全身强直-阵挛发作，或两次发作间意识不清，或一次发作持续 30 分钟以上。发作时全身抽搐，呼吸停止，可导致脑缺氧、脑水肿，重者可发生脑疝死亡。其病死率和致残率均较高。

知识点10：强直阵挛性癫痫持续状态的诊断

GCSE 以阵发性或持续性运动症状为特征，运动症状可是强直或阵挛或为两者的结合；可对称或不对称，但总是和明显的意识障碍和双侧的 EEG 改变（通常是不对称的）相连。

知识点11：强直阵挛性癫痫持续状态的预后

GCSE 的残障率和死亡率很大程度上决定于潜在的病因，但同时也会因为治疗不充分而大大增加。

知识点12：强直性癫痫持续状态的临床表现

强直性癫痫持续状态主要表现为强直性发作而无阵挛、强直，或呈伸展、或呈屈曲状，常见双上肢屈曲而双下肢伸直，或呈角弓反张型发作，上述自主神经症状明显，多有强直-阵挛性发作、失神发作或脑发育不全病史，比强直-阵挛性 SE 少见。预后较好。脑电图呈低波幅，快活动或快节律，9~10Hz，或频率更低波幅增高。

知识点 13：阵挛性癫痫持续状态的概念

阵挛性癫痫持续状态是指一开始即有长时间阵挛发作而不伴强直，呈不对称性和无节律性，伴意识障碍，区别于肌阵挛性 SE，多见于脑膜炎或其他脑病，在儿童（5 岁以下）高热惊厥时也可发生。

知识点 14：肌阵挛性癫痫持续状态的概念

肌阵挛性癫痫持续状态（MSE）是指全身性肌阵挛性抽搐反复持续发生或持续足够长时间（30 分钟及以上）。分为单纯的肌阵挛持续状态和症状性肌阵挛持续状态，后者见于脑病患者，如进行性肌阵挛性癫痫，共济失调性小脑性肌阵挛等，前者见于癫痫，进一步分为原发性和继发性肌阵挛性癫痫持续状态。

知识点 15：肌阵挛性癫痫持续状态的诊断

基本的临床特征是肌阵挛，可持续反复出现，并持续 30 分钟以上。肌阵挛在原发性中是双侧对称的，而在继发性中则是不同步非对称的。原发性的 EEG 显示和肌阵挛紧密联系的多棘波；继发性的 EEG 通常显示非节律性反复的棘波。

知识点 16：肌阵挛性癫痫持续状态的预后

原发性 MSE 的预后较好，而继发性的较差。

知识点 17：全身非惊厥性癫痫持续状态的概念

全身非惊厥性癫痫持续状态（ASE）是指全面发作中的失神性的延长，又分为典型和非典型发作性持续状态。

知识点 18：全身非惊厥性癫痫持续状态的诊断

ASE 最明显的特征是意识状态的改变，伴或不伴自动症。ASE 诊断依据主要是发作期 EEG 上双侧同步化的阵发性棘慢综合波（常见的节律是 3Hz/s）。

知识点 19：全身非惊厥性癫痫持续状态的预后

ASE 的预后取决于其病因和发作类型。典型的 ASE 预后较好，而非典型发作的预后不良。

知识点20：复杂部分性发作持续状态的临床范围

复杂部分性癫痫持续状态（CPSE）的临床范围相当广，包括所有长时间持续或反复发作的伴有意识障碍的部分性癫痫，可从轻度的意识模糊到无反应，伴随的行为可从淡漠无反应，到出现奇怪行为的激越动作甚至精神症状。

知识点21：复杂部分性发作持续状态的常见表现形式

（1）患者长时间地处于矇眬状态，并有反应迟钝，部分性语言及似有目的的自动症。

（2）患者有一连串的复杂部分性发作，并伴有凝视、毫无反应、语言障碍、固定不变的自动症，两次发作之间意识处于矇眬状态。

知识点22：复杂部分性发作持续状态的诊断

CPSE的临床特点以意识障碍为主，自动症为辅，又称精神运动型持续状态。由于CPSE的临床表现的多样性，诊断时应尽早进行EEG检查。EEG以局部连续棘波为主要表现，也可出现周期性的一侧性癫痫样发放（PLEDs）甚至弥漫性棘慢节律。

知识点23：单纯部分发作持续状态的概念

单纯部分发作持续状态（SPSE）是指简单部分性运动性发作持续状态，又称Kojenikow癫痫。

知识点24：根据Gastuat的部分性癫痫持续状态的分类，SPSE的类型

（1）躯体运动性SPSE。

（2）感觉性SPSE。

（3）出现于儿童的伴特殊自主神经表现的SPSE——腹痛性SPSE，很少见，现已基本不诊断。

（4）言语障碍或失语型SPSE。

（5）其他罕见的类型。

知识点25：单纯部分发作持续状态的诊断

临床发作持续30分钟或更长，以反复的局部颜面或躯体持续抽搐为特征，或持续的躯体局部感觉异常为特点，发作时意识清楚，EEG上有相应脑区局限性的放电。

知识点26：单纯部分发作持续状态的预后

SPSE 的死亡率和残障率是最低的。

知识点 27：偏侧性癫痫持续状态的概念

偏侧性癫痫持续状态多见于婴幼儿，表现为半侧阵挛性抽搐，常伴有同侧偏瘫，称为半身惊厥-偏瘫综合征（HH 综合征）。

知识点 28：偏侧性癫痫持续状态的预后

偏侧性癫痫持续状态几乎不能被常规的抗癫痫药控制，病死率和残障率高。

知识点 29：新生儿期癫痫持续状态的特征

新生儿期癫痫持续状态表现多样而不典型，多为轻微抽动，肢体奇异的强直动作，常由一肢体转移至另一肢体，或为半身抽搐发作，发作时呼吸暂停，意识不清。具有特征性 EEG 异常，1~4Hz 慢波夹杂棘波，或 2~6Hz 节律性棘慢波综合；强直发作呈 δ 波，阵挛性发作有棘、尖波发放。

知识点 30：SE 的长期后遗症

（1）反复的 SE：有神经系统病变的患者出现 SE 复发的危险性明显增加。认知障碍很轻且少见，但各种类型的 SE 都有造成认知障碍。

（2）偏侧惊厥-感觉障碍-偏瘫癫痫综合征（HHE）：与 SE 的相关性是明确的，但随着 SE 治疗的改善，近年来少见。

（3）以后出现抽搐：如果第一次发作是非诱发性的 SE，则抽搐复发，甚至 SE 复发的危险性大大增加，但 SE 持续时间与以后抽搐复发的危险性没有明确相关性。

（4）急性症状性 SE 后的癫痫危险性：大多数的急性症状性或高热惊厥性癫痫患者以后并不出现非诱发性的癫痫发作。

（5）SE 与海马硬化以及其他的病理后遗症的关系：虽然发现了一些 SE 后的脑组织病理改变，如海马硬化、部分脑区的神经元坏死，但是与 SE 的关系尚不明确。

知识点 31：SE 的并发症

（1）惊厥持续状态可引发一系列的代谢紊乱，肌肉强烈运动可致乳酸中毒，血 pH 明显下降；痫性发作时患者呼吸停止及全身肌肉的强烈运动，严重缺氧并大量耗氧，均可造成脑、心脏及全身重要器官缺氧性损害。

（2）合并脑水肿，并进一步引起脑疝或去皮质状态。

（3）血中儿茶酚胺水平急骤升高，可继发心律失常，为死亡的重要原因。

（4）肺血管压明显增高，可发生严重的肺水肿，而致患者猝死。

（5）肌肉强烈运动使血中肌球蛋白增多，致下肾单位肾病。

（6）高热、脱水和低血糖等。

知识点32：癫痫持续状态的治疗目的

（1）快速控制惊厥发作。

（2）预防脑水肿、低血糖、酸中毒、过高热、呼吸循环衰竭等并发症。

（3）积极寻找病因。

（4）保护心、肺功能。

知识点33：癫痫持续状态的治疗用药种类

癫痫持续状态的治疗用药有：①地西泮（DZP）；②氯硝西泮（CZP）；③劳拉西泮（LZP）；④苯巴比妥（PB）；⑤苯妥英钠（PTH）；⑥丙戊酸钠（VPA）；⑦咪达唑仑；⑧丙泊酚；⑨硫喷妥钠；⑩利多卡因；⑪水合氯醛。

知识点34：癫痫持续状态预防复发的方法

癫痫持续状态控制后是否需要长期口服抗癫痫药物治疗，应根据具体情况而定。对于反复发作的癫痫患者或者是持续未愈的神经系统疾病的患者，肯定需要长期规律地服用抗癫痫药物；对于高热惊厥所致的持续状态控制后，多不需要长期抗癫痫治疗。

知识点35：癫痫持续状态的常用外科手术方式

癫痫持续状态的常用外科手术方式：脑皮质病灶切除术、前额叶切除术，或选择性杏仁核、海马切除术、胼胝体切开术等。

第四十四章 精神科急诊

第一节 精神抑郁

知识点1：抑郁状态的概念

抑郁状态又称情绪低落，是临床常见的一种病理状态，以精神活动普遍抑制或迟钝为其主要特点。抑郁状态症状复杂，形式多样，轻重不一，可发生于多种精神疾病。

知识点2：抑郁状态的发生机制

神经递质代谢异常、神经内分泌功能失调、间脑功能障碍。

知识点3：精神抑郁的临床表现

各种不同疾病所致的抑郁状态，其共同的临床表现为心境恶劣、自我感觉不良、整日忧心忡忡、愁眉不展、悲观绝望、兴趣索然、生不如死、度日如年、自责自罪、消极想死、思维缓慢、缺乏活力、反应迟钝等。

第二节 癔症

知识点1：癔症的概念

癔症又称歇斯底里症，是一类由精神因素，如重大生活事件、内心冲突、情绪激动、暗示或自我暗示，作用于易患个体所引起的一类神经精神障碍，多数突然发病，表现为短暂的精神失常或感觉运动障碍，症状夸张且有反复发作，但无器质性病变基础。本病多发生于青、壮年时期，尤以女性多见，且文化程度一般较低，患者多具易感素质。症状复杂多病，可类似多种疾病，部分患者有癔病性性格特点。

知识点2：癔症的病因

（1）心理因素：常见的心理因素为家庭、工作、人际关系等，往往使患者感到委屈、气愤、羞愧、窘迫、悲伤、恐惧等，这些精神刺激均可直接致病、或为第一次发病的因素。患者对此具有强烈的创伤性体验而起病，部分患者多次发病后可无明显诱发因素，而可能通过触景生情、联想，或自我暗示而发病。

（2）性格特征：一般认为具有癔症性格特征的人，在精神因素的影响下，较易发生癔症，癔症的症状、疾病过程与病前性格有一定关系。通常认为癔症性格有以下特征：①高度情感性；②高度暗示性；③丰富的幻想性；④自我中心。

知识点3：癔症的临床表现

癔症的临床表现极其多样化，即可有精神异常和类似神经疾病的各种症状，又可有内脏和自主神经功能失调的症状。一般把临床表现分为分离型、转换型、躯体化障碍和其他形式癔症等来描述。分离型障碍，是一种精神障碍，系指不同精神活动之间的分离，如指过去的记忆与当今对环境的认识，对自我和身份的觉察之间的正常整合（或联系）的部分丧失或完全丧失；意识障碍、漫游症、多重人格以及发作后的局限性遗忘等；表现为精神病状态，则为癔症性精神病。转换型障碍是指生活事件或处境引起情绪反应，接着出现躯体症状，一旦躯体症状出现，情绪反应便褪色或消失，这种躯体症状便叫做转换症状。在同一患者身上可仅有其中一二种症状，每次发作其症状常类同。

知识点4：癔症的分离型障碍的主要表现

癔症的分离型障碍的主要表现有：①癔症性蒙眬状态；②情感暴发；③癔症性遗忘；④癔症性漫游；⑤癔症性痴呆；⑥身份识别障碍；⑦其他分离型癔症；⑧癔症性精神病。

知识点5：癔症性躯体障碍的表现形式

癔症性躯体障碍又称转换性癔症，其表现形式有：①感觉障碍；②癔症性失明；③癔症性耳聋；④癔症性抽搐或震颤；⑤癔症性瘫痪；⑥癔症性失音。

知识点6：癔症的诊断依据

（1）有心理社会因素作为诱因。

（2）表现有以下情况之一：①分离性遗忘症（癔症性遗忘）；②分离性漫游症（癔症性漫游）；③分离性身份障碍（癔症性双重或多重人格）；④癔症性精神病；⑤转换性运动和感觉障碍（转移性癔症）；⑥其他癔症形式。

（3）症状妨碍社会功能。

（4）有充分根据排除器质性病变或非依赖性物质所致的精神障碍。

知识点7：癔症的鉴别诊断

（1）反应性精神病：癔症性精神病常见于表演型人格障碍者，具有表演性、戏剧性或夸张性，可反复发作，有明显的缓解期。

（2）做作性疾病：此类疾病的症状出于故意伪造，但缺乏明确的动机，为了获得疾病的诊断，取得患者身份，往往需忍受各种痛苦的检查和不愉快的治疗，不以此追求利益，也不逃避任何法律责任，因而也有别于装病。而本病的症状受无意识机制的支配，与原发性和继发性获益有关，并非故意伪造，故也不同于做作性疾病及装病。

（3）癫痫大发作：发作时意识完全丧失，突然倒地，全身强直，阵挛，持续几十秒后停止，口吐白沫，常有大小便失禁、摔伤或舌咬伤；事后完全遗忘。脑电图检查有特异性改变，可鉴别此病。

知识点8：癔症的治疗

癔症精神障碍呈发作性，一般持续时间不长，躯体症状如不经及时治疗，可持续数年甚而终生不愈。但总的来说，患者各种症状虽未经治疗，也有60%～80%在起病后一年内消失。

（1）心理治疗：以解释性心理治疗配合暗示治疗，对大多数患者可取得良好疗效。

（2）物理治疗和针灸：适合于有躯体障碍的患者，在治疗时配合言语暗示，常可收事半功倍之效。

（3）药物治疗：可适当应用抗焦虑药，如地西泮、硝西泮等，以减少患者对疾病的担心。对精神障碍明显者，可给予抗精神病药，如氯丙嗪、奋乃静、氟哌啶醇等。

第四十五章 感染性疾病急诊

第一节 狂 犬 病

知识点1：狂犬病的概念

狂犬病是由狂犬病毒侵犯中枢神经系统引起的急性传染病，是一种人兽共患疾病。

知识点2：狂犬病的传播途径

狂犬病毒主要通过咬伤传播，也可由带病毒唾液经各种伤口和抓伤、舔伤的黏膜和皮肤而入侵，一般于发病前3~5天即具有传染性。此外还可通过宰杀病犬、剥皮等过程被感染。偶因吸入蝙蝠群居洞中含病毒气溶胶而感染。

知识点3：狂犬病发病与否的相关因素

（1）咬伤部位：头、面、颈、手指等处的发病机会多，其中咬伤头面部的发病率为40%~80%，咬伤手和臂部为15%~40%。

（2）创伤程度：伤口深大者发病率高，头面部深伤者的发病率可达80%。

（3）局部处理情况：咬伤后迅速彻底清洗者的发病机会较少。

（4）衣着厚薄：冬季衣着厚，受感染机会少。

（5）注射疫苗情况：及时、全程、足量注射狂犬病疫苗的发病率低。

知识点4：狂犬病的发病过程

狂犬病发病过程可分为神经外少量繁殖期、从周围神经侵入中枢神经期和从中枢神经向各器官扩散期三阶段。

知识点5：影响狂犬病潜伏期的因素

影响潜伏期的因素为年龄（儿童较短）、伤口部位、伤口深浅、病毒入侵数量及毒株的毒力、受伤后是否及时进行正规扩创和接种狂犬病疫苗等，其他如外伤、受寒、过累均可使发病提前。

知识点6：狂犬病患者的治疗

严格隔离患者，防止唾液等污染。监护治疗应由经过免疫接种的医护人员完成。病房要阴暗、避光，周围不要有噪声、流水声。护理人员动作要轻柔，拿东西要轻拿轻放，对狂躁、痉挛患者可用镇静药使患者保持安静。采取一切措施，维护患者心血管系统及呼吸系统功能，心动过速、心律失常、血压升高等可用β受体阻滞剂治疗。

知识点7：人被咬伤后的预防性治疗

（1）局部伤口处理：通过理化方法及时（最好2小时内）清除伤口中的病毒，是预防狂犬病的最有效的手段。包括以下步骤：尽力挤压出伤口的血，切忌用嘴吸伤口；用大量清水或肥皂水冲洗；然后用5%碘酊反复清洗伤口。

（2）主动预防接种：WHO建议按0、3、7、14、30、90天各注射1针，全程6针（建议使用二倍体细胞疫苗HDCV）。

（3）被动预防接种：应用于咬伤创面深广或发生在头、面、手、颈等处，且咬人动物确有狂犬病存在者，立即注射高效免疫血清1剂。

（4）暴露前预防：主要针对动物管理人员、兽医、岩洞工作人员、野外工作者及可能接触狂犬病毒的医学科技人员等应做暴露前预防，可采用0、7、21天或28天各注射1针（建议使用二倍体细胞疫苗HDCV）。

第二节　破　伤　风

知识点1：破伤风的概念

破伤风是破伤风杆菌经皮肤或黏膜伤口侵入人体，在缺氧环境下生长繁殖，产生毒素而引起阵发性肌痉挛的一种特异性感染性疾病。

知识点2：破伤风的临床特征

破伤风的临床特征为牙关紧闭、持续性肌强直、阵发性肌痉挛等，重型患者可因喉痉挛或继发严重肺部感染而死亡。

知识点3：七天风的概念

七天风是指由脐带受染其引起的新生儿破伤风，潜伏期通常为7天。

知识点4：破伤风的临床分型

（1）轻型：潜伏期>10 天，初痉期 4～7 天，临床表现为肌肉痉挛性收缩每次持续数秒钟。

（2）中型：潜伏期 7～10 天，初痉期 2～4 天，临床表现为肌肉强直显著，角弓反张、牙关紧闭，每次持续 10 秒以上，无呼吸困难和喉痉挛发生。

（3）重型：潜伏期<7 天，初痉期<48 小时，临床表现为肌肉强直明显，持续时间长，喉痉挛窒息、高热、肺部感染、昏迷。

知识点 5：破伤风与低钙搐搦症的鉴别诊断

低钙搐搦症强直性痉挛主要限于手足，无张口困难、牙关紧闭和苦笑面容。血钙常降低，缺钙弹指试验（Chvostek 征）与缺钙束臂试验（Trousseau 征）阳性。

知识点 6：破伤风与引起张口困难的局部疾病的鉴别诊断

引起张口困难的局部疾病，如扁桃体周围脓肿、咽后壁脓肿、牙齿、牙周病变及颞颌关节病等，均可有显著的疼痛、张口困难、局部有炎症病灶，但无全身肌强直与肌痉挛。

知识点 7：破伤风与药物所致肌肉张力障碍的鉴别诊断

药物所致肌肉张力障碍，如马钱子碱中毒及甲氧氯普胺（灭吐灵）、吩噻嗪所致药物反应，症状与破伤风相似，但在痉挛间隙期肌肉完全放松，而且牙关紧闭出现较晚，有服药史，停药后24～48 小时症状消失。

知识点 8：破伤风与狂犬病的鉴别诊断

狂犬病是指有狂犬等动物咬伤史，有恐水、怕风等表现，有咽肌痉挛和吞咽困难，但无牙关紧闭和全身痉挛。

知识点 9：破伤风的预防

破伤风的预防包括主动免疫、被动免疫和受伤后的清创处理及新生儿脐带保护。

第三节　流行性出血热

知识点 1：流行性出血热的概念

流行性出血热（EHF），是由流行性出血热病毒（也称为汉坦病毒）引起的，经鼠传播的自然疫源性疾病，流行广，病情危急，病死率高，危害极大，又称肾综合征出血热。

知识点2：流行性出血热的临床表现

流行性出血热临床表现为发热、全身中毒症状、毛细血管损害征、肾损害、低血压、尿毒症、酸中毒、水和电解质紊乱及高血容量综合征。

知识点3：流行性出血热的传染源

流行性出血的主要宿主动物是啮齿类如黑线姬鼠、大林姬鼠、褐家鼠等，人不是主要传染源。

知识点4：流行性出血热的传播途径

流行性出血热的传播途径有呼吸道传播、消化道传播、接触传播、母婴传播及虫媒传播。

知识点5：流行性出血热的季节分布

流行性出血热四季均可发病，但有明显的流行高峰时间，姬鼠传播以11月至第2年1月为高峰，5~7月为小高峰。家鼠传播以3~5月为高峰。林区姬鼠传播以夏季为流行高峰。

知识点6：流行性出血热的病理变化

流行性出血热的病理变化以小血管和肾脏病变最明显，其次为心、肝、脑等脏器，基本病变是小血管（包括小动脉、小静脉和毛细血管）内皮肿胀、脱落和纤维素样坏死。

知识点7：流行性出血热的临床分期

典型病例病程中有发热期、低血压休克期、少尿期、多尿期和恢复期5期经过，非典型和轻型病例可出现越期现象，而重症患者则可出现发热期、休克期和少尿期之间的互相重叠。

知识点8：流行性出血热的潜伏期

流行性出血热的潜伏期为4~46天，一般为7~14天，以2周多见。

知识点9：流行性出血热的一般实验室检查

血常规显示白细胞总数增高，分类中淋巴细胞增多，并有异常淋巴细胞，血小板数下降，血液浓缩，血红蛋白和红细胞增高。尿常规可见大量尿蛋白，红细胞及白细胞管型，尿中带膜状物有助于诊断。

知识点 10：流行性出血热的治疗原则

流行性出血热的治疗以综合治疗为主，早期应用抗病毒治疗，中、晚期则针对病理生理进行对症治疗。“三早一就”仍为本病治疗原则，即早期发现、早期休息、早期治疗和就近治疗。

知识点 11：流行性出血热发热期的治疗

流行性出血热发热期的治疗包括控制感染、减轻外渗和改善中毒症状。

知识点 12：流行性出血热低血压休克期的治疗

主要是补充有效循环血量、纠正酸中毒、防止微循环障碍，扩容后注意心功能不全。

知识点 13：流行性出血热多尿期的治疗

（1）维持水与电解质平衡，给予半流食和含钾食物。

（2）防止继发感染，易发生呼吸道和泌尿感染合并细菌感染，可根据病情或菌种不同选用抗生素，如β-内酰类抗生素，但不能用有肾毒性的抗生素，如氨基糖苷类抗生素（链霉素、卡那霉素和庆大霉素等）。

知识点 14：流行性出血热恢复期的治疗

注意休息，逐渐增加活动量，加强营养，给高糖、高蛋白、多维生素饮食。出院后根据病型不同可休息 1~3 个月，危重型病例可适当延长。

知识点 15：流行性出血热急性左心衰竭合并症的治疗

（1）减慢输液速度，病情许可者，可停止输液取半坐位；保持呼吸道通畅。

（2）吸氧。

（3）强心可选用毒毛旋花子苷 K、毛花苷 C、氨茶碱等；利尿可用呋塞米。

（4）对呼吸急促、烦躁不安者，可用苯巴比妥钠、地西泮等。

（5）根据具体情况给予降压、导泻、放血或透析等措施。

知识点 16：流行性出血热急性中枢神经系统合并症的治疗

抽搐可选用苯巴比妥钠、地西泮、10%水合氯醛等镇静药。对脑水肿引起的抽搐可用

20%甘露醇或选用呋塞米。

知识点17：流行性出血热急性呼吸窘迫综合征的治疗

急性呼吸窘迫综合征（ARDS）是由于肺微血管通透性增高，造成肺间质水肿，以至肺泡性水肿。治疗也可用地塞米松，必要时应用呼吸机辅助通气，加呼吸末正压（PEEP）。

知识点18：流行性出血热大出血的治疗

应鉴别出血的原因，进行针对性地治疗。消化道出血，可静脉用奥美拉唑，也可口服云南白药。DIC消耗低凝血期，补充凝血因子和血小板；DIC纤溶亢进期，则静脉用6-氨基己酸，具有阻止纤维蛋白溶酶的形成，从而抑制纤蛋白的溶解的作用，也可用对羧基苄胺。肝素类物质增加所致的出血，可应用鱼精蛋白或甲苯胺蓝。

知识点19：流行性出血热的并发症

流行性出血热主要有急性心力衰竭、急性呼吸窘迫综合征、肾脏破裂、支气管肺炎和其他继发感染等并发症。

第四节　炭　疽　病

知识点1：炭疽的概念

炭疽是一种由炭疽杆菌引起的人畜共患的急性传染病。

知识点2：炭疽的临床表现

炭疽临床表现为局部溃疡、坏死、焦痂、周围组织广泛水肿及中毒血症症状，还可以引起肺部、肠道、脑膜的急性感染，甚至炭疽杆菌性脓毒血症。

知识点3：炭疽的病理特征

炭疽的主要病理变化是脏器和组织的出血性浸润、坏死和水肿。

知识点4：炭疽的传染源

炭疽的传染源主要是病畜，即患病的牛、羊、马、骆驼是人类炭疽的主要传染源。炭疽患者的痰、粪便及病灶分泌物均有传染性。隐性感染者和健康带菌者都可成为传染源。

知识点5：炭疽的传播途径

（1）接触传播：可因接触病畜、患者而感染。接触污染的皮毛、病畜产品、土壤及用具亦可受到感染。

（2）呼吸道感染：因吸入带炭疽杆菌芽胞的尘埃而受感染，多见于皮毛加工厂的工作人员。2001年出现生物恐怖袭击以来，气溶胶炭疽吸入也成为感染途径之一。

（3）消化道感染：因进食未煮熟的病畜肉类及奶类或被炭疽杆菌污染的食物而受到感染。

知识点6：炭疽病的临床分型

炭疽病的临床分型主要为皮肤炭疽病、呼吸道炭疽病（吸入性炭疽病或肺炭疽）、消化道炭疽病（肠炭疽）以及脑膜炭疽病（脑膜型炭疽），以上临床分型可以同时存在。

知识点7：炭疽病的预防

炭疽病的预防有疫苗和抗生素预防两种方式。

第五节　鼠　　疫

知识点1：鼠疫的概念

鼠疫又称黑死病，是指由鼠疫耶尔森菌（也称鼠疫杆菌）引起的自然疫源性烈性传染病。

知识点2：鼠疫的传染源

鼠疫的传染源主要是鼠类和其他啮齿动物，其他如猫、羊、兔、狼等也能成为传染源。肺鼠疫患者是人间鼠疫的重要传染源，带菌者作为传染源的可能性亦应引起重视。主要存储宿主以旱獭和黄鼠最为重要，由于它们是冬眠类啮齿动物，感染后可越冬至翌春发病，再感染幼鼠，对鼠的自然疫源的形成和鼠疫耶尔森菌种族延续均起重要作用。褐家鼠是次要储存宿主，但却是人间鼠疫的主要传染源。

知识点3：鼠疫的传播途径

（1）经鼠蚤传播：通过蚤为媒介，构成“啮齿动物-蚤-人”的传播方式。

（2）经皮肤传播：剥食患病啮齿动物的皮、肉或直接接触患者的脓血或痰，经皮肤伤口而感染。

（3）呼吸道飞沫传播：肺鼠疫患者痰中的鼠疫耶尔森菌可借飞沫构成“人-人”之间传播，可引起人间大流行。

知识点4：鼠疫的病理特征

鼠疫的基本病理改变为淋巴管、血管内皮细胞损害和急性出血坏死性炎症。腺鼠疫表现为淋巴结的出血性炎症和凝固性坏死；肺鼠疫肺部病变以充血、水肿、出血为主；鼠疫败血症则全身各组织脏器都可充血、水肿、出血及坏死改变。

知识点5：鼠疫的临床表现

鼠疫发病的主要临床表现：发热、严重脓毒症症状、淋巴结肿大、肺炎、出血倾向等。

知识点6：鼠疫的潜伏期

鼠疫的潜伏期一般为2~5天。腺鼠疫或脓毒血症型鼠疫2~7天；原发性肺鼠疫1~3天，甚至仅数小时；曾预防接种者可长至9~12天。

知识点7：鼠疫的临床分型

（1）腺鼠疫：最为常见，好发部位依次为腹股沟淋巴结（约占70%）、腋下淋巴结（约占20%）和颈部淋巴结（约占10%），多为单侧。

（2）肺鼠疫：既可是原发性，也可为继发于腺鼠疫患者。原发肺鼠疫起病急，寒战高热、胸痛、呼吸窘迫、发绀、咳嗽、咳痰，痰为黏液或血性泡沫状，肺部仅可闻及散在的湿啰音或轻微的胸膜摩擦音，表现为较少的肺部特征与严重的周身症状不相称。

（3）脓毒血症型鼠疫：以前称为败血症型鼠疫或鼠疫败血症，是最为凶险的一型，多继发于肺鼠疫或腺鼠疫。原发鼠疫脓毒血症亦称暴发型鼠疫，但少见。继发性者病初有肺鼠疫或腺鼠疫的相应表现而病情进一步加重，主要表现为高热寒战、谵妄或昏迷，进而脓毒症休克、DIC及广泛皮肤出血和坏死等。

知识点8：黑死病的原因

黑死病是由于肺鼠疫与脓毒血症鼠疫因发绀和皮肤出血坏死，死亡后皮肤成黑色。

知识点9：鼠疫的病原治疗

早期应用抗生素治疗是降低病死率的关键。原发性鼠疫于15小时内应用有效的抗生素，也可取得较好的疗效，氨基糖苷类最为有效，早期以静脉注射为宜。可选用下列抗生素联合应用，如链霉素或庆大霉素，加氯霉素或四环素等。

知识点 10：鼠疫的局部治疗

（1）腺鼠疫淋巴结切忌挤压，以防止脓毒血症发生，可给予湿敷至软化后方可切开引流。

（2）皮肤病灶可涂抹链霉素或四环素软膏。

（3）眼鼠疫可局部滴入氯霉素眼药水。

第六节　传染性非典型肺炎

知识点 1：传染性非典型肺炎的概念

由 SARS 冠状病毒（SARS-CoV）感染引起的一种具有明显传染性、可累及多个器官系统的特殊肺炎，称为传染性非典型肺炎，全称严重急性呼吸综合征，简称 SARS。

知识点 2：传染性非典型肺炎的临床特征

传染性非典型肺炎主要临床特征是急性起病、发热、干咳、胸闷，严重者出现快速进展的呼吸衰竭，白细胞降低或正常、肺部浸润、抗生素治疗无效。

知识点 3：病毒携带者的概念

病毒携带者是指无任何临床症状而能排出病毒者，可分为潜伏期、恢复期和健康 3 种状态的携带者。

知识点 4：传染性非典型肺炎的传播途径

传染性非典型肺炎的主要通过呼吸道传播、消化道传播、黏膜传播及血液传播。

知识点 5：传染性非典型肺炎的潜伏期

SARS 的潜伏期通常限于 2 周之内，一般 2~10 天。

知识点 6：传染性非典型肺炎的临床症状

急性起病，自发病之日起，2~3 周病情都可处于进展状态。主要有以下 3 类症状。

（1）发热及相关症状：常以发热为首发和主要症状，体温一般高于 38℃，常呈持续性高热，可伴有畏寒、肌肉及关节酸痛、头痛、乏力。在早期，使用退热药可有效；进入进展期，通常难以用解热药控制高热，使用糖皮质激素可对热型造成干扰。

（2）呼吸系统症状：可有咳嗽，多为干咳、少痰，少部分患者出现咽痛，常无上呼吸道其他症状。可有胸闷，严重者渐出现呼吸加速、气促，甚至呼吸窘迫，呼吸困难和低氧血症多见于发病6~12天以后。

（3）其他症状：部分患者可出现腹泻、恶心、呕吐等消化道症状。

知识点7：传染性非典型肺炎的体征

SARS患者的肺部体征常不明显，部分患者可闻及少许湿啰音，或有肺实变体征，偶有局部叩浊、呼吸音减低等少量胸腔积液的体征。

知识点8：传染性非典型肺炎的临床分期

（1）早期：一般为发病的前1~7天。起病急，以发热为首发症状。

（2）进展期：多发生在病程的8~14天，个别患者可更长。

（3）恢复期：进展期过后，体温逐渐下降，临床症状缓解，肺部病变开始吸收，多数患者经2周左右的恢复，可达到出院标准，肺部阴影的吸收则需要较长的时间。

知识点9：SARS疑似病例的诊断方法

SARS疑似病例的诊断方法包括胸部影像学、动脉血气分析、血培养、痰革兰染色和培养以及检测呼吸道病毒，特别是流感A和B型病毒和呼吸合胞体病毒，还应考虑检测尿中军团菌和肺炎球菌抗原。

知识点10：传染性非典型肺炎的病情监测

多数患者在发病后14天内都属于进展期，必须密切观察病情变化，监测症状、体温、呼吸频率、PaO_2或动脉血气分析、血象、胸部X线（早期复查间隔时间不超过2~3天）以及心、肝及肾功能等。

知识点11：传染性非典型肺炎的对症治疗

（1）充分卧床休息，避免劳累、用力。

（2）发热，体温>38.5℃或全身酸痛明显者，可使用解热镇痛药。高热者给予冰敷、乙醇擦浴、降温毯等物理降温措施，儿童禁用水杨酸类解热镇痛药。

（3）咳嗽、咳痰者可给予镇咳、祛痰药。

（4）有心、肝、肾等器官功能损害者，应采取相应治疗。

（5）加强营养支持，注意水、电解质平衡。

知识点12：传染性非典型肺炎使用糖皮质激素的指征

（1）有严重中毒症状，体温38.5℃以上，经对症治疗3天以上最高体温仍超过39℃。

（2）胸部X线片显示多发或大片阴影，进展迅速，48小时之内病灶面积增大>50%且在正位X线片上显示占双肺总面积的1/3以上。

（3）达到急性肺损伤（ALI）或ARDS的诊断标准。

知识点13：传染性非典型肺炎使用抗菌药物治疗的目的

（1）用于对疑似患者的试验治疗，以帮助鉴别诊断。

（2）用于治疗和控制继发细菌、真菌感染。

知识点14：传染性非典型肺炎的心理治疗

对疑似病例，应合理安排住宿条件，减少患者心理压力，如担心院内交叉感染等；对确诊病例，应加强关心与解释，让患者认识到本病具有自限性和可治愈性，以消除恐惧感。

第七节　高致病性禽流感病毒感染

知识点1：禽流感病毒感染的概念

由禽甲型流感病毒某些亚型的毒株引起的人急性呼吸道传染病，称为禽类流行性感冒病毒感染，简称禽流感病毒感染。

知识点2：禽流感病毒的形状及基因组

禽流感病毒属正黏病毒科甲（A）型流感病毒属，常见形状为球形，直径80~120nm，平均为100nm，有包膜。新分离的或传代不多的病毒为丝状体，长短不一，长可达4000nm。病毒基因组为分节段单股负链RNA。

知识点3：禽流感病毒的变异方式

与其他甲型流感病毒一样，禽流感病毒的变异方式主要有两种，即抗原性漂移和抗原性转变。

知识点4：禽流感病毒的稳定性

禽流感病毒对乙醚、丙酮、氯仿等有机溶剂均敏感。对热也比较敏感，60℃加热10分钟，100℃加热2分钟均可使病毒灭活。阳光直射40~48小时或紫外线直接照射，均可以迅速破坏其传染力。

知识点5：禽流感病毒的传染源

禽流感病毒的传染源主要为鸡、鸭、鹅等家禽，特别是患禽流感或携带禽流感病毒的鸡。

知识点6：禽流感病毒的传播途径

禽流感病毒主要经呼吸道传播，通过密切接触感染的禽类及其分泌物、排泄物，受病毒污染的水等。从事家禽业或在发病前1周内去过家禽饲养场所（或市场）是最大的危险因素。

知识点7：禽流感病毒的易感人群

人群普遍易感禽流感病毒。本病常年发病，但以冬春季较多。无明显性别差异，任何年龄均可发病，但12岁以下儿童发病率较高。

知识点8：H5N1的临床表现

H5N1病毒感染者多呈急性起病，早期表现类似普通型流感，主要为发热，体温39℃以上，热程1~7天，一般为3~4天，可伴有流涕、鼻塞、咳嗽、咽痛、头痛、肌肉酸痛和全身不适，部分患者可有恶心、腹痛、腹泻等消化道症状。多数轻症病例预后良好，重症患者病情发生迅速，可出现肺炎、急性呼吸窘迫综合征（ARDS）、肺出血、全血细胞减少、肾衰竭、脓毒血症、休克及Reye综合征等并发症，严重者可导致死亡。

知识点9：高致病性禽流感病毒感染的诊断

（1）医学观察病例：有流行病学史，1周内出现临床表现者。

（2）疑似病例：有流行病学史和临床表现，患者呼吸道分泌物标本采用甲型流感病毒和H亚型单克隆抗体抗原检测阳性者。

（3）确诊病例：有流行病学史和临床表现，患者呼吸道分泌物标本采用甲型流感病毒和H亚型单克隆抗体抗原检测阳性者或RT-PCR检测到禽流感H亚型病毒基因，且发病初与恢复期血清抗体上升4倍以上者。

知识点10：高致病性禽流感病毒感染的治疗方法

（1）隔离：对疑似和确诊病例均应进行隔离，防止疾病扩散。

（2）对症支持治疗：可用解热镇痛药、缓解鼻黏膜充血药、止咳祛痰药等。

（3）抗流感病毒药物：应在发病48小时内使用抗流感病毒药物。

（4）重症患者在以上常规治疗基础上，还需要加强支持治疗和防止各种并发症。

知识点11：重症高致病性禽流感病毒感染患者的加强治疗及防止并发症

（1）加强营养支持治疗，稳定内环境。

（2）防治细菌感染，在流感病毒感染后期会并发细菌感染，故对重症患者使用一些广谱抗菌药物防治细菌性肺炎的产生。

（3）加强血氧检测和呼吸支持治疗。住院重症患者应加强血氧饱和度及血氧分压的监测，有呼吸困难者应给予氧疗，呼吸衰竭时给予呼吸机辅助通气治疗。

（4）积极防治其他并发症：脑水肿患者可采用肾上腺皮质激素短期冲击治疗。

知识点12：高致病性禽流感病毒感染的预防

（1）检测及控制传染源：一旦发生疫情，必须按照《动物检疫法》有关规定进行处理。

（2）切断传播途径：一旦发生人禽流感疫情，对禽养殖市场、销售市场、屠宰场疾病者所在单位进行彻底消毒。医务人员应该做好个人防护。

（3）提倡健康的生活方式：禽类应煮熟后进食，不吃生的或半熟的动物食品；保持室内通风；对于密切接触者可以口服抗流感病毒药物。

（4）疫苗：禽流感病毒疫苗正在研发中。

第四十六章 皮肤病急诊

第一节 接触性皮炎

知识点1：接触性皮炎的概念

皮肤或黏膜接触外源性物质后，在接触部位发生的急性或慢性炎症性反应，称为接触性皮炎。

知识点2：接触性皮炎的病因

（1）原发性刺激反应：一种是刺激性很强，接触后在短时间内发病；另一种是刺激物很弱，在一定浓度下接触一定时间后发病。

（2）接触性致敏反应：动物性、植物性、化学性。

知识点3：原发性刺激反应的特点

（1）任何人接触后均可发病。

（2）无一定潜伏期。

（3）皮损多限于直接接触部位，境界清楚。

（4）停止接触后皮损可消失。

知识点4：接触性致敏反应的特点

（1）有一定潜伏期，首次接触后不发生反应，经过1~2周后再次接触同样致敏物才发病。

（2）皮损广泛、对称分布。

（3）皮损易反复发作。

（4）皮肤斑贴试验阳性。

知识点5：接触性皮炎的临床分期及病理学特征

（1）急性皮炎的组织病理变化主要在表皮，表现为细胞间及细胞内水肿，乃至海绵形成，棘层内及角层下水疱，疱内含少数淋巴细胞、中性粒细胞及崩解的表皮细胞。

（2）亚急性皮炎时表皮细胞内水肿、海绵形成及少数水疱，轻度表皮肥厚和程度不等的角化不全，真皮内血管周围有较多的淋巴细胞浸润。

（3）慢性皮炎时表皮角化过度及角化不全，棘层增厚，表皮突显著延长，在表皮内尚有轻度的细胞间水肿。

知识点6：急性接触性皮炎的临床表现

轻症时局部呈红斑，淡红至鲜红色，稍有水肿或有小丘疹，重症时红斑肿胀明显，在此基础上有多数丘疹、水疱，炎症剧烈时可以发生大疱。水疱破裂则有糜烂、渗液和结痂。

知识点7：接触性皮炎的鉴别诊断

（1）急性湿疹：本病病因复杂，不易发现，皮损无一定部位，但对称，皮疹呈多形态，境界不清楚，病程长，易转为慢性。

（2）丹毒：皮损颜色鲜红，境界边缘清楚，无接触史，局部触痛明显，伴有畏寒发热、头痛、恶心等全身症状，末梢血检查见白细胞常增高。

知识点8：接触性皮炎的内用药治疗

接触性皮炎的内用药治疗以止痒、脱敏为主。内服抗组胺药物、维生素C；静脉注射10%葡萄糖酸钙溶液；对重症泛发的患者可短期应用皮质类固醇口服或静脉注射；有并发感染者则加用抗生素类药物。

知识点9：接触性皮炎的外用药治疗

根据皮损炎症情况，选择适当的剂型和药物。轻度红肿、丘疹、水疱而无渗液时用炉甘石洗剂，可加适量苯酚、樟脑或薄荷脑以止痒。急性皮炎而有明显渗液时可用3%硼酸溶液；急性皮炎红肿、水疱、渗液不多时可外用氧化锌油，有感染时可加0.5%新霉素或莫匹罗星；当皮炎至亚急性阶段，则可用2%～5%糠馏油、鱼石脂或其他焦馏油类（如黑豆馏油、煤焦油）的乳剂或糊剂，还可应用各种皮质类固醇霜剂。

知识点10：湿疹的概念

湿疹是指由多种内、外因素引起的一种具有明显渗出倾向的皮肤炎症反应，皮疹多样性，慢性期则局限而有浸润和肥厚，瘙痒剧烈，易复发。

知识点11：湿疹的病理学特征

（1）急性湿疹：表现为细胞间及细胞内水肿，乃至海绵形成，棘层内及角层下水疱，疱内含少数淋巴细胞、中性粒细胞及崩解的表皮细胞。

（2）亚急性湿疹：表皮细胞内水肿、海绵体形成及少数水疱，轻度表皮肥厚和程度不等的角化不全，真皮内血管周围有较多的淋巴细胞浸润。

（3）慢性湿疹：表皮角化过度及角化不全，棘层增厚，表皮突显著延长，在表皮内尚有轻度的细胞间水肿。

知识点12：湿疹的临床分型及临床表现

（1）急性湿疹：表现为在红斑的基础上米粒大的小丘疹、丘疱疹或小水疱，常融合成片。

（2）亚急性湿疹：皮损以小丘疹、鳞屑和结痂为主，仅有少数丘疱疹或小水疱及糜烂，亦可有轻度浸润，自觉仍有剧烈瘙痒。

（3）慢性湿疹：表现为患部皮肤增厚、浸润，棕红色或带灰色，色素沉着，表面粗糙，覆以少许糠秕样鳞屑，或因抓破而结痂，个别有不同程度的苔藓化，呈局限性，边缘亦较清楚，外围亦可有丘疹、丘疱疹散在，当急性发作时可有明显的渗出，有明显的瘙痒，常呈阵发性。

知识点13：急性湿疹与接触性皮炎的鉴别诊断

接触性皮炎的接触史常明显，病变限局于接触部位，皮疹多单一形态，易起大疱，境界清楚，病程短，去除病因后，多易治愈。

知识点14：慢性湿疹与神经性皮炎的鉴别诊断

神经性皮炎多见于颈、肘、尾骶部，有典型苔藓样变，无多形性皮疹，无渗出表现。

知识点15：湿疹与手足癣的鉴别诊断

手足癣的皮损境界清楚，有鳞屑附着，夏季增剧，常并发指（趾）间糜烂，鳞屑内可找到菌丝。

知识点16：湿疹的内用药治疗

湿疹的内用药治疗目的在于止痒、脱敏。选用抗组胺类药物，必要时可选择两种配合或交替使用或配服镇静药。急性或亚急性泛发性湿疹时，可静脉注射10%葡萄糖酸钙或10‰硫代硫酸钠溶液或维生素C；调整神经功能的药物也有帮助；有继发感染者配合应用抗生素治疗；对重症泛发的患者可短期应用皮质类固醇激素口服或静脉注射。

知识点17：湿疹的外用药治疗

根据湿疹皮损炎症情况，选择适当的剂型和药物。轻度红肿、丘疹、水疱耐无渗液时用炉甘石洗剂，可加适量苯酚、樟脑或薄荷脑以止痒；急性皮炎而有明显渗液时可用3%硼酸溶液、1∶20醋酸铝溶液或1∶(5000~10000）高锰酸钾溶液做冷湿敷；急性皮炎红肿、水疱、渗液不多时可外用氧化锌油，有感染时可加百多邦或新霉素。亚急性阶段，可用糖皮质激素乳剂、糊剂；慢性期可选用软膏、硬膏及涂抹剂。顽固性局限性皮损可用糖皮质激素局部封闭治疗。

知识点18：湿疹的预防

（1）尽可能寻找病因，故需对患者的工作环境、生活习惯、饮食、嗜好及思想情绪等进行深入地了解，并对全身情况进行全面检查，有无慢性病灶及内脏器官疾病，以除去可能的致病因素。

（2）避免各种外界刺激，如热水烫洗、暴力搔抓、过度洗拭以及其他对患者敏感的物质如皮毛制品等。

（3）避免易致敏和有刺激性的食物，如鱼、虾、浓茶、咖啡、酒类等。

（4）对患者详细交代防护要点，指导用药，与医务人员配合，充分发挥患者的主观能动性。

知识点19：荨麻疹的概念

荨麻疹，俗称“风团”、“风疹块”，是指由于皮肤、黏膜小血管反应性扩张及渗透性增加而产生的一种局限性水肿反应。

知识点20：荨麻疹的病因学

荨麻疹的病因包括：①药物；②食物及食种的添加剂；③感染；④吸入物；⑤昆虫叮咬；⑥物理因素；⑦精神因素；⑧遗传因素。

知识点21：荨麻疹的病理学特征

荨麻疹的病理变化主要表现为真皮水肿，皮肤毛细血管及小血管扩张充血，淋巴管扩张及血管周围轻度炎症细胞浸润。水肿在真皮上部最明显，不仅表现在胶原束间，甚至在胶原纤维间也见水肿而使纤维分离。胶原纤维染色变淡，胶原束间隙增宽。

知识点22：荨麻疹的临床分型及表现

（1）急性荨麻疹：起病急，患者常先有皮肤瘙痒，随即出现风团，呈鲜红、苍白色或皮肤色。风团的大小和形态不一，发作时间不定。

（2）慢性荨麻疹：皮疹反复发作超过6周以上者称慢性荨麻疹。全身症状一般较急性者轻，反复发作，风团时多时少，常达数月以上。

知识点23：荨麻疹的鉴别诊断

（1）荨麻疹型药疹：由药物过敏引起，风团性皮疹较一般荨麻疹色泽红，持续时间较长，自觉瘙痒，可伴有刺痛、触痛，停用药物后皮疹可以消退。

（2）荨麻疹血管炎：多见于中年妇女，年龄大多在30~40岁，患者有不规则发热，关节痛，皮损为风团，持续时间长，甚至数天不消失，皮疹消退后留有色素沉着。皮损的组织病理改变为白细胞碎裂性血管炎。

知识点24：急性荨麻疹病情严重时的抢救措施

病情严重，伴有休克、喉头水肿及呼吸困难者，应立即抢救：①0.1%肾上腺素0.5~1ml皮下或肌内注射，可加入50%葡萄糖溶液40ml内注射，以减轻呼吸道黏膜水肿及平滑肌痉挛，也可升高血压；②地塞米松5~10mg肌内注射或静脉滴注，然后将氢化可的松200~400mg加入5%~10%葡萄糖溶液500~1000ml内静滴；③上述处理后收缩压仍然低于80mmHg时，给升压药，如多巴胺；④给予吸氧，支气管痉挛严重时可静脉注射0.25g氨茶碱，喉头水肿、呼吸困难时行气管切开；⑤心搏呼吸骤停时，行心肺复苏术。

第二节　药　　疹

知识点1：药疹的概念

药疹是指药物通过注射、内服、吸入等途径进入人体后引起的皮肤、黏膜病变。

知识点2：引起药疹的常见致敏药物

（1）解热镇痛药。

（2）镇静催眠药及抗癫痫药。

（3）抗生素。

（4）异种血清制剂及疫苗。

（5）中药。

知识点3：与药疹发生有关的变态反应

与药疹发生有关的变态反应有：Ⅰ型变态反应；Ⅱ型变态反应；Ⅲ型变态反应；Ⅳ型变态反应。

知识点4：药物过敏反应的影响因素

（1）药物过敏与治疗剂量、疗程和疗程次数的关系。
（2）药物的性质。
（3）遗传因素在药物过敏反应发生上有一定的意义。
（4）环境因素可直接影响机体对治疗药物的反应或改变药物有关抗原变为免疫原性。

知识点5：交叉敏感的概念

交叉敏感是指一种化合物引起的过敏反应，以后由另一种或多种化合物与初次过敏原在化学结构上相似，或由于代谢中转换的产物在免疫化学上与初次过敏原结构相似或一致而引起同样的过敏反应。

知识点6：多元敏感的概念

多元敏感是指不仅对一种药物过敏，而且对多种药物过敏，这些药物在化学结构上可无相似之处。

知识点7：光线引起的光敏反应的种类

光线引起的光敏反应有两种，一种为光毒性反应，另一种为光变态反应。

知识点8：光敏性药物的分类

光敏性药物分为5组：①磺胺及其衍化物；②吩噻嗪类；③四环素族；④补骨脂素类；⑤其他，包括灰黄霉素、抗组胺制剂等。

知识点9：药疹的非变态反应发病机制

（1）免疫效应途径的非免疫性活化。
（2）药物的积聚或过量。
（3）药物不良反应及菌群失调。
（4）药物的相互作用。
（5）药物使已存在的皮肤病激发。

知识点 10：药疹的划痕及皮内试验的缺点

（1）阳性率不高，故临床诊断价值不大。
（2）皮肤试验要在过敏反应消退后半个月才能进行，故只能作回顾诊断。
（3）皮内试验有一定危险性，可诱发严重反应。

知识点 11：大疱性表皮松解萎缩坏死型药疹与葡萄球菌性烫伤样皮肤综合征的鉴别诊断

葡萄球菌性烫伤样皮肤综合征发生于 1～5 月婴儿，皮损由口向躯干、四肢发展，在红斑的基础上出现松弛性大疱及表皮大片剥脱，细菌培养呈阳性。

知识点 12：多形红斑型药疹与大疱性类天疱疮的鉴别诊断

大疱性类天疱疮多见老年人，在红斑的基础上出现水疱，黏膜损害较少，病程较长。皮肤病理示：大疱位于表皮下，且有数量不等的嗜酸性粒细胞浸润。

知识点 13：药疹的治疗

首先是停用或更换可疑药物，多饮水或静脉输液以促使体内药物排泄。轻症者一般给予抗组胺药物、维生素 C 及钙剂；重症者则需加用皮质类固醇激素，如泼尼松 20～40mg/d，当病情好转则逐渐减量以至停药；病情特别严重的，如大疱性表皮松解萎缩型药疹，则需及早采用各种有效措施。

知识点 14：大疱性表皮松解萎缩型药疹的治疗原则

（1）大量皮质类固醇激素静脉滴注。
（2）防止继发感染。
（3）注意补液及维持电解质平衡。
（4）加强护理。

知识点 15：药疹的外用药治疗

主要根据皮炎的一般处理原则，外用粉剂或振荡洗剂以保持干燥、散热、促进炎症消退。肿胀明显时可湿敷及用油剂外敷。对剥脱性皮炎及大疱性表皮松解萎缩型药疹则以暴露疗法为好。

知识点 16：过敏性休克的治疗及抢救

（1）立即皮下或肌内注射 1:1000 肾上腺素 0.5~1.0ml，病情严重者可考虑静脉给药。

（2）有呼吸困难者吸氧，缓慢静脉注射氨茶碱；如有呼吸道梗阻症状则可考虑气管插管，必要时进行气管切开。

（3）如血压持久偏低，收缩压低于 80mmHg 时，除予输液外，可给予去甲肾上腺素或多巴胺静脉滴注。

（4）皮质激素，如氢化可的松 100mg 加入 25%葡萄糖 40ml 静脉推注或地塞米松 5mg 肌内注射或静脉注射。

知识点 17：药疹的预防

（1）对药物的应用要严加控制。

（2）用药前应详细询问过敏病史。

（3）注意药疹的前驱症状。

（4）严格执行药物过敏试验。

知识点 18：药疹治疗的预后

严重的药疹病情凶险，疗效较差，可危及生命，继发感染、肝肾衰竭，因此，须防止和及早发现药疹的发生。

第三节　红 斑 狼 疮

知识点 1：红斑狼疮的概念

红斑狼疮是一种自身免疫性疾病，可累及皮肤黏膜，甚至累及全身多个脏器。

知识点 2：红斑狼疮的病因

红斑狼疮的病因有：①遗传因素；②内分泌因素；③免疫异常；④药物；物理因素；⑤感染因素。

知识点 3：盘状红斑狼疮的诊断

盘状红斑狼疮的诊断主要根据皮疹特点及皮肤病理，免疫荧光协助诊断。

知识点 4：亚急性皮肤红斑狼疮的诊断

亚急性皮肤红斑狼疮主要根据皮疹特点及全身症状可以初步诊断，实验室检查协助诊断。

知识点5：系统性红斑狼疮的诊断

系统性红斑狼疮的诊断可采用美国风湿病学会（ANA）1997年修订的SLE诊断标准，对符合其中4项或4项以上，而又除外其他疾病者可诊断SLE：①面部蝶形红斑；②盘形红斑；③日光过敏；④口腔或鼻咽部溃疡；⑤非侵蚀性关节炎；⑥浆膜炎；⑦肾脏损害；⑧神经病变：癫痫发作或精神病；⑨血液异常：溶血性贫血、白细胞减少、淋巴细胞减少或血小板减少；⑩免疫学异常：狼疮细胞阳性、抗ds-DNA抗体阳性、抗SM抗体阳性或持续6个月的抗梅毒血清试验假阳性；⑪抗核抗体阳性。

知识点6：盘状红斑狼疮的鉴别诊断

（1）酒渣鼻：皮疹边缘不清楚，常以丘疹为主，没有萎缩斑及角质栓，晚期形成鼻赘。

（2）脂溢性皮炎：好发皮脂分泌较多部位，红斑上覆着油腻性鳞屑，没有萎缩斑、角质栓、毛细血管扩张、色素减退和色素沉着。

知识点7：亚急性皮肤红斑狼疮的鉴别诊断

（1）银屑病：皮损以头皮和四肢伸侧为主，表现为红斑或斑块，上覆银白色鳞屑，轻轻刮除表面鳞屑，露出一层淡红发亮的半透明的薄膜，在刮除薄膜，有出血点。

（2）环形红斑：皮损与亚急性皮肤红斑（SCLE）环状红斑型皮疹可相同，但自身抗体等化验指标均阴性。

知识点8：系统性红斑狼疮的鉴别诊断

（1）皮肌炎：颜面部特别是上眼睑紫红色水肿性红斑，四肢皮损好发关节伸侧呈干燥样红斑，指关节的Gottron丘疹，肌炎症状明显，血清酶特别是CK和ALD增高，有助鉴别。

（2）红斑性天疱疮：面部红斑与SLE皮疹可相同，但其躯干有松弛大疱，LE细胞、抗ds-DNA抗体、抗Sm抗体、狼疮带试验均阴性。有特征性病理变化。

（3）多形性日光疹：暴露部位出现皮疹，春末夏初发作，秋冬消退，与日晒关系明显，无其他系统多器官损害。

知识点9：盘状红斑狼疮的治疗方法

（1）内服药物：①抗疟药：羟氯喹每日0.2~0.4g，病情好转后，减为半量。长期服用者，定期进行眼底检查；②激素：泛发患者可口服小剂量皮质激素。

（2）外用药物：外用强效皮质激素制剂，对顽固性损害可皮损内注射糖皮质激素。

知识点10：轻型系统性红斑狼疮的治疗方法

可用非甾体类抗炎药如水杨酸类、吲哚美辛等，如皮疹明显可用氯喹，也可用小剂量皮质激素如泼尼松每天20~40mg。

知识点11：重型系统性红斑狼疮的治疗方法

重型系统性红斑狼疮的治疗方法包括：①皮质激素；②免疫抑制药；③免疫调节药；④血浆置换法；⑤静脉注射丙种球蛋白；⑥中医疗法。

知识点12：红斑狼疮的预防

（1）树立乐观情绪，正确地对待疾病，建立战胜疾病的信心，生活规律化，注意劳逸结合，适当休息，预防感染。

（2）去除各种诱因，如各种可能的内服药物，避免日光暴晒和紫外线照射，避免刺激性的外用药物以及一切外来的刺激因素。

（3）患者应节育，活动期应避免妊娠，若有肾功能损害或多系统损害者，宜争取早做治疗性流产。

知识点13：红斑狼疮的并发症

SLE易出现肾衰竭和中枢神经系统并发症，如狼疮性脑病等。急性狼疮肺炎，可并发肺出血或发展为急性呼吸窘迫综合征（ARDS）。狼疮性腹膜炎和狼疮性肠系膜血管炎，可出现肠穿孔或肠麻痹、出血性回肠炎和肠套叠，严重者还可有肠段坏死。

第四十七章 妇产科急诊

第一节 异位妊娠

知识点1：异位妊娠的概念

异位妊娠是指凡孕卵在子宫腔以外的任何部位着床者，又称宫外孕。

知识点2：输卵管妊娠的病因

造成输卵管妊娠的主要病因有：①慢性输卵管炎；②输卵管发育或功能异常；③输卵管手术后；④盆腔子宫内膜异位症。

知识点3：当输卵管膨大到一定程度，可能发生的后果

(1) 输卵管妊娠流产。
(2) 输卵管妊娠破裂。
(3) 继发性腹腔妊娠。

知识点4：输卵管妊娠的临床表现的相关因素

输卵管妊娠的临床表现与孕卵在输卵管的着床部位、有无流产或破裂、腹腔内血量多少及发病时间有关。

知识点5：急性宫外孕的症状

急性宫外孕的症状包括：停经、腹痛、Danforth 征、消化道症状、阴道出血、晕厥与休克，人流术中未见到绒毛组织，应高度怀疑异位妊娠。

知识点6：急性宫外孕的一般体征

腹腔内出血较多时，呈急性贫血外貌，大量出血时则有面色苍白、四肢湿冷、脉搏快而细弱及血压下降等休克症状。体温一般正常，休克时略低，腹腔内血液吸收时可稍升高，但不超过38℃。

知识点7：急性宫外孕的腹部检查

下腹部有明显压痛及反跳痛，尤以患侧为剧，但腹肌紧张不明显，出血较多时叩诊有移动性浊音，历时较长后形成血凝块，下腹可触及质软肿块，反复出血使肿块增大变硬。

知识点8：急性宫外孕的盆腔检查

阴道后穹隆饱满，触痛。宫颈有明显举痛，将宫颈轻轻上抬或向左右摇动时，即可引起剧烈疼痛，子宫稍大而软，内出血多时，子宫有漂浮感。子宫一侧或后方可触及肿块，似湿面粉团，边界不清楚，触痛明显。间质部妊娠与其他部位输卵管妊娠表现不同，子宫大小与停经月份基本符合，但子宫轮廓不相对称，患侧宫角部突出，破裂所致的征象如妊娠子宫破裂。

知识点9：陈旧性宫外孕的概念

陈旧性宫外孕是指输卵管妊娠流产或破裂后病程长，经反复内出血病情渐趋稳定。

知识点10：陈旧性宫外孕的临床特点

阴道不规则出血、阵发性腹痛、附件肿块及低热是陈旧性宫外孕的临床特点。

知识点11：急性异位妊娠的后穹隆穿刺的检查方法

由于腹腔内血液最易积聚在子宫直肠陷凹，即使血量不多，也能经后穹隆穿刺吸出。用18号长针自阴道后穹隆刺入子宫直肠陷凹，抽出暗红色不凝血为阳性结果，说明有腹腔内积血存在。

知识点12：急性异位妊娠的妊娠试验检查方法

胚胎存活或滋养细胞具有活力时，合体细胞分泌HCG，妊娠试验可呈阳性。由于异位妊娠患者体内的HCG水平较正常妊娠时为低，尤其胚胎死亡HCG水平较低时，尿妊娠试验可能为阴性，条件许可应行血HCG水平检测。动态监测血HCG水平有诊断价值。

知识点13：急性异位妊娠的超声诊断

早期输卵管妊娠时，B超显像可见子宫增大，但宫腔空虚，宫旁有一低回声区，此种图像并非输卵管妊娠的声像特征，需排除早期宫内妊娠伴有妊娠黄体的可能。输卵管妊娠时B超可见典型的双环征，即为在子宫和卵巢之间的输卵管环，为增宽的输卵管管壁水肿与管腔内妊娠组织及血块共同形成的低回声区。用超声检测妊娠囊和胎心搏动对诊断异位妊娠十分重要，如妊娠位于宫外，即可诊断为宫外妊娠；妊娠囊位于宫内，则多可排除宫外妊娠。B 超早期诊断间质部妊娠有重要临床意义，可显示一侧子宫角突出，局部肌层增厚，内有明显的妊娠囊。

知识点 14：子宫内膜的病理检查

诊断性刮宫仅适用于阴道出血较多的患者，目的是排除宫内妊娠。宫腔排出物应常规送病理检查，切片中如见到绒毛，可诊断为宫内妊娠，如仅见蜕膜而无绒毛，虽应考虑为异位妊娠，但不能确诊。

知识点 15：异位妊娠误诊的原因

主要病史询问不仔细：尤其首诊于内外科医师者，重视了消化系统症状如恶心、呕吐、胃痛、右下腹痛、腹泻，或泌尿系统症状如尿频、尿痛，忽略了停经、阴道出血史，误诊为胃肠炎、菌痢、阑尾炎、泌尿系感染、结石等而延误诊断和治疗，有可能失去治疗时机危及患者生命。

知识点 16：异位妊娠的治疗原则

积极纠正休克、尽快手术治疗，以保障患者的生命安全，条件允许情况下可以保守治疗。

第二节 肿瘤性阴道出血

知识点 1：引起阴道异常出血的常见肿瘤

（1）生殖道良性肿瘤：子宫肌瘤

（2）恶性肿瘤：子宫颈癌、子宫内膜癌、功能性卵巢肿瘤、滋养细胞疾病，少见的包括外阴癌、阴道癌、偶见上皮性卵巢癌等引起的异常阴道出血。

知识点 2：根据组织发生，分类的宫颈癌

（1）鳞状细胞癌：发生于宫颈阴道部鳞状上皮的，约占宫颈癌的 95%。

（2）宫颈腺癌：发生于宫颈管内柱状上皮的，约占宫颈癌的 5%。

知识点 3：宫颈癌的组织类型

（1）外生型：肿瘤自宫颈表面向外生长，呈乳头状或菜花样突起，质脆，易出血。

（2）内生型或结节浸润型：肿瘤向宫颈管壁内浸润，使宫颈增粗变大，宫颈外口常较光滑，宫旁浸润和盆腔淋巴结转移的机会较外生型要多，临床症状出现较晚。

（3）溃疡型：上述两种类型，如果肿瘤坏死脱落后形成空洞，形如火山喷口状，容易发生感染和出血。

知识点4：宫颈癌阴道出血的临床特点

宫颈癌最早期症状为接触性阴道出血、血性白带，随着肿瘤的发展，病灶部位出血增多、呈反复性阴道出血，量时多时少，肿瘤脱落或侵蚀大血管后，可引起大量的致命性阴道出血，伴阴道排液，阴道分泌物增加，早期由于宫颈腺体分泌亢进，表现为黏液样白带，随着病程的发展及继发感染，白带呈米汤样或脓血性，有恶臭。

知识点5：宫颈癌的诊断

定期接受妇科体检并行宫颈细胞学检查的女性都能在宫颈上皮瘤变期内得到诊断。对不规则阴道出血伴或不伴阴道排液的患者，尤其是围绝经期的妇女，应考虑有宫颈癌的可能。盆腔检查时要仔细观察宫颈情况，做宫颈细胞学检查、阴道镜检查、活体病理组织检查三阶梯诊断原则，都能够作出正确诊断。晚期宫颈癌因具有典型的症状和体征，诊断多无困难。盆腔检查时应注意宫颈的质地、大小，阴道穹窗深浅及弹性改变。应常规进行三合诊检查，以确定病变范围，进行正确临床分期。

知识点6：宫颈癌的处理原则

早期浸润癌可行子宫切除，Ⅰb、Ⅱa期浸润癌可行广泛性子宫切除和盆腔淋巴结清除术。对Ⅱb期以上的宫颈癌则不宜手术切除，采用放射治疗。

知识点7：宫颈癌阴道大出血的紧急处理

肿瘤破溃出血较多，弄清出血部位后，进行纱布填塞，压迫止血。可急诊行超选择子宫动脉介入化疗，一方面有效止血，另一方面可积极治疗肿瘤，降低肿瘤细胞活性，为下一步治疗创造条件。

知识点8：妊娠滋养细胞疾病的构成

妊娠滋养细胞疾病包括葡萄胎、侵蚀性葡萄胎和绒毛膜癌。

知识点9：葡萄胎的特点

葡萄胎的特点是病变局限于子宫腔内，既不侵犯子宫肌层也不转移到其他器官，完全是良性的临床经过。

知识点10：侵蚀性葡萄胎的概念

侵蚀性葡萄胎是葡萄胎组织已经侵入子宫肌层或转移到其他器官，子宫肌层的葡萄胎组织继续发展，可以穿破子宫壁引起腹腔内出血，也可侵入阔韧带形成宫旁肿物，或是通过子宫壁血窦进入血管，转移到肺、阴道或其他器官。

知识点11：绒毛膜癌的概念

绒毛膜癌是恶变的滋养细胞，失去绒毛或葡萄胎组织的结构而散在侵入子宫肌层或转移到其他器官，恶性程度极高。

知识点12：葡萄胎的概念

葡萄胎是指来源于胚胎的滋养细胞。由于绒毛水肿增大，形成大小不等的水泡，相连成串，状似葡萄。

知识点13：完全性葡萄胎的概念

在多数葡萄胎中，胎盘绒毛组织全部变性水肿，肿胀似葡萄状组织，称为完全性葡萄胎。

知识点14：部分性葡萄胎的概念

有少数葡萄胎只有部分胎盘绒毛组织变性水肿，可伴随有正常绒毛或胎儿、脐带等，称为部分性葡萄胎。

知识点15：葡萄胎的病理特点

肉眼所见绒毛水泡囊壁菲薄、透亮，内含清液，水泡与水泡间的空隙充满血液及凝血块。不完全葡萄胎则有部分正常的胎盘组织。

知识点16：镜下所见葡萄胎的3个特点

（1）滋养细胞和合体滋养细胞呈不同程度增生。

（2）绒毛间质水肿呈水泡样，间质细胞消失，仅见基质。

（3）水泡样变的绒毛中血管消失，偶见早期水肿的绒毛有少数血管，但见不到有核红细胞，表示血管无功能。

知识点 17：葡萄胎的病史特点

大部分患者都有明确的停经史，早孕反应出现时间早，程度重。

知识点 18：葡萄胎的症状特点

葡萄胎的症状特点：①停经后阴道出血；②腹痛；③由于血 HCG 水平异常增高，可出现严重妊娠反应，恶心、呕吐，还可出现高血压、水肿、蛋白尿，部分患者在就诊前出现子痫或心力衰竭；④贫血与感染。

知识点 19：葡萄胎的体征特点

子宫异常增大。盆腔检查可扪及双侧卵巢黄素囊肿。

知识点 20：葡萄胎的诊断

根据病史、症状、体征及辅助检查，葡萄胎的诊断不困难，当首发症状是阴道大出血时，要和流产、非妊娠因素的阴道出血鉴别，鉴别要点为葡萄胎所特有的停经、阴道出血、妊娠高血压疾病面容、子宫明显大于妊娠月份等。

知识点 21：葡萄胎的处理原则

葡萄胎一经确诊，即应立即清宫，术后严密随访血 β-HCG，及时发现侵蚀性葡萄胎。术前应做好输血准备，术时慎防子宫穿孔。一般采用吸宫术，1 周后行 2 次刮宫，为预防感染，手术前后均需使用抗生素。黄素囊肿在葡萄胎排出后均能自然消失，一般无需特殊处理，但如发生蒂扭转，采取不同卧位不能自然复位者，则需急诊腹腔镜或开腹探查术。

知识点 22：葡萄胎预防性化疗的指征

（1）年龄大于 40 岁。
（2）滋养细胞高度增生或有间变。
（3）刮出的葡萄组织以小葡萄为主。
（4）HCG 持续不下降或下降后又上升者。
（5）无随访条件者。

知识点 23：侵蚀性葡萄胎的病理特点

侵蚀性葡萄胎的病理特点是葡萄胎组织侵入子宫肌层或其他器官组织，是葡萄胎的结局之一。

知识点 24：侵蚀性葡萄胎的临床表现

临床特征表现为：①阴道出血；②腹痛；③子宫外转移。

知识点 25：绒癌的病理特点

绒癌是高度恶性的滋养细胞肿瘤，其病理特点是滋养细胞失去了原来绒毛或葡萄胎组织的结构而散在侵入子宫肌层或转移到其他器官，不仅造成局部破坏，而且对转移器官的破坏性极强。

知识点 26：绒癌的典型临床表现

足月产后、流产后、葡萄胎后持续不规则阴道出血，量多少不定，也可表现为短期闭经后持续阴道出血。转移到肺、脑、阴道、外阴或其他器官，可出现相应部位受侵的临床表现。外阴、阴道、宫颈转移破溃出血时表现为大量新鲜出血，短期内可导致休克。

知识点 27：绒癌的体征特点

外阴、阴道或宫颈可见紫蓝色结节，破溃处持续活跃出血，子宫增大变软，形态不规则，宫旁两侧可及子宫动脉搏动。

知识点 28：子宫肌瘤的分类

子宫肌瘤可分为子宫体肌瘤，占肌瘤的 95%；子宫颈肌瘤，约占肌瘤的 5%。

知识点 29：子宫肌瘤的临床表现

子宫肌瘤的临床表现主要是月经改变和压迫症状。

（1）月经改变：表现为经量增多，经期延长，周期缩短，或不规则出血。

（2）压迫症状：肌瘤长大至一定程度，对邻近器官可产生压迫症状。

知识点 30：子宫肌瘤的诊断

子宫肌瘤的诊断主要依据盆腔检查。盆检时如发现子宫增大，外形不规则，质地较硬，结合病史，不难诊断，但浆膜下肌瘤或肌瘤变性时，在进行诊断时应与卵巢囊肿和附件炎性包块鉴别。卵巢囊肿和附件包块一般无月经改变，且与子宫本身关系不密切，B 型超声可明确子宫肌瘤的部位、类型、大小。阴道异常出血患者要行诊断性刮宫排除子宫内膜病变。

知识点31：功能性子宫出血的概念

功能性子宫出血，简称功血，是指异常的子宫出血，经诊查后未发现有全身及生殖器官器质性病变，而是由于神经内分泌系统功能失调所致。

知识点32：青春期功血的治疗原则

治疗原则是止血及调整月经周期为主，促使卵巢功能恢复及排卵，同时纠正贫血，改善一般情况。严重贫血患者要输血，防止组织器官因长期严重缺血导致的功能障碍。

知识点33：更年期功血的临床表现

更年期功血临床表现有多种形式，可表现为短期闭经后长期阴道不规则出血，量时多时少，可继发贫血和感染，也可表现为月经周期不规律，经期延长，经量增多，也可表现为持续少量阴道出血。

知识点34：更年期功血的治疗原则

更年期功血的治疗原则是止血、调整周期、减少经量、防止子宫内膜病变，同时纠正贫血，预防感染，改善一般情况。严重贫血患者要输血，防止组织器官因长期严重缺血导致功能障碍。

附录一　高级卫生专业技术资格考试大纲（急诊医学专业——副高级）

一、专业知识

（一）本专业知识

1. 熟练掌握急诊医学专业的基础理论，并掌握与急危重症相关的解剖学、生理学、病理学、病理生理学、药理学、临床生化、临床免疫、医学统计学等基本理论。

2. 掌握心肺复苏术、心脏电复律、辅助机械通气、急诊常见心电图和影像诊断学的基础专业技术知识。

3. 熟悉急诊人工心脏起搏及相关电生理知识。

（二）相关专业知识

1. 掌握临床各专业包括内科、外科、妇科、神经内科、感染科和传染病分级管理等与急诊工作密切相关的知识。

2. 了解与急诊医学密切相关的理论知识。

3. 具备一定的科研教学管理能力。

二、学科新进展

1. 了解急诊医学的国内外现状及发展趋势，不断吸取新理论、新知识、新技术，如心肺脑复苏、中毒、休克、高血压危象、心律失常等研究进展，并用于医学实践和科学研究。

2. 对相关学科今年来的进展有一定的了解。

三、专业实践能力

1. 熟练掌握急危重症的处理原则和抢救方法，掌握病因、发病机制、诊断、鉴别诊断。了解少见病急症的鉴别诊断和处理原则。

2. 熟练掌握气管插管、CPR术、气管内给药、环甲膜穿刺、电复律等急救技术。掌握中心静脉置管技术及中心静脉压监测，了解有创和无创血流动力学监测技术及应用。了解床旁血液净化技术的适应证和基本原理。了解机械通气的基本原理、呼吸机的使用和参数的调整。

3. 熟练掌握常用急救药品的适应证、不良反应及合理用药。

4. 掌握急危重症相关的实验室检查结果的分析和判断。

四、急诊医学病种及临床症候群

（一）常见病种及症候群

1. 心脏骤停

2. 呼吸困难

3. 休克

4. 昏迷

5. 晕厥

6. 大咯血

7. 胸痛

8. 急腹症
9. 高热
10. 头痛
11. 水、电解质和酸碱失衡
12. 急性冠脉综合征
13. 急性左心衰竭
14. 支气管哮喘
15. 自发性气胸
16. 胸腔积液
17. 上消化道出血
18. 急性胰腺炎
19. 肠梗阻
20. 急性阑尾炎
21. 糖尿病急症
22. 脓毒症
23. 脑膜炎
24. 急性脑卒中
25. 精神抑郁
26. 电击伤
27. 中暑
28. 急性中毒
29. 宫外孕
30. 癫痫持续状态
31. 上气道梗阻
32. 多发伤
33. 过敏症

（二）少见病

1. 急性呼吸窘迫综合征
2. 高血压危象
3. 主动脉夹层
4. 肺栓塞
5. 急性肾衰竭
6. 急性贫血
7. 急性出血性疾病
8. 免疫系统急症
9. 狂犬病
10. 破伤风
11. 流行性出血热
12. 肿瘤急症

（三）罕见病

1. 甲状腺急症
2. SARS
3. 特发性血小板减少性紫癜
4. 鼠疫
5. 炭疽病
6. 禽流感
7. 肠系膜动、静脉血栓

附录二　高级卫生专业技术资格考试大纲（急诊医学专业——正高级）

一、专业知识

（一）本专业知识

1. 熟练掌握急诊医学专业的基础理论，并掌握与急危重症相关的解剖学、生理学、病理学、病理生理学、药理学、临床生化、临床免疫、医学统计学等基本理论。

2. 掌握心肺复苏术、心脏电复律、辅助机械通气、急诊常见心电图和影像诊断学的基础专业技术知识。

3. 掌握急诊人工心脏起搏及相关电生理知识。

（二）相关专业知识

1. 掌握临床各专业如内科、外科、妇科、神经内科、感染科和传染病分级管理等与急诊工作密切相关的知识。

2. 熟悉与急诊医学密切相关的理论知识。

3. 熟悉突发公共卫生事件的概念及相关的医学救援知识，熟悉有关的法规。

4. 熟悉科室、临床、教学、科研管理及组织协调能力。

二、学科新进展

1. 熟悉急诊医学的国内外现状及发展趋势，不断吸取新理论、新知识、新技术，如心肺脑复苏、中毒、休克、高血压危象、心律失常等研究进展，并用于医学实践和科学研究。

2. 了解相关学科近年来的主要进展。

三、专业实践能力

1. 熟练掌握急危重症的处理原则和抢救方法，掌握病因、发病机制、诊断、鉴别诊断。了解少见病急症的鉴别诊断和处理原则。

2. 熟练掌握气管插管、气道管理、心肺复苏技术、气管内给药、环甲膜穿刺、电复律等急救技术。掌握中心静脉置管技术及中心静脉压监测，熟悉有创和无创血流动力学监测技术及应用。熟悉床旁血液净化技术的适应证和基本原理。掌握机械通气的基本原理、呼吸机的使用和参数的调整。

3. 熟练掌握急救常用药品适应证、不良反应及合理用药；熟悉上述药物的药理及药代动力学。

4. 掌握急危重症相关的实验室检查结果的分析和判断。

四、急诊医学病种及临床症候群

（一）常见病种及症候群

1. 心脏骤停

2. 呼吸困难

3. 休克

4. 昏迷

5. 晕厥

6. 大咯血
7. 胸痛
8. 急腹症
9. 高热
10. 头痛
11. 水、电解质和酸碱失衡
12. 急性冠脉综合征
13. 急性左心衰竭
14. 支气管哮喘
15. 自发性气胸
16. 胸腔积液
17. 上消化道出血
18. 急性胰腺炎
19. 肠梗阻
20. 急性阑尾炎
21. 糖尿病急症
22. 脓毒症
23. 脑膜炎
24. 出血性脑卒中
25. 急性脑卒中
26. 电击伤
27. 中暑
28. 急性中毒
29. 宫外孕
30. 癫痫持续状态
31. 上气道梗阻
32. 多发伤
33. 过敏症

（二）少见病

1. 急性呼吸窘迫综合征
2. 高血压危象
3. 主动脉夹层
4. 肺栓塞
5. 急性肾衰竭
6. 急性贫血
7. 急性出血性疾病
8. 免疫系统急症
9. 破伤风
10. 流行性出血热

（三）罕见病

1. 甲状腺危象
2. 特发性血小板减少性紫癜
3. 鼠疫
4. 禽流感
5. 炭疽病
6. 肠系膜动、静脉血栓

附录三　全国高级卫生专业技术资格考试介绍

为进一步深化卫生专业技术职称改革工作，不断完善卫生专业技术职务聘任制，根据中共中央组织部、人事部、卫生部《关于深化卫生事业单位人事制度改革的实施意见》（人发［2000］31号）文件精神和国家有关职称改革的规定，人事部下发《加强卫生专业技术职务评聘工作的通知》（人发〔2000〕114号），高级专业技术资格采取考试和评审结合的办法取得。

一、考试形式和题型

全部采用人机对话形式，考试时间为2个小时（卫生管理知识单独加试时间为1时）。考试题型为单选题、多选题和案例分析题3种，试卷总分为100分。

二、考试总分数及分数线

总分数450~500分，没有合格分数线，排名前60%为合格。其中的40%为优秀。

三、考试效用

评审卫生高级专业技术资格的考试，是申报评审卫生高级专业技术资格的必经程序，作为评审卫生高级专业技术资格的重要参考依据之一，考试成绩当年有效。

四、人机对话考试题型说明

副高：单选题、多选题和案例分析题3种题型。

正高：多选题和案例分析题2种题型。

以实际考试题型为准。

五、考试报名条件

（一）正高申报条件

1. 取得大学本科以上学历后，受聘副高职务5年以上。
2. 大学普通班毕业以后，受聘副高职务7年以上。

（二）副高申报条件

1. 获得博士学位后，受聘中级技术职务2年以上。
2. 取得大学本科以上学历后，受聘中级职务5年以上。
3. 大学普通班毕业后，受聘中级职务5年以上。
4. 大学专科毕业后，取得本科以上学历（专业一致或接近专业），受聘中级职务7年以上。
5. 大专毕业，受聘中级职务5年以上。
6. 中专毕业，受聘中级职务7年以上。
7. 护理专业中专毕业，从事临床护理工作25年以上，取得护理专业的专科以上学历，受聘中级职务5年以上，可申报副主任护师任职资格。